Henry G. Tietze · Hypnose

Henry G. Tietze

Heilung durch Hypnose

Gondrom

Für meine Tochter Tanja

Sonderausgabe für den Gondrom Verlag 1983

ISBN 3-8112-0354-1

Inhaltsverzeichnis

Vorwort

Völlig zu Unrecht wird vieles um die Hypnose auch heute noch mehr im Umkreis des Magischen gesehen als aus einer naturwissenschaftlich-medizinpsychologisch orientierten Blickrichtung.

Woher kommt das?

Auf diese Frage lassen sich folgende Antworten finden:

1. Der hypnotische Zustand ist als körperlich-seelische Verfassung bis heute noch nicht in jeder Hinsicht objektivierbar. Es ist ein Zustand zwischen Schlafen und Wachen, weshalb die Bezeichnung „Hypnose“, die sich vom griechischen Hypnos = Schlaf ableitet, vom Sprachlichen her gesehen eigentlich falsch ist. Es handelt sich vielmehr um einen Sonderzustand, den einzelne Forscher als „Teilschlaf“ oder „teilweise Wachsein“ (O. VOGT) oder als „psychische Dissoziation“ (FORELL) bezeichnet haben. In den Ländern der spanischen Sprache hat sich die Bezeichnung „Sophrosyne“ eingebürgert, aus dem griechischen „Besonnenheit“. Diese Benennung trifft das Wesentliche des hypnotischen Zustandes besser.

   Die besondere Verfassung eines Menschen in der Hypnose wird auch dem Laien deutlich, wenn er sich folgendes vergegenwärtigt: Wenn wir uns nachts zum Schlafen legen, sind wir zunächst wach und fallen dann mehr oder weniger schnell in Schlaf. In dieser oft recht kurzen Zeit ändert sich unsere Bewußtseinslage vom bewußten hellen erinnerungsfähigen Wachsein bis zum bewußtlosen erinnerungsunfähigen Schlaf. Bildlich gesprochen: Wie in einem Fahrstuhl durchfahren wir die einzelnen Stockwerke des Bewußtseins von den hellen Ober- bis zu den dunklen Untergeschossen. Das ist bei der Hypnose anders: Hier wird der Fahrstuhl gewissermaßen gestoppt und bleibt auf einem Zwischengeschoß mit Halbhelligkeit stehen. Die Worte des Hypnotisators halten die Bewußtseinslage des Hypnotisierten in diesem Zwischenbereich, weil die Aufmerksamkeit des Hypnotisierten auf die Stimme des Sprechers eingestellt ist.

Damit haben wir zwei wichtige Komponenten des „hypnotischen Zustandes" erfaßt, nämlich: das auf die Stimme des Hypnotisators eingeengte und das verschiedengradig versenkte Bewußtsein. Eine derartige psychische Sonderverfassung kann man auch durch das autogene Training erreichen – dann sprechen wir von einem „autogenen Zustand" – oder bei allen Formen einer Meditation – dann sprechen wir von einem meditativen Zustand.

Somit läßt sich die Hypnose auch wohl für den Laien gut definieren als ein durch Suggestion herbeigeführter Zustand eines eingeengten und verschiedengradig gesenkten Bewußtseins, bei dem es zu gleichsinnigen vegetativen Umschaltungen kommt.

Dieser letzte, die körperliche Verfassung des Hypnotisierten beschreibende Teilaspekt der Hypnose wird oft in der Definition vergessen. Gerade durch diesen lassen sich aber auch heute noch viele medizinische Anwendungen für eine Hypnose als Therapie ableiten. Die vegetativen Umschaltungen bewegen sich gleichsinnig in Richtung von Aufbau, Erholung, Entspannung, Pulsverlangsamung, Blutdruckerniedrigung, gelöster Atmung sowie verbesserter Magen- und Darmfunktion.

2. Die im Magischen bleibende Atmosphäre um die Hypnose bleibt auch erhalten, weil die völlig falsche Theorie, daß ein Fluidum von einem Menschen auf einen anderen übertragen werde, immer noch versteckt in den Köpfen vieler herumgeistert, die Hypnose anwenden. Das merkt man an Ausdrücken wie „er hat sich nicht hypnotisieren lassen" und vielen ähnlichen Formulierungen. Daß aber Hypnose überwiegend eine Leistung des Hypnotisierten ist, und daß der Hypnotisator derjenige ist, der weiß, wie eine derartige Leistung erbracht werden kann, ist bis in letzte Be-

reiche viel zu wenig bekannt. Dabei ist der Vergleich eines Hypnotisators etwa mit einem Tennistrainer, der weiß, wie Spieler, Tennisschläger und Ball zusammen zu einer optimalen Reaktion gebracht werden können, besser als die Paralelle zu einem Magier.

3. Unqualifizierte Kritiker und kritiklose Enthusiasten verhindern in gleichem Maße ein ruhiges sachliches Erörtern der Befunde, Indikationen und Probleme der Hypnose.

   Um so wertvoller ist es, hier einmal von einem ärztlichen Laien, eine ruhige sachliche Darstellung aus positiv kritischer Distanz vermittelt zu bekommen.

   Wird in einzelnen Äußerungen noch Hypothetisches mitgeteilt, ist das im Text erkennbar. Zunehmend findet dann der Autor über die Schilderung hypnotischer Phänomene einen Einstieg zur Darstellung wichtiger, das Gesundheitsverhalten der Menschen betreffende Gedanken wie die über ein gesundes Eß- und Schlafverhalten; Probleme der Abhängigkeit von Substanzen, die auf die seelische Verfassung des Menschen wirken; Probleme der Angst und mehrere andere psycho-hygienische Fragen.

Alles in allem möchte man den Gedanken des Autors eine weite Verbreitung wünschen.

Prof. Dr. D. Langen, Direktor der Klinik und Poliklinik
an der Johannes Gutenberg-Universität Mainz,
Langenbeckstraße 1, Mainz

Einführung

Hypnose ist für viele noch immer etwas zum Gruseln – oder eine Nummer im Varieté. In der Medizin ist Hypnose aber seit langem ein ganz wichtiges, therapeutisches Instrument, das bei vielen seelischen und körperlichen Leiden Hilfe bringen kann. „Viel zu wenig genutzt", sagten die Experten.

Dieser Meinung möchte ich mich anschließen.

Es gibt viele Gründe, warum eine so wertvolle Heilmethode, wie die Hypnose heute immer noch mit dem Odium des Geheimnisvollen, der Zauberei und des Verbrechens behaftet ist.

Dabei darf man nicht vergessen, daß heute so weitverbreitete psychotherapeutische Verfahren, wie die Psychoanalyse und das Autogene Training, unmittelbar aus den Erfahrungen mit der Hypnose entwickelt wurden.

Sigmund Freud, der bei den Ärzten Charcot und Bernheim hypnotisieren lernte, hat die Hypnose und Suggestion neben der Psychoanalyse durchaus als Behandlungsmethode anerkannt. Zweifellos, die Hypnose hat auch unheimliche Aspekte. Da kommt die Versuchsperson durch Worte oder gar nur durch Gesten des Hypnotiseurs in einen schlafähnlichen Trancezustand, in dem sie – wenigstens scheinbar – alles tut, was der „Magier" will: Menschen reißen sich auf offener Bühne die Kleider vom Leib, laufen vor Schrecken vor einer imaginären Feuersbrunst davon oder bringen ihre ineinander verschränkten Hände nicht mehr auseinander.

Die Sache wird allerdings etwas weniger geheimnisvoll, wenn man weiß, was der Hypnotiseur seinen Versuchspersonen oder auf offener Bühne seinen „Opfern“ sagt. Denn diese Vorgänge lassen sich bis zu einem gewissen Grad recht gut erklären.
Zum Beispiel:
Damit jemand davonläuft, muß man ihm einen plausiblen Grund für sein Davonlaufen bieten. Ist die Versuchsperson in Hypnose, kommen die Suggestionen an, und es ist nicht schwer, einen solchen Grund für das Davonlaufen zu schaffen. Da läßt man einfach eine Feuersbrunst ausbrechen, deren Hitze die Versuchsperson dann auch dazu bewegt, sich der Kleider zu entledigen. Für den Hypnotisierten ist das suggerierte Geschehen immer Wirklichkeit. Für ihn ist es durchaus vernünftig, davonzulaufen, wenn eine „Flammenwand“ auf ihn zukommt.
Schauhypnosen durch Laien und Hypnoseversuche ohne entsprechende Kenntnisse können allerdings sehr gefährlich werden.
Professor Johannes Heinrich Schultz, der Erfinder des Autogenen Trainings, konnte schon 1922 einige Fälle von Schäden durch unsachgemäße Hypnosen beschreiben. Da gibt es Menschen, die wochenlang in einen Dämmerschlaf geraten, bis ein Sachkundiger in die Hypnose einsteigen, den Rapport übernehmen kann, um sie nun „kunstgerecht“ zu beenden.
Wenn es um psychisch kranke Menschen geht, dann genügt es allerdings nicht nur, hypnotisieren zu können, dann müssen hinter den Hypnosefähigkeiten fundierte psychosomatische Kenntnisse stehen. Denn die Hypnose rührt an den tiefsten Schichten des Unterbewußtseins, und es können viele verdrängte, krankmachende Fakten ans Tageslicht kommen, die nur ein psychologisch geschulter Facharzt richtig abfangen kann. Sonst liegt die Gefahr nahe, daß die Dinge, die da hochkommen, wiederum unverarbeitet ins Unterbewußte abgedrängt werden, um von dort krankmachende Symptome zu liefern. Mit einer Symptomverschiebung aber ist keinem gedient. Die Kranken suchen Hilfe, wollen keinen faulen Zauber, sondern erwarten, daß da endlich einer ist, der sie zu einem normalen, gesunden Leben zurückführt, daß zumindest, wenn es

nicht anders möglich ist, eine Linderung der Leiden zu erwarten ist.

Diese Hilfe kann aber nur der Arzt bringen, weil er die Zusammenhänge kennt.

Andere „Heiler" richten nur noch mehr Unheil an.

Da gibt es beispielsweise in der Bundesrepublik immer noch Hypnotiseure, die glauben, es genüge, sich die Leiden eines Kranken nur einen Tag lang anzuhören und auf diese „Diagnose" ein Hypnosetonband, für teures Geld versteht sich, zu erstellen, um dem Kranken zu helfen. Gesund wird allerdings nur der Hypnotiseur, und zwar finanziell.

Da werden vor Beginn der Behandlung „Verträge" mit den Patienten geschlossen, in denen der Hypnotiseur sich verpflichtet, den Kranken zu „heilen", und der Patient muß sich verpflichten, einen bestimmten Betrag zu zahlen. Viele Hypnotiseure sichern sich natürlich den „Erfolg" ab, indem sie sich nach der Behandlung schriftlich bestätigen lassen, daß die „große Heilung" tatsächlich stattgefunden hat. Es könnte ja passieren, daß einer der so Getäuschten den Mut aufbringt, und zum Kadi läuft.

Kürzlich las ich einem kleinen Büchlein folgenden Text: „Der Hypnotiseur ist keine neuzeitliche Erscheinung. Schon die Rassen und Völker der Vergangenheit, namentlich die alten Inder, auch die Priester und Gelehrten des einst kulturell hochentwickelten Ägypten sowie die Griechen huldigten als Tempelschlaf dieser schwarzen Kunst."

Es handelte sich hier keineswegs um ein Buch aus dem vergangenen Jahrhundert. Dieses „Werk" wird auch heute noch vertrieben. An anderer Stelle ist dort zu lesen:

„Der Hypnotismus mit seiner Kraft erfüllt und belebt und mittels dessen er seinen Charakter, seine persönliche Art wirken läßt. Der Hypnotisierte vermag mit seinem Körper nichts anderes mehr zu tun, als den Willen und die Wünsche des Hypnotiseurs auszuführen. Sein eigenes Bewußtsein ist vollständig ausgeschaltet und steht machtlos zur Seite. Er ist zum blinden Werkzeug, zum Medium des Hypnotiseurs geworden.

Ist er in dieses Stadium gedrängt, so beginnt für den Hypnotisierten eine wahre Leidenszeit. Nicht nur während des hypnotischen Experiments dringen Elementarwesen sowie verstorbene Mörder und Selbstmörder in seine Aura ein, sondern sie verfolgen ihn auch bei Tage bei seinen Beschäftigungen und insbesondere in der Nacht während des Schlafes in schweren Alpträumen ..."
Diese Zeilen klingen wie aus einem früheren Jahrhundert. Tatsächlich wird das Buch noch im Jahre 1977 vertrieben, und damit eines der größten Heilmittel der Medizin verteufelt.
Mit diesem Buch möchte ich den Leser davon überzeugen, daß Hypnose ein segensreiches, therapeutisches Mittel ist.
Viele anerkannte Wissenschaftler haben sich damit beschäftigt, und große Erfolge erzielt. Dieses Buch möchte aber noch mehr. Es zeigt die Ursachen der seelischen Krankheiten, die Zusammenhänge der verschiedenen Konflikte und ihre Auswirkung auf den Körper auf. Denn es genügt nicht, dem Raucher die Zigarette zu nehmen, es wäre zu leicht, dem fettsüchtigen Menschen seine Pfunde abzuspecken, ohne die Ursachen zu untersuchen. Denn wollte man nur die Symptome behandeln, wäre Heilen eine leichte Aufgabe. Immer steht der ganze Mensch im Mittelpunkt. Wenn wir sagten, daß nur der Facharzt die Hypnosetherapie bringen darf, weil er die nötigen psychosomatischen Kenntnisse besitzt, so genügt das allein noch nicht. Der Arzt muß das Gespür eines Kriminalisten haben, um die Ursachen der Leiden aufzuspüren; er muß die Güte eines Theologen und die überzeugende Kraft eines Weisen haben, will er wirklich erfolgreich arbeiten.
Der indische Guru Bhangwan Shree Rajineesh sagte einmal:
„Wenn der Therapeut nicht länger versucht, eine Person zu behandeln, wenn der Patient den Therapeuten nicht als etwas von sich Getrennten sieht – in diesen seltenen Momenten geschieht Therapie. Wenn der Therapeut seine Kenntnisse vergessen hat und der Patient seine Krankheit – ist das ein Dialog zwischen zwei Wesen. In diesem Moment geschieht Heilung ...
Es gibt nur wenige Therapeuten, bei denen du dich nicht als Objekt behandelt fühlst, bei denen du eine tiefe Achtung für dich selbst

empfindest, bei denen du fühlst, daß du als Mensch angenommen wirst, nicht als Mechanismus. Und es ist erst recht der Fall, wenn es sich um Psychotherapie handelt. Ein Psychotherapeut müßte alles vergessen, was er weiß. In diesem Moment muß er Liebe werden, fließende Liebe. Ein Therapeut zu sein, ist eine der schwierigsten Sachen der Welt, weil du wissen mußt, wie du helfen kannst – und auf der anderen Seite vergessen mußt, was du weißt, um helfen zu können ... Heilung ist eine Funktion der Liebe. Liebe ist die größte Therapie, und die Welt braucht Therapeuten, weil der Welt Liebe fehlt ...“

Henry G. Tietze, München, den 1. September 1977

Die Macht der Hypnose

Spätestens seit der „Gaukler“ Martin St. James vor den TV Kameras Männer und Frauen ins Hypnoland schickte, ist das Interesse an Hypnose in der deutschen Bevölkerung wieder gewachsen. Als sich unter St. James Einfluß die Leute wie eierlegende Hühner oder wie Tarzan im Dschungel aufführten, hielten sich zwar manche Zuschauer den Bauch vor Lachen, ausgebildete Hypnoseexperten fanden aber derartige Demonstrationen gar nicht komisch. Sie protestierten telegrafisch gegen Hypnose im Fernsehen. Denn die Vermutung lag nahe, daß diese Art von Hypnose Schwindel sei. Zumal einer der Kandidaten behauptete: „Ich war überhaupt nicht hypnotisiert.“

Kein Wunder, daß sich ernsthafte Hypnosetherapeuten von solchen Schauveranstaltungen distanzieren.

Hypnose ist eine viel zu ernst zu nehmende Wissenschaft, als daß man sie Scharlatanen zum Broterwerb überlassen sollte. Seitdem es Hypnose gibt, ist damit nämlich immer auch ein Hauch von Hexerei und Humbug, von Betrug und Zauberei verbunden gewesen. Früher wurde hauptsächlich nur im Zirkus, in Jahrmarktbuden und in Varietés hypnotisiert.

Seit den Zeiten des Dr. Mesmer, der den „Magnetismus animalis“, den tierischen Magnetismus zur Grundlage seines Heilverfahrens machte, ist viel über Hypnose geschrieben und diskutiert worden.

Hypnose und Suggestion sind aber nicht – wie man lange Zeit geglaubt hat – krankhafte Erscheinungen und Ausnahmezustände, sondern es handelt sich hier um ganz normale und naturgegebene Fak-

ten, die von unserer Geburt bis zum Augenblick des Todes, in unserem Leben eine Rolle spielen.

Das bedeutet ganz einfach, daß kein Mensch bei vielem, was er tut, an Hypnose und Suggestion vorbeikommt. Das bedeutet aber auch, daß diese naturgegebenen Kräfte nicht dazu da sind, in Schaustellungen bestaunt und beklatscht zu werden. Sie sind naturgegebene Kräfte, Mächte der Schöpfung, denen jeder Mensch unterworfen ist, ob er will oder nicht. Es ist also nur vernünftig, sich dieser Kräfte zu bedienen, sich bewußt damit zu befassen und so die Natur als Helfer für die Gesundheit zu gewinnen.

Betrachten wir einen Augenblick jene Vorgänge, die zwischen unserer Seele und unserem Körper jeden Tag, jede Stunde, jeden Augenblick hin- und herspielen. Die Wechselwirkungen zwischen Körper und Seele der psycho-somatischen Reflexe sind hinreichend bekannt. Ärger mit dem Chef bringt beispielsweise Magenschmerzen, oder man begegnet jemandem, dem man eigentlich noch ein paar Mark schuldet und bekommt Herzstiche. Solche Vorgänge sind vielseitig und alltäglich. Sie werden vom einzelnen kaum mehr beachtet. Umgekehrt erfahren wir immer wieder, daß freudige Erlebnisse uns zu ungewohnten Leistungen motivieren können. In solchen Erscheinungen zeigen sich die gleichen seelischen Kräfte, mit denen der geheimnisvolle indische Fakir, der Yogi aber auch der Hypnotiseur auf der Bühne die Menschen in Erstaunen versetzt. Aber jeder geistig gesunde Mensch hat diese Kräfte in sich, kann gleiche Resultate erzielen. Er muß sich ihrer nur bedienen lernen.

Hypnose und das Wissen um die Suggestionsgesetze sind gerade in den letzten Jahren so weit fortgeschritten, daß sie zu einer ernsthaften Wissenschaft geworden sind. In unendlichen Versuchsreihen werden Informationen geliefert, neue Geräte erlauben Messungen der seelisch-geistigen Vorgänge.

Aber Hypnose in den falschen Händen kann auch großen Schaden anrichten. Man sagt immer, Hypnose sei völlig ungefährlich. Das stimmt nur solange, wie sie von erfahrenen Hypnotiseuren ausgeführt wird.

Ein Hypnotiseur braucht keine übersinnlichen Kräfte, um die Menschen ins Reich der Träume zu schicken. Trotzdem ist Vorsicht geboten, sich von Laien hypnotisieren zu lassen. Denn die Technik des Hypnotisierens ist erlernbar, ihre einwandfreie Ausführung bedarf jedoch großer Erfahrung und eines besonderen Verantwortungsbewußtseins. Öfter, als man allgemein glaubt, kommt es zu Unglücksfällen, die sich auf leichtsinnige Hypnotiseure zurückführen lassen.

So passierte es vor einiger Zeit in England, daß der in einem Nightclub hypnotisierende Jonny S. jedesmal wieder in Trance fiel, wenn jemand in seiner Umgebung mit dem Finger schnippte. Mit gutem Grund sind deshalb in England Hypnosevorführungen auf der Bühne verboten.

Besonders wichtig ist deshalb auch die Auflösung des Hypnosezustandes. Wenn hier ein Fehler unterläuft, kann es zu Ohnmachtsanfällen und zu Erinnerungslücken kommen.

Dem französischen Bühnen-Hypnotiseur Dominique Webb passierte dann auch eine Panne: Bei einer seiner Vorführungen war ihm ein Medium nach der Rückkehr auf seinen Platz wieder eingeschlafen. Webb wurde nicht verständigt. Freunde brachten die schlafende Frau nach Hause. Dort lag sie drei Tage lang steif und tief schlafend wie eine Tote. Mehrere Ärzte versuchten vergeblich, die Frau wieder aufzuwecken. Schließlich besann man sich doch noch auf den Verursacher dieser tiefen Trance. Dominique Webb gelang es, sie in ein paar Minuten aus der Hypnose wieder zurückzuholen.

In Holland bekam ein Mann nach einer Fernsehhypnose hysterische Dämmerzustände und brauchte langjährige ärztliche Behandlung. In Australien vergiftete sich ein junges Liebespaar im Auto. Mysteriös kam dort auch ein junges Mädchen um, das sich im Anschluß an einen Nightclubbesuch, bei dem es mit hypnotischen Nummern konfrontiert wurde, ertränkte.

Daß viele Schauveranstaltungen bloßer Schwindel sind, beweist der bekannte amerikanische Hypnotiseur Arthur Ellen in seinem Buch: ICH HYPNOTISIERTE TAUSENDE. Er schreibt:

„Während meiner Mitwirkung im Schaugeschäft fand ich heraus, daß einige Abrakadabra Artisten genausolche Betrüger waren wie ihre Vorgänger vor einem halben Jahrhundert. Meine Frau und ich besuchten die Vorstellung eines australischen Hypnotiseurs in Honolulu. Wir sahen uns die Show zweimal an und bemerkten, daß die bezahlten Verbündeten dieselben waren und mit einem australischen Akzent sprachen. Nach dem Programmwechsel kam einige Tage später einer dieser Männer zu mir ins Hotel, in dem ich als Hypnotiseur auftrat, und bat mich um einen Job."

„Job welcher Art?" fragte ich ihn.

„Ach, Sie kennen das doch. Setzen Sie mich unter die Zuschauer, und wenn Sie Freiwillige auf die Bühne bitten, komme ich herauf und tue alles, was Sie sagen."

„Hat man Sie hinausgeworfen?" fragte ich.

„Nein", erklärte er. „Die Gruppe kehrt nach Australien zurück. Ich möchte lieber in den Vereinigten Staaten bleiben – auch für weniger Geld."

Ungläubig verließ er das Hotel, nachdem ich ihm versichert hatte, daß ich weder Assistenten noch andere Helfer benötige."

Arthur Ellen war wirklich ein begabter Hypnotiseur, der eines Tages das Showgeschäft verließ, um künftig nur noch leidenden Menschen zu helfen. Er ist einer der wenigen Hypnotiseure, der sich aus dem Bühnengeschäft zu einem bekannten Hypnotiseur hochgearbeitet, der vielen Menschen geholfen hat.

Einmal hat er einer Sekretärin im Jahr 1965 bei einer Wahlveranstaltung geholfen, die Angst hatte, zur Wahl zu gehen. Die vielen Menschen beengten diese Frau so sehr, daß sie in panikartige Zustände geriet, wenn sie nur an die Wahl dachte. Durch die Hypnose brachte Ellen sie dazu, sich an der Wahl zu beteiligen. Gelassen, und ohne das geringste innerliche Zittern ging die Frau zur Wahlurne.

Zu einem „Heiler" wurde Arthur Ellen durch einen Zufall:

Er berichtete:

„Meine eindrucksvollste Begegnung mit der ungeheuren Kraft hypnotischer Suggestion hatte ich in den ersten Jahren meiner Bühnenlaufbahn, als ich im Monte Carloclub in Pittsburgh auftrat. Es war eine Abschiedsvorstellung an einem Samstagabend, bevor ich nach New York reisen mußte. Auf meine Bitte um Freiwillige aus dem Publikum folgte der übliche Ansturm zur Bühne. Als sich die Leute durch den Gang drängelten, fiel mein Blick auf einen Mann, der ein verkrüppeltes Mädchen auf dem Arm trug. Sein schmächtiger Körper war in einen fadenscheinigen Mantel gehüllt. Arme und Beine baumelten wie bei einer Marionette. Es war mir nicht wohl bei dem Anblick dieses Kindes.

„Es tut mir leid", flüsterte ich dem Vater des Mädchens zu, „diese Veranstaltung dient nur zur Unterhaltung, ich bin kein Arzt."

Inzwischen hatte er das Mädchen auf einen Stuhl gesetzt und war im Begriff fortzugehen. „Oh ... ich dachte, ... wissen Sie ...", stotterte er. „Das Mädchen muß noch ein Jahr das Gymnasium besuchen. Aber sie hat überhaupt keine Lust mehr. Bitte – sagen Sie ihr doch, wie wichtig es ist, jetzt durchzuhalten ... nur noch ein einziges Jahr."

Das Publikum war durch das Mikrophon Zeuge dieser Unterhaltung geworden, und Ellen konnte den Vater mit dem Kind aus diesem Grund nicht abweisen.

Er ließ das Mädchen die Augen schließen und sich auf seine Worte konzentrieren. Sie sollte in eine tiefe Trance fallen, wobei sie seine Worte genau verstand.

„Eunice", sagte er zu dem Mädchen, „ es ist sehr wichtig, daß Sie Ihre Ausbildung beenden. Ihr Wissen wird von großem Wert sein, wenn Sie älter sind."

„Aber ich kann nicht gehen ... Ich kann mich nicht bewegen ... Ich kann überhaupt nichts tun!"

Und jetzt tat Ellen etwas Unvorstellbares, etwas, was er eigentlich als Bühnenhypnotiseur nicht hätte tun dürfen.

„Doch, Eunice, Sie können sich bewegen, versuchen Sie es nur, bewegen Sie Ihr rechtes Bein!"

Noch während er sprach, geriet ihr rechtes Bein in Bewegung, und es schwebte etwa fünfzehn Zentimeter über dem Boden, als ob jemand es mit einem Bindfaden hochgezogen hätte. Plötzlich hallte ein wilder Schrei aus dem Zuschauerraum. Ellen spürte, wie die Erregung des Publikums zunahm. Der Vater des Kindes kam auf die Bühne geeilt.

„Mein Gott", stöhnte er, „sie hat seit Jahren keinen Muskel bewegt!"

Atemlose Stille lag über dem Saal, und Ellen wandte sich wieder dem Mädchen zu. „Eunice – heben Sie Ihre rechte Hand!" Die verkümmer-

te Hand erhob sich aus dem Schoß, und nochmals stieß der Vater einen erstaunten Schrei aus.
„Mr. Kinzer, ich weiß nicht, was hier geschieht", sagte Arthur Ellen zu ihm, „ich kenne Sie nicht und auch nicht Ihre Tochter. Und hier auf der Bühne ist auch nicht der richtige Ort, die Sache weiterzutreiben. Kommen Sie doch bitte nach der Vorstellung in meine Garderobe."
Die Geschichte ist so ausgelaufen, daß der Hypnotiseur dem Mädchen helfen konnte. Sie wurde völlig gesund, und der Fall ging als Sensation durch die amerikanische Presse. Solche Heilungen scheinen wie Wunder zu wirken und erinnern an die wunderbaren Heilungen, die Jesus Christus vor fast zweitausend Jahren vollbracht hat. Doch was wie ein Wunder aussieht, ist eigentlich ein ganz natürlicher Vorgang. Es sind bestimmte Mechanismen, die bei der Suggestion ausgelöst werden, und sie helfen immer dann, wenn die Erkrankungen psychosomatischer Natur sind.
Auf die Zusammenhänge werde ich noch zu sprechen kommen. Lassen Sie mich zunächst aufzeigen, was sich in der Welt alles im Bereich der Hypnose und Suggestion in den letzten Jahren getan hat.
Seelische Krankheiten mit solchen katastrophalen Auswirkungen, wie sie das amerikanische Mädchen erleben mußte, haben immer eine tiefere Ursache. Bei Eunice war es eine Operation, die sie als siebenjähriges Mädchen über sich ergehen lassen mußte. Bei einer Rückführung in die eigene Kindheit unter Hypnose kam die Ursache ans Tageslicht. Arthur Ellen berichtet:
„Sie fühlt sich zurückversetzt zu jenem furchtbaren Tag, an dem man sie ins Hospital brachte, um eine Operation vorzunehmen. Das Mädchen beschrieb die Gebäude, die weiten Hallen, die Ärzte und Krankenschwestern in ihrer weißen Kleidung.
„Erzähle mir, was geschah, Eunice!"
„Ich bin sieben Jahre alt." Ihre Stimme klang wie eine Tonbandaufnahme. „Ich liege auf einem Tisch ... Meine Mami sagt, daß ich operiert werde ... Sie schläfern mich für eine kurze Zeit ein ... Da sind auch zwei Krankenschwestern ... Eine von ihnen sagt: „Ich fürchte, daß dieses kleine Mädchen nie wieder gehen kann!"

Ich fürchte, daß dieses kleine Mädchen nie wieder gehen kann! Das war die Wurzel des Übels, das war eine leichtsinnige, negative Suggestion! Dieser Ausspruch setzte sich in der Seele des Kindes fest. Nachdem diese Ursache aufgedeckt war, konnte das Mädchen wieder gehen. Dieser Fall dürfte wohl einer der wenigen Beispiele sein, daß ein Schau-Hypnotiseur einem Menschen zu Gesundheit und Wohlbefinden verholfen hat. Für Arthur Ellen war das auch der Anlaß, sich der Heilkunst zu verschreiben.

Daß auch Rekorde vor der Hypnose nicht zurückschrecken, beweist ein Fall, der sich kürzlich in Belgien zugetragen hat. Der 45jährige Franzose Yvon Yva schickte in der Zeit vom 23. September bis zum 2. Oktober 1976 sieben Männer und Frauen auf eine Hypnosereise!

Während dieser Stunden und Tage lagen sie auf Matten mitten in einem Supermarkt der südbelgischen Stadt Chatelineau. Die sieben Freiwilligen machten es sich auf den Matten bequem und folgten völlig entspannt dem, was der französische Hypnotiseur ihnen zeigte und erzählte. Er ließ sie große Reiseprospekte mit bunten Bildern von sogenannten Traumländern betrachten und schilderte ihnen, wie schön es dort sei. Dann begann er mit seiner Hypnose. Es dauerte nur kurze Augenblicke bis alle sieben Freiwillige in einen tiefen, hypnotischen Schlaf fielen. Ihre Körper lagen völlig ruhig auf den Matten, während ihr Unterbewußtsein sich auf einer langen Reise befand. Zehn Tage blieben die Männer und Frauen in diesem Zustand. Während der ganzen Zeit ging der Betrieb im Supermarkt uneingeschränkt und laut weiter, ohne daß einer der Hypnotisierten wach wurde. Während der ganzen Zeit bekamen sie keinen Bissen zu essen. Lediglich zwei Liter Flüssigkeit täglich nahmen sie zu sich. Zweimal am Tag wurden sie einzeln zur Toilette geführt, wobei sie sich von dem Hypnotiseur wie Schlafwandler führen ließen.

Während dieser zehn Tage betreuten Ärzte der medizinischen Fakultät der Universität Bergen die Hypnotisierten. Sie überwachten die Körperfunktionen und konnten dabei gleichzeitig beweisen, daß die sieben Menschen tatsächlich hypnotisiert waren. Denn in diesem Zustand verändern sich Herzschlag, Blutdruck und Sauerstoffverbrauch derartig, wie es ein wacher Simulant niemals nachahmen könnte. Die

Ärzte stellten fest, daß die Herzen der Sieben nur noch 36 bis 42mal pro Minute schlugen. Normalerweise mißt man 60 bis 80 Herzschläge. Der Sauerstoffverbrauch war um mehr als die Hälfte zurückgegangen, und auch der Blutdruck war erheblich niedriger.

Nach zehn Tagen beendete der Franzose Yvon Yva die Schau. Er hatte sein Ziel erreicht: 240 Stunden bedeuten absoluten Weltrekord in der Hypnose. Er stand vorher auf 200 Stunden. Die Teilnehmer hatten tatsächlich in diesen Tagen Erlebnisse gehabt, die sie in ihre „Traumländer" geführt hatten.

Daß solche Shows der Wissenschaft und der allgemeinen Meinung über die Hypnose keinen großen Dienst erweisen, leuchtet ein. Denn gerade solche Veranstaltungen erwecken immer wieder den Eindruck, daß Hypnose in allererster Linie sich für derartige Veranstaltungen eigne.

Immer wieder liest man in schlechten Romanen oder zeigen bestimmte Filme von Verbrechen, die in Hypnose begangen wurden. Aber mit Hypnose kann man nicht alles erreichen, was so allgemein behauptet wird. So kann beispielsweise kein Hypnotiseur suggerieren: „Bringen Sie diesen oder jenen Menschen um". Ein Mensch, der so einem Befehl folgt, wäre auch ohne diese unselige Suggestion irgendwann mit großer Wahrscheinlichkeit zum Mörder geworden. In so einem Fall ist es aber nicht die Hypnose, die zu so einer Tat führt, sondern die in diesem Menschen tiefverwurzelten Anlagen.

Professor Dietrich Langen, Direktor der Klinik und Poliklinik für Psychotherapie der Universität Mainz, sagt dazu:

„Der Hypnotisierte tut in der Hypnose nichts, was er im Wachzustand nicht tun würde. Daher sind echte kriminelle Handlungen durch Hypnose nicht zu erzielen."

Ein sensationeller Fall dieser Art trug sich vor Jahren in Dänemark zu. Ein Doppelraubmörder wurde freigesprochen, weil er angeblich von seinem Hypnotiseur beauftragt wurde, die Tat zu begehen. Als Täter wurde jedoch der Hypnotiseur verurteilt. Erst Jahre später gestand der eigentliche Täter, daß er die Tat doch aus eigenen Motiven verübt und die Hypnose nur vorgeschoben hatte.

Höchst zweifelhaft sind auch die Berichte, nach denen Versuchsperso-

nen jegliche inneren Tabus und somit manchmal auch die äußeren Hüllen fallen lassen. So entkleidete sich ein sonst sehr schüchternes, siebzehnjähriges Mädchen während der Hypnose in Anwesenheit völlig fremder Leute. Doch heute steht wissenschaftlich bewiesen fest, daß kein Mensch gegen seinen ureigensten Willen zu Handlungen, die er nicht wirklich will mit Hilfe der Hypnose gezwungen werden kann. Oft spielt bei Entkleidungsszenen des Mediums auf offener Bühne nicht so sehr Hypnose eine Rolle, sondern die Geltungssucht und Lust an exhibitionistischen Darstellungen, die sonst tief im Unterbewußtsein verborgen sind, jetzt aber durch die Hypnose an die Bewußtseinsoberfläche befördert werden.
Und somit dürfte die Angst vieler Frauen vor der Couch des Hypnotiseurs genauso unberechtigt sein wie die Angst vor dem Untersuchungsstuhl des Gynäkologen. Denn ein ernsthafter Hypnotiseur wird nichts unternehmen, um das Erinnerungsvermögen seines Patienten auszulöschen.
Wie sehr der eigene Körper durch Selbstsuggestion lenkbar ist, zeigt der Fall eines Yogis, der unter ärztlicher Kontrolle sein Herz zum Stillstand brachte. Die einzelnen Phasen solchen Geschehens sind faszinierend: Langsam dreht der Yogi seine Augen himmelwärts, bis nur noch die rotgeränderten weißen Augäpfel zu sehen sind. Dann schließen sich die Lider. Das braune Gesicht wirkt entspannt, der Ausdruck gütig, beinahe glücklich. Der Körper im baumwollenen Nehru-Anzug und Rollkragenpullover scheint einen Augenblick transparent, nicht von dieser Welt.
Wenige Meter entfernt, von dem Yogi durch eine Glasscheibe getrennt, blickt Dr. Elmer Green, Leiter des psychosomatischen Institutes der Menninger Foundation in Popeka (Kansas) im Kontrollraum gebannt auf den Elektrokardiographen: Das Gerät zeigt die Schwingungen und Ströme des Herzens nicht nur auf, sondern verstärkt sie auch noch und macht sie hörbar. Noch registrierte der Apparat gleichmäßige Kurven auf dem Papierstreifen. Noch sind es 70 Herzschläge pro Minute. Dunkel und gleichmäßig ertönt das elektrisch verstärkte Pochen aus einem Lautsprecher, sonst ist es absolut still im Kontrollraum. Der Mann auf dem weißen Drehstuhl hinter

der getönten Scheibe, Swami Rama, Mitte 40 und Abt eines Klosters in Rishikesh in Indien, hat angekündigt, er werde durch Willenskraft sein Herz stillstehen lassen. Für zehn Sekunden nur, weil er am Vorabend gegessen hat. Hätte er zwei, drei Tage Gelegenheit zum Fasten gehabt, so würde er den Herzstillstand spielend auf zehn Minuten ausdehnen können, meint er. Der Vagusnerv, über den er sein Herz beeinflußt, wirkt nämlich auch auf den Magen. Dem Yogi würde es bei längerer Dauer dieses Experiments deshalb übel werden.

Plötzlich springt Dr. Green auf. Ohne Übergang, im Bruchteil einer Sekunde ist das gleichmäßige Pochen aus dem Lautsprecher einem dumpfen Vibrieren gewichen: Über dreihundert Herzschläge pro Minute! Die Spitze des Schreibers rast auf und ab, sechs mal pro Sekunde: Vorhofflattern, die letzte Botschaft eines sterbenden Herzens!

Das Herz des Mannes im Versuchsraum schlägt so schnell, daß sich die Kammern nicht mehr richtig mit Blut füllen können, die Herzklappen nicht mehr richtig arbeiten und praktisch kein Blut mehr durch den Körper gepumpt wird.

Dann steht das Herz still. Aus!

Tod als Experiment?

Doch der Yogi sitzt immer noch auf dem weißen Drehstuhl:

Schmal, aufrecht, so als bete er, einem Engel Raffaels ähnlich für bange zehn Sekunden. Dem Wissenschaftler im Kontrollraum kommen sie wie eine Ewigkeit vor. Endlich erhebt sich der Yogi, lächelt, breitet die Arme aus. Leise sagt er: „Das wars!"

Dr. Green konnte es nicht fassen. Es widersprach allen Traditionen, Gesetzen und Erkenntnissen der Medizin.

Ein Mensch hatte gezeigt, daß er allein durch die Kraft seines Geistes imstande war, sein Herz zum Stillstand zu bringen und damit, wenn auch nur für kurze Zeit, den klinischen Tod zu simulieren.

Dieses Experiment fand im Jahr 1970 statt. Kurz zuvor hatte ein anderer Yogi, Narashuga vor zahlreichen Wissenschaftlern der medizinischen Fakultät der Universität Kalkutta, darunter einem indischen Nobelpreisträger Sir. C. V. Rama bewiesen, in welchem Maße menschliche Vorstellungskraft den Körper beherrschen kann:

Auf einem Tisch vor dem Yogi standen Gefäße mit Schwefel und Karbolsäure. Und zwar in solchen Mengen, daß sie ausgereicht hätten, in kürzester Zeit mehrere Menschen zu vergiften und qualvoll zu töten.
Mit ruhiger Hand ergriff Narashuga einen Giftbecher nach dem anderen und trank ihn vor Zeugen bis zum letzten Tropfen aus. Dann ließ er sich noch eine Portion Zyankali verabreichen und schluckte außerdem ein vorher zu Pulver zerstampftes Glas – beides ebenfalls in tödlichen Mengen.
Während der folgenden drei Stunden beobachteten die Wissenschaftler den Yogi ganz genau. Er saß still, in sich gekehrt und scheinbar geistesabwesend in seinem Sessel. Dann pumpten ihm die Ärzte den Magen aus. Ein Teil des Glaspulvers war bereits in den Organismus gewandert. Die Gifte jedoch hatten keinerlei Spuren hinterlassen. Medizinische Tests erbrachten keine besonderen Ergebnisse: Der Körper des Yogi war völlig unbeeinflußt geblieben! Die Wissenschaftler standen vor einem Rätsel. Einem Rätsel, das bis heute nur bruchstückhaft gelöst scheint.
Aber nichts anderes war geschehen, als daß diese beiden Yogis durch Selbsthypnose, durch konzentrative Selbstentspannung ihren Körper beeinflußt hatten. Das beweist aber nichts anderes, als daß mit dieser Methode der Körperbeherrschung alle seelisch körperlichen Krankheiten zu heilen sind.
„Der Mensch", so schrieb schon in den zwanziger Jahren der Berliner Nervenarzt Professor Johannes Heinrich Schultz, „besteht nicht aus zwei getrennten Teilen, einem irdischen Leib und einer überirdischen Seele: Er ist vielmehr ein einheitliches Wesen, ein beseelter Organismus."
Ebenso wie die Amerikaner belächeln die sowjetischen Wissenschaftler schon längst nicht mehr die Fähigkeiten fernöstlicher Yogis. Studien über die Beeinflussung von Stoffwechsel, Herz- und Atemtätigkeit werden in modernsten Labors nachvollzogen. Der Däne Scott Hill, der als Beobachter eines grenzwissenschaftlichen Kongresses in Alma Ata im Oktober 1976 mit einer Sondergenehmigung als Westlicher PSI-Experte teilnahm, berichtete in der deutschen Zeitschrift ESOTERA Heft 5/77:

„Während meines Aufenthaltes in der UdSSR Ende 1976 hatte ich die Gelegenheit, im Rahmen der Konferenz über psychische Selbstregulation in Alma Ata, die Fortschritte auf diesem Gebiet mit Dr. A.S. Romen zu diskutieren, der neben seiner akademischen Tätigkeit Yoga praktiziert. 1965 reiste Dr. Romen nach Indien, um die geheimnisvollen Phänomene von Stoffwechselkontrollen zu übernehmen, wie sie von Fakiren und Yogis praktiziert werden. Nach seiner Rückkehr drehte er einen Film mit dem Titel: WER SIND DIE INDISCHEN YOGIS?, in dem er folgende Phänomene demonstrierte:

Eine Versuchsperson wurde so zwischen zwei Stühle plaziert, daß nur Kopf und Fersen auf den Stühlen auflagen. Sie lag – also unter dem Einfluß von Hypnose – vollkommen gerade in der Luft. In einem anderen Experiment stach sich ein Mann einen langen Metallspieß durch den Oberarm und zog ihn wieder heraus, und obwohl Haut und Muskelgewebe durchstochen waren, blutete er nicht. Am nächsten Tag war das Loch vollkommen geschlossen. Ich war überrascht, als ich hörte, daß dieser Mann im Film Dr. Romen selbst war. Nach Aussagen von Dr. Romen sind diese Fähigkeiten nicht auf Fakire und Yogis aus Indien beschränkt, und tatsächlich bot er mir an, mir diese Methode innerhalb von 10 Tagen beizubringen!

Eine Konferenzteilnehmerin versicherte mir, daß sie nach zehntägigem Romen-Training in der Lage gewesen sei, sofort eine blutende Wunde verheilen zu lassen. Die Basis dieses Trainings ist die Schaffung eines Zustandes innerer Ruhe und intensiver psychischer Entspannung."

Die Wirkungen werden nicht nur in Labors untersucht, sondern auch von sowjetischen Wissenschaftlern angewandt. Man hat festgestellt, daß Olympiakandidaten von dieser Methode offensichtlich profitieren können, indem sie lernen, ihren Stoffwechsel über das normale Muskeltraining hinaus zu beeinflussen, das natürlich auch notwendig ist. Durch gezielte Übungen wird es möglich, zusätzliche Energiereserven für Höchstleistungen freizusetzen. Bei der internationalen Sportelite, wo die Unterschiede zwischen Gold, Silber und Bronce oft nur nach Bruchteilen von Sekunden gemessen werden, spielen solche Feinheiten der Leistungssteigerung eine nicht zu unterschätzende Rolle. Tatsächlich erschien das jüngste Buch Dr. Romens unter dem Titel:

PSYCHISCHE SELBSTREGULATION UND SPORT.

In einer passenden Situation schrieb Voltaire einst hämisch:
„Die Kunst der Medizin besteht darin, den Patienten zu amüsieren, während die Natur die Leiden heilt."

Nun, dieser Satz ist heute nicht mehr zeitgemäß. Sicher gibt es immer noch Beweise genug, daß die Medizin uns amüsiert, doch auch die Mediziner haben längst erkannt, daß die Kraft zur Heilung in uns selbst liegt. Und mit Hilfe der Hypnose können diese heilenden Kräfte in uns geweckt werden.

Noah Fabricant, der Autor des Buches: DREIZEHN BERÜHMTE PATIENTEN, wußte zu berichten, daß Mahatma Ghandi seine Ruhe und Gelassenheit einer Droge zu verdanken habe. Bekanntlich litt Ghandi an hohem Blutdruck. Jahrelang soll er angeblich dagegen Rauwolfia-Präparate eingenommen haben, die ihm von seinem Arzt verordnet worden waren. „Es ist kaum zu bezweifeln", schreibt Fabricant, „daß die Drogen nicht nur seinen Blutdruck unter Kontrolle hielten, sondern auch für seine Besonnenheit und seine Sanftmut im höheren Lebensalter verantwortlich waren."

Das müßte bezweifelt werden. Ghandi war dafür bekannt, daß er wochenlang fastete, und meditierte. Wer jemals im Leben gefastet und meditiert hat, wird wissen, daß diese große Ruhe des indischen Staatsmannes nicht durch eine Droge verursacht sein kann. Derartige Drogen dämmen gewöhnlich, bringen aber selten diese innere Ruhe und Gelassenheit zutage, wie Ghandi sie gezeigt hat.

Ein recht eindeutiges Experiment gelang vor wenigen Jahren dem russischen Professor R. Raikow an der Dritten Psychoneurologischen Klinik in Moskau. Professor Raikow hat an der Klinik in sieben langen Versuchsreihen 150 Oberschüler und 50 Studenten für drei bis vier Wochen in Tiefenhypnose versetzt. Sie entwickelten plötzlich erstaunliche Fähigkeiten im Malen, Töpfern, Glasblasen. Sogar das Schachspiel wurde für sie viel überschaubarer. Für Fremdsprachen brauchten sie pro Lektion ersten Schwierigkeitsgrades nur die halbe Lernzeit. Bei der Tiefenhypnose wurde in Moskau folgendermaßen vorgegangen:

Den Testpersonen wurde „eingeredet", sie seien ungeheuer wissensdurstig, gebildet, hätten überdurchschnittliches Talent und würden es weit bringen im Leben. Sie seien fähig, aufgrund ihrer hohen Leistungskurve, besondere Aufgaben treffsicher und optimal zu lösen. Der Professor versprach, daß sie alle Ängste und Komplexe auf diese Weise verlieren würden. Da der Mensch den Großteil seiner Kräfte „verschlummert", bekommt er in der Tiefenhypnose Gelegenheit, die ganze Gehirnleistung auf einmal einzusetzen, was nachher auch Erschöpfungsschlaf bedeutet.

In den bisherigen Abschnitten wurde aufgezeichnet, was man heute alles mit der Hypnose machen kann, wie sie heute von vielen Ärzten und Außenseitern der Medizin angewandt wird. Welche Möglichkeiten in der Heilkunde sich mit ihrer Hilfe verwirklichen lassen, wird in späteren Abschnitten beschrieben. Ein kleiner Rückblick in die Vergangenheit soll zeigen, daß die Hypnose schon immer den Menschen geholfen hat. In allen Hypnosebüchern wird immer wieder behauptet, daß Mesmer und Braid die „Entdecker" der Hypnose seien. Beide hatten im vergangenen Jahrhundert damit experimentiert. Verfolgt man aber aufmerksam die verschiedenen Geschichtsbücher, so stößt man sehr schnell auf Tatsachen, die eindeutig beweisen, daß es Hypnose schon immer gegeben hat.

Um die Mitte des 17. Jahrhunderts hat der Jesuitenpater Kircher Hypnoseversuche mit Tieren gemacht. Wohl das älteste bekannte Tierexperiment ist die „Bezauberung" eines Hahnes:

Man nahm einen Hahn, drückte ihn sachte zu Boden und zog von seinem Schnabel ausgehend einen Strich. Ließ man daraufhin das Tier los, so blieb es bewegungslos in seiner unbequemen Haltung hocken. Das Tier war wie erstarrt und konnte erst geweckt werden, indem man es anstieß oder durch lautes Rufen „weckte".

Charles Jones beschrieb in seinem Buch: HYPNOSE AN MENSCH UND TIER ganz genau:

„Versuche mit Tierverzauberung hat man schon an einer ganzen Reihe von Tieren unternommen. Es ist leicht, Truthühner im Schlaf erstarren zu lassen, wenn man ihren Kopf mit einem Ruck unter die Flügel steckt, sie dann ein paarmal hin- und herschwenkt und darauf auf den Boden legt.

Manchmal genügt es sogar, ein Tier rasch zu packen und niederzuducken, um die Erstarrung zu veranlassen. Diese ersten Tierhypnoseversuche sind immer wieder in der Seelenheilkunde genannt und in den Vordergrund gerückt worden, so oft man mit der Hypnose an Menschen einen Schritt weiterkommen wollte. Wenn wir nach den Ursprüngen in der Tierhypnose fragen, so finden sich Quellen hierfür in den ältesten Dokumenten der Menschheit. Vor allen Dingen war es bekannt, daß man Schlangen mit dem Blick erstarren lassen kann, und wir sehen das Sinnbild dieses Wissens in dem Schlangenstab der Heilkunst! In der ältesten Geschichte des Orients, im Talmud, in den Dichtungen des Homer sind Erwähnungen der Tierhypnose nachweisbar. Auch wußte man immer schon, daß sich Tiere gegenseitig hypnotisieren. Besonders bekannt ist das im Leben der Schlange, die keineswegs immer der Hypnotiseur ist, sondern auch das Opfer der Hypnose werden kann. Es ist bekannt, daß eine Schlange einen Hasen besonders dann, wenn er sich ihr unerwartet gegenübersieht, erstarren lassen und in aller Ruhe auffressen kann. Aber ebenso bekannt ist, daß eine Katze imstande ist, die Schlange erstarren zu lassen."

Bei diesen sogenannten tierischen Hypnosen, handelt es sich allerdings nicht um echte Hypnosen, wie die Wissenschaft inzwischen erkannt hat, sondern um biologisch präformierte Totstellreflexe.

Hypnosen werden auch schon von den Azteken überliefert. Die Einschläferer, wie man sie nannte, oder die mit einer „Totenhand Tanzenden", benützten den Oberarm einer im Kindbett verstorbenen Frau, klopften damit auf die Türschwelle und versetzten damit das ganze Haus in Starre und Unbeweglichkeit. Natürlich verursachte diese Wirkung nicht die Totenhand, sondern sie hatte lediglich eine suggestive Wirkung. Die Bewohner des Hauses wußten ja, es war in ihrem Unterbewußtsein verankert, daß das Klopfen mit der Totenhand sie in einen Trancezustand versetzen würde. Sie erwarteten genau diesen Effekt, weil es so überliefert wurde, weil es bei ihren Ahnen schon so gewesen war. Wenn so ein Einschläferer mit dem Knochengerüst auf die Türschwelle schlug, dann war das genau so, als würde ein Bühnenhypnotiseur mit den Fingern schnipsen!

Es geht allerdings nicht aus den alten Texten hervor, ob diese Rituale zu Heilzwecken verwendet wurden, oder ob es sich um einen, wie man bei uns sagen würde, „faulen Zauber“ handelte. Erinnern wir uns: Immer wieder liest man Berichte, daß selbst zu Zeiten Sigmund Freuds, die Hypnose als fauler Zauber verschrieen war. Selbst heute gibt es bei uns genügend Menschen, die in der Hypnose nichts anderes als Hokus-Pokus sehen.

Den Zusammenhang zwischen Krankheiten, und wie wir sagen würden, seelischen Ursachen, war den Azteken jedenfalls schon ein Begriff. Für die Krankheit galt die Sünde als Ursache, und die Krankheit war die Götterstrafe. Das klingt bekannt, mit den gleichen Argumenten haben jahrhundertelang die katholischen Priester gearbeitet, wie ich in einem späteren Kapitel noch deutlich erklären werde.

Bei den Azteken wurden vor allem sexuelle Ausschweifungen als Ursache von Durchfällen, Beschwerden beim Harnlassen, verschiedene Schleimhautentzündungen angesehen, welche die Götter als Strafe schickten. Die Ursachen zwischen „gottgewollter“ Krankheit, und Krankheiten, die der Teufel schickte, sind den peruanischen Indianern der Gegenwart noch bekannt. Um wieder gesund zu werden, mußten die Azteken eine Art Beichte ablegen und eine Absolutionskur durchmachen, die nicht nur von Priestern, sondern auch von Ärzten durchgeführt wurden.

Wir finden heute noch solche Absolutionskuren bei uns, die sich nur in der Hypnoanalyse anders darstellen. Schließlich ging es den Azteken genauso wie vielen von uns. Nämlich um die Befreiung von Schuldgefühlen.

Hans Schadewaldt beschreibt in seinem Buch: DER MEDIZINMANN BEI NATURVÖLKERN einen Fall, der sich vor vielen Jahren in Nordrhodesien abspielte.

Der Fall zeigt, wie auch bei diesen Naturvölkern die Suggestion böse Folgen haben konnte:

„Eine Bantufrau war auf ihre begünstigte Rivalin eifersüchtig geworden, vor allem, weil die Glücklichere kurz zuvor einen Knaben geboren hatte. Die Konkurrentin war so unvorsichtig, sich zu rühmen, daß sie der Frischentbundenen ein eigenes Halstuch, das sie an den vier Ecken mit dem Sputum eines lungenkranken Nachbarn beschmutzt hatte, schenke. In der Tat bekam die so „verzauberte“ Frau eine schwere, eitrige Mastitis, die das Absetzen des Säuglings und, wegen des Fehlens geeigneter künstlicher Nahrung, seinen Tod zur Folge hatte.“

An diesem Beispiel zeigt sich ganz deutlich, daß auch hier eine Suggestion zu den verhängnisvollen Folgen geführt hatte. Interessant dürfte auch die Strafe für die Frau, die das Unglück heraufbeschworen hatte, sein: Sie wurde an Händen und Füßen gefesselt, nackt an einem Baum so aufgehängt, daß sie, mit einer Mischung von Bier und Honig bestrichen, den Insekten des Busches ein willkommenes Opfer war. Die Leiche wurde wenige Tage später seziert, der Tod war duch Herzlähmung infolge der vielen Insektenstiche eingetreten.

Nach dem „Papyros-Ebers“, einem Dokument über den Heilschatz der Ägypter (um 1550 vor Chr.), war die Hypnose auch am Nil schon vor fast dreieinhalb Jahrtausenden bekannt. Auch damals soll man Kopfschmerzen, Schlafstörungen, Depressionen und nervöse Hautentzündungen damit geheilt und mit hypnotischer Hilfe Zähne schmerzlos gezogen haben.

Wenn man in der Geschichte immer wieder von Dämonenaustreibungen bei den Naturvölkern und auch in unseren Bereichen liest, dann ist so etwas nichts anderes als Suggestion. Noch heute gibt es in der Bundesrepublik „Hypnotiseure“, die mit einer solchen dubiosen Methode arbeiten.

Hypnosen und Suggestionen waren aus dem Mittelalter beispielsweise auch bei uns bekannt. Geronymo Cardano, Mathematiker, Philosoph und Arzt (1535) versetzte seine Patienten durch ein längeres Anstarren eines glänzenden Gegenstandes in einen schlafähnlichen Zustand. Und Paracelsus erwähnt in seinem Werk OPERA, daß die Mönche eines Klosters bei Ossiak in Kärnten ihre Patienten bei der Behandlung glänzende Kugeln ansehen ließen und sie damit einschläferten. Christliche Mönche auf dem Berge Athos hatten ebenfalls schon Einschläferungstechniken, indem sie ihren eigenen Nabel anstarrten. Man nannte sie deshalb auch Nabelgucker.

Doch für die meisten Menschen der Vergangenheit hatte die Hypnose etwas mit Zauberei zu tun. Als 1866 das erste Hypnosebuch geschrieben wurde, verkauften die damaligen Verleger nur ein einziges Exemplar.

Ein großartiges Hypnoseexperiment gelang dem verstorbenen Münchner Arzt Karl Schmitz:

Ein ehemaliger Kriegsgefangener hatte in russischer Gefangenschaft einen Roman geschrieben und durfte das Manuskript nicht mit nach Hause nehmen. In der Rückerinnerung holte der Hypnotiseur das ganze Buch aus dem Mann wieder heraus. Sein Unterbewußtsein hatte alle Fakten, Wort für Wort, gespeichert gehabt.

Der in Amerika lebende bekannte Parapsychologe und Hypnotiseur Milan Rýzl beschreibt in seinem Buch JESUS, GRÖSSTES MEDIUM ALLER ZEITEN einen Fall, in der er die Seele eines Mädchens aus dem eigenen Körper austreten läßt:

„Ich suggerierte dem Mädchen, sie habe das Gefühl, sie erhebe sich vom Stuhl, gehe zur anderen Ecke des Zimmers und schaue dann zurück zu ihrem Stuhl.

Ich sagte zu ihr: „Nun schau zurück zu deinem Stuhl und beschreibe, wie du dich siehst."

Das Mädchen: „Ich verstehe die Frage nicht."

„Siehst du mich?" fragte Rýzl, der direkt neben ihr saß.

„Ja."

„Neben mir sitzt ein Mädchen. Richtig?"

„Ja."

„Wer ist das?"

„Ich habe sie schon früher gesehen. Es ist der Körper eines Mädchens, mittelgroße Figur, stämmig, blondes Haar, blaugrüne Augen, sie trägt ein blaugrünes Kleid."

Überraschend ist die spontan entwickelte Entpersönlichung. Das Mädchen erlebte sich losgelöst von ihrem eigenen Körper. Zweifellos trug die Tatsache, daß es sich um ein Erlebnis außerhalb des eigenen Körpers handelte, zu dem subjektiven Gefühl des Persönlichkeitsverlustes bei. So ähnlich erleben die spiritistischen Medien die Persönlichkeitsumwandlung in einen Geist.

„Bist du dieses Mädchen?" fragte der Hypnotiseur die Versuchsperson.

„Nein. Es ist der Körper eines Mädchens. Es ist eine reglose Person, wie eine Statue."
„Sorgst du dich um sie?"
„Nicht besonders. Aber ich habe ihr gegenüber ein besonderes Gefühl."
„Liebst du sie?"
„So kann man es nicht nennen. Es ist nur ein besonderes Gefühl. Es läßt sich nicht vergleichen. Mein Tod wäre auch ihr Tod."
„Nun beschreibe dich selbst."
„Ich sehe mich nicht."
„Aber du weißt doch, wie du aussiehst."
„Weißt du, das ist etwas, was man nicht beschreiben kann. Stell dir etwas wie einen Geist vor, etwas, was eine Menschenhand nicht berühren kann – das bin ich. Vielleicht könntest auch du mich sehen."
„Was müßte ich tun, um dich zu sehen?"
„Das kannst du nicht selber tun."
„Wer könnte mir helfen?"
„Eine Person, die dich von allen Sorgen befreien würde, die du in deinem normalen Leben hast."
„Sag mir, wie du aussiehst. Versuche es zu beschreiben, so gut du kannst."
„So eine Flocke hier, wie eine Wolke, weißt du! Ich bin in einem Raum, der voll von Dunst ist, sehr hellem Dunst. Doch hier und dort ist ein dunkler Fleck."
„Wo beispielsweise?"
„Ich sehe dort nicht. Hilf mir, damit ich es berühren kann."
Die Versuchsperson streckte die Arme von sich und bewegte die Hände, als versuche sie, in der Luft etwas zu einem kleinen Volumen zusammenzupressen.
„Es schmilzt weg. Es bewegt sich und verschwindet vor meinen Händen. Es ist gerade so, als brächte man einen Schwarm Schmetterlinge herein, und ließe sie los."
Was war hier geschehen? Rýzl hatte mit seiner Versuchsperson einen Test gemacht, der von vielen Parapsychologen bereits durchgeführt wurde, und den sie den Austritt der Seele aus dem eigenen Körper nen-

nen. Solche Versuche hat es schon massenhaft gegeben. Die Hypnose ist also in der Lage, solche Zustände zu bringen. Daß die Hypnose zu allerhand parapsychologischen Experimenten herhalten muß, ist nichts Neues. Im April 1977 ließ der deutsche Psychologe Dr. Susman junge Menschen in Hypnose den eigenen Tod „vorerleben" und ebenso die eigene Geburt nachempfinden. In dem Buch THE SHINING STRANGER (Der strahlende Fremde) schrieb der Autor Preston Harold:

„Jesus Christus konnte die menschlichen Wahrheiten nur offenbaren, weil er die Kraft der Hypnose und die Zuverlässigkeit der außersinnlichen Wahrnehmungen kannte und sich ihrer bediente. Es dürfte keineswegs als Lästerung gelten, wenn man sagt, daß Jesus keine Wunder wirkte. Seine Heilungen kamen dank der perfekten Anwendung der Hypnose und ihrer Hilfsmittel zustande – ihrer Dynamik und ihrer Heilkraft."

Im gleichen Buch kommt Harold zu der Schlußfolgerung:

„Geht man davon aus, daß Jesus die Hypnosetherapie bis an die Grenzen ihrer enormen Möglichkeiten ausnutzte, müßte die Hypnose endlich die ihr zustehende Anerkennung finden. Die Wissenschaftler sollten damit beginnen, dieses Sachgebiet gründlicher und mit weniger Vorurteilen zu erforschen."

Harold führt dann die Prinzipien der Hypnose an, die seiner Ansicht nach von Jesus bei der Behandlung von Kranken angewandt wurden und liefert eine Anzahl von Analysen seiner Wunder. Er behauptet sogar, die Auferstehung aus dem Grabe, die für seine Anhänger das größte Wunder bedeutete, sei auf eine Halluzination, hervorgerufen durch eine posthypnotische Massensuggestion, zurückzuführen.

Theologen und Scholastiker sind natürlich dieser These Harolds mit heftiger Opposition begegnet. Wie immer man sich dazu stellt, Tatsache ist, daß die Hypnose als Heilmittel der Zukunft anzusehen ist. Ich werde das an anderer Stelle noch genau erläutern.

Fest steht, daß Jesus, ob Gottes Sohn oder Mensch, mit medialen Begabungen ausgestattet war. Die Überzeugung, Trancezustände können zur Erlangung höheren Wissens führen, ist alt und weit verbreitet. Viele Religionsstifter der Vergangenheit begannen ihre Laufbahn erwiesenermaßen nach einer langandauernden Meditationsperiode. Jesus nahm der Überlieferung zufolge seine öffentliche Tätigkeit nach seinen Meditationen in der Wüste auf. Buddha fing nach den Meditationen unter einem Baum zu lehren an. Hinduistische Weise und Adepten des Yoga versuchen im ekstatischen Zustand des „Samadhi" höhere Erleuchtung zu erlangen.

Die großen Religionen unterscheiden sich in dieser Hinsicht nicht von den zahllosen kleinen, weit weniger einflußreichen Bewegungen und Sekten. Manche Mystiker, Seher und Philosophen der Vergangenheit, sowie verschiedene okkulte Lehren aus neuerer Zeit berufen sich immer wieder auf eine höhere geistige Welt und das ekstatische Erlebnis als wertvoll für eine Erlangung von Wissen über die höheren Sphären. Hellseher behaupten immer wieder, normalerweise unsichtbare Komponenten der menschlichen Persönlichkeit gesehen zu haben – wie beispielsweise die Aura. Hypnoseexperten ist allerdings bekannt, daß man „Aura-Sehen" durch die Hypnose lernen kann. Der Ursprung aller inspirierten Lehren scheint in einem besonderen ekstatischen Zustand zu liegen, der zweifellos identisch oder streng verwandt mit dem Hypnosezustand ist. Experten sind sich darüber einig, daß Hypnose zu außersinnlichen Wahrnehmungen führen kann, wie sie Rýzl mit dem Seelenaustritt des Mädchens beschreibt. Außersinnliche Wahrnehmungen haben eine wichtige Rolle bei der Offenbarung der alten Lehren gespielt.

Daß die Hypnose bei der Entbindung vieler Mütter, zur Zahnbehandlung und sogar bei Operation anstatt der üblichen Narkose angewandt wird, konnte man gelegentlich einigen Zeitungsberichten entnehmen. Aber auch das ist nicht neu. Dr. James Esdaille, ein schottischer Arzt, der in Bengalen (Indien) praktizierte, hat noch bevor Äther oder andere Narkosemittel gefunden worden waren, seine Patienten unter Hypnose operiert. Zwischen 1843 und 1846 führte Dr. Esdaille an die 400 komplizierte Eingriffe durch, darunter Amputationen, Krebsoperationen und operative Behandlung von Augen-, Ohren- und Kehlkopfleiden. Alle diese Eingriffe wurden ausschließlich unter geistiger Narkose vorgenommen. Die postoperative Sterblichkeitsziffer der von Dr. Esdaille behandelten Patienten lag in Höhe von zwei bis drei Pro-

zent äußerst niedrig. Die chirurgischen Eingriffe waren völlig schmerzlos, und keiner der Patienten starb auf dem Operationstisch!
Heute hat die Hypnose längst in der Medizin ihren Platz erobert.
Die tiefe Entspannung durch die Hypnose kann im menschlichen Körper Wunder wirken.
P. Bejerre, ein Hypnotiseur der Anfängerzeit sieht sie als ein Zurücksinken in den ursprünglichen Ruhestand der embryonalen Zeit an. Tatsächlich fühlen viele Patienten sich wie ein Kleinkind in der Wiege.
In ihrem gemeinsamen Buch MANY LIFETIMES beschreiben der englische Psychiater Dr. Denys Kelsey und seine Frau, das Medium Joan Grant, wie es ihnen gelang, die Ursachen von psychosomatischen Erkrankungen in manchen Fällen auf Einflüsse vor der Geburt des Patienten zurückzuführen.
Es ist bekannt, daß Hypnotisierte einer „Altersregression" unterworfen werden können. Der Hypnotiseur suggeriert ihnen, sie seien neun, fünf oder drei Jahre alt, und die Patienten benehmen sich und sprechen wie Kinder dieser Altersstufen. Die damaligen Erlebnisse werden wieder zur Gegenwart, werden erneut durchlebt.
Joan Grant, ein außergewöhnlich begabtes Medium und Hellfühlmedium, half ihrem Mann manchmal, indem sie durch Einfühlen mit dem Patienten dessen Psychotrauma zu erfassen versuchte. Dabei stieß sie auf Einflüsse, die sich nicht nach, sondern vor der Geburt ereignet haben mußten.
In tiefer Hypnose liegend, nahmen die Patienten auf den Befehl des Arztes das Bewußtsein des ungeborenen Kindes an. Eine der ersten Überraschungen war dabei, daß sie sich an das Alter des Ungeborenen erinnern konnten, das heißt, sie gingen jedes Mal so weit zurück, wie der Hypnotiseur es ihnen aufgab.
Trotzdem begriff Dr. Kelsey nicht, wie so etwas möglich war. Bis seine Frau ihn daran erinnerte, daß jede werdende Mutter sich intensiv bewußt ist, in welchem Stadium ihrer Schwangerschaft sie sich befindet.
Nun lag die Antwort auf der Hand: Das Ungeborene übernimmt das Wissen um sein Alter telepathisch von der Mutter! Wenn das möglich ist, müssen wir weiter folgern, werden auch andere Gedanken und

Empfindungen der Mutter auf den Fötus übertragen. Und sie können zum Anlaß für psychische Traumen werden, die das Kind noch belasten, wenn es längst erwachsen ist.

Besonders stark, fand Dr. Kelsey heraus, leidet das Kind, wenn es von der Mutter her spürt: „Ich will dich nicht haben!" Oder: „Ich habe Angst vor dir!" Solche negativen Gefühle kommen viel intensiver durch als Aufregungen der Mutter, die mit ihm, dem Kind, nichts zu tun haben. Schreckmomente bei Verkehrsunfällen etwa, kann es ohne den geringsten Schaden überstehen.

Das Gebot der Gedankenhygiene gilt also schon vor der Geburt und Kelsey warnt werdende Mütter ganz besonders vor einer inneren Ablehnung des Kindes. Auch wenn die Mutter etwa die Schwangerschaft gesucht hat, um ihr eigenes Ego aufzuwerten, oder ihre Stellung gegenüber dem Ehemann zu festigen, kann das Ungeborene auf diesen relativen Mangel an Interesse und echter Liebe bereits reagieren. Beispielsweise durch eine besonders langsame Entwicklung nach der Geburt. Es ist, als wolle es die Aufmerksamkeit der Mutter auf diese Weise erzwingen. Dr. Kelsey glaubt auch, durch seine Hypnosebefragungen herausgefunden zu haben, daß ein ungewolltes Kind sich schließlich gegen das Geborenwerden sträubt. Schwierige Geburten können danach als den unbewußten Widerstand des Geborenen zur Ursache haben.

Es ist unnötig zu sagen, daß diese Regressionen nur von erfahrenen Hypnosefachleuten angewendet werden und allein therapeutischen Zwecken dienen sollten. Leider bedienen sich dieser Regressionen sehr oft mangelhaft ausgebildete Hypnotiseure. Ich denke dabei vor allem an solche, die über keinerlei psychologische oder psychiatrische Ausbildungen verfügen. Ich kann daher nur jeden Leser warnen, solche „Rückführungen" nur von Fachärzten, sollten sie an den einen oder anderen aus therapeutischem Ansinnen herangetragen werden, durchführen zu lassen. Andere Hypnotiseure können sehr viel verderben, und manches Trauma nur noch verstärken!

Sportärzte halten die Hypnose sogar für das beste Mittel gegen den Herzinfarkt! Eine halbe Stunde in der Woche auf dem Hypnosebett genügt, um einen Menschen, der keinen Sport treibt, so fit zu halten,

wie jemanden, der täglich eifrig trainiert.
Dies ist das verblüffende Ergebnis einer Versuchsreihe im kanadischen Genesungszentrum von Toronto.
Entdecker dieser Methode ist Dr. E.H. Doney. Selbst an einem Herzinfarkt Betroffenen hatte der Arzt versucht, die Nachbehandlung durch Hypnose zu beschleunigen. Das Ergebnis war so erfolgversprechend, daß der Chefarzt des kanadischen Genesungszentrums, Dr. Terence Kavanagh, beschloß, mit neun Patienten während eines Jahres derartige Versuche anzustellen. Während dieser Zeit wurden die Untersuchungen laufend aufgezeichnet. Herzströme wurden elektrisch gemessen. Körpermaße und Gewicht registriert. Dann stand fest: Die Herzpatienten wurden durch die Hypnosebehandlung wieder so fit, daß sie sportlich es mit jedem gesunden Menschen aufnehmen konnten. Die Therapie hatte die gleiche Wirkung wie Gymnastik. Während der Behandlung wurde den Patienten suggeriert, sie würden in leichter Turnkleidung und in lockerem Laufschritt durch ein Wäldchen traben. Dr. Kavanagh schärfte seine Versuchspersonen ein: „Sie laufen und laufen. Ihre Lungen füllen sich mit herrlicher ozonreicher Luft. Der Sauerstoff durchdringt Ihren ganzen Körper und erfrischt Ihr Herz!"
Und wirklich, die Patienten hatten nach der Behandlung das Gefühl, sich sportlich betätigt zu haben. Ihre Muskeln zeigten eine deutliche Kräftigung. Dr. Kavanagh gibt seinen Herzinfarktpatienten daher immer wieder den Rat: „Lebt weiter, als ob nichts geschehen wäre. Schränkt euch nicht ein, ihr seid gesund!"
Diese Ratschläge scheinen nicht aus der Luft gegriffen. Das Ergebnis hat die Kanadier tatsächlich verblüfft. Die Patienten haben sich nach den Behandlungen wieder topfit gefühlt.
Mit welchen Mitteln manche dubiose Hypnosetherapeuten arbeiten, soll die folgende Episode zeigen, die sich in London ereignete:
Zur Wachablösung vor dem Buckinghampalast marschierten zwei barbusige Mädchen auf, deren Ausrüstung lediglich aus winzig kleinen Höschen und Regenschirmen bestand!
Die Polizei nahm die beiden Mädchen fest und staunte nun ihrerseits: Die leichtgeschürzten Damen wußten von nichts, sie waren hypnotisiert!

Des Rätsels Lösung: Der Hypnotiseur Robert Halpern wollte durch die busenfreie Wachablösung auf sich aufmerksam machen. Er hatte, wie viele seiner Kollegen, eine „todsichere“ Methode entdeckt, seinen Mitbürgern das Rauchen abzugewöhnen. Solche Demonstrationen helfen aber nicht der Hypnosesache, sie schaden ihr vielmehr. Das beweist auch, warum immer wieder der Ruf laut wird: Gebt die Hypnose endlich nur den Ärzten, verbietet den Pfuschern das Handwerk! Kein Mensch sollte glauben, daß es bei uns so etwas nicht gäbe. Wenn wir in der Bundesrepublik die Spreu vom Weizen zu trennen hätten, würde wohl manchem Außenseiter der Medizin das Handwerk gelegt werden. Die Gründe liegen auf der Hand: Es sind viel zu komplizierte Vorgänge, die den Menschen in die Neurose, in die Krankheit führen.

Die Wissenschaft ist mit der Hypnoseforschung schon sehr weit vorgedrungen. Sigmund Freud, der Vater der Psychoanalyse, konnte mit der Hypnosetherapie nicht viel anfangen. Natürlich hat er auch damit experimentiert. Er arbeitete damals mit einem anderen Psychiater namens Breuer zusammen. Breuer war einer der führenden medizinischen Hypnotiseure seiner Zeit, während Freud ein Anfänger war. Freud glaubte fälschlicherweise, daß für die Behandlung von psychisch Kranken, ein tiefes Stadium der Hypnose notwendig sei. Er fand jedoch, daß nur ein kleiner Prozentsatz der Patienten so tief hypnotisiert werden konnte. Freud verstand nur sehr wenig von Hypnose. Zu jener Zeit fehlte es ihm jedoch noch an Selbstvertrauen. Um bei der Induktion der Hypnose gute Ergebnisse zu erzielen, ist Zutrauen in das eigene Können sehr wichtig.

Der Vergleich seiner eigenen Fehlschläge mit Breuers Erfolgen war unerträglich für Freud. Er suchte deshalb nach anderen Methoden und Techniken und gelangte so zur freien Gedankenassoziation und der Traumdeutung. Beide Gebiete haben aber heute eine wichtige Rolle bei der Hypnosebehandlung psychisch gestörter Patienten übernommen. Freuds Anhänger, darunter viele Psychiater, halten deshalb die Hypnosetherapie für wertlos in der Psychotherapie. Welch verhängnisvoller Irrtum! Wo doch bekannt ist, daß beispielsweise die Hypnoanalyse und mit ihr die hypnogene Bilderschau, das Verfahren der Psychoanalyse wesentlich verkürzen können.

Wie sehr verdrängte Tatsachen durch Hypnoanalyse wieder ans Tageslicht geholt werden können, beschreibt ein anderer bekannter Seelenarzt, C. G. Jung:
„Ich erinnere mich an eine Frau, die ohnmächtig in eine Klinik eingeliefert wurde. Als sie am nächsten Tag wieder zum Bewußtsein kam, wußte sie zwar, wer sie war, aber nicht, wo sie war und wie, wann und warum man sie dorthin gebracht hatte. Als ich sie aber hypnotisierte, erzählte sie mir, woran sie erkrankt war, und wer sie in die Klinik eingeliefert hatte. Alle diese Einzelheiten wurden bestätigt. In der Hypnose war ihre Erinnerung so klar, als ob sie die ganze Zeit über bei Bewußtsein gewesen wäre."
Die Tatsache, daß eine Frau ohne Bewußtsein Sinneseindrücke und Fakten aufnehmen kann, beweist, was ich an anderer Stelle bereits schrieb, daß auch ungeborene Säuglinge schon derartige Eindrücke aufnehmen können. Drei Monate vor seiner Geburt ist das Nervensystem des Menschen so weit entwickelt, daß es Sinneseindrücke aufnehmen kann. Die Geburt ist ein entscheidender Augenblick im Leben des Menschen: Er tritt in die Welt hinaus, macht damit den ersten Schritt zur Ablösung (Ent-bindung) von der Mutter. Aber die Geburt ist nicht der Anfang individuellen Lebens, das beginnt schon früher. Die Medizin besitzt genaue Kenntnisse über das körperliche Wachstum im Mutterleib. Daß das Neugeborene zugleich aber auch schon eine psychische Entwicklung durchlaufen hat, zeigt die pränatale Psychologie.
Ein Küken arbeitet sich mit eigener Kraft aus den Eierschalen heraus und beginnt sogleich umherzulaufen. Seine reichhaltige Instinktausstattung erlaubt es ihm, sich sofort selbständig auf Nahrungssuche zu begeben. Die Geburt aus dem Ei ist ein relativ leichter „Daseinswechsel". Dem Küken ist die Entwicklung instinktiv vorgegeben, wirklich dazuzulernen braucht es nur wenig.
Der Mensch ist aber kein Instinkt-, sondern ein Lernwesen. Der Daseinswechsel durch die Geburt ist für das Kind ungleich schwerer: Eine aktive Umstellung des Organismus auf völlig andere Lebensbedingungen. Seine angeborene Instinktausstattung ist so minimal, daß der Schweizer Biologe Adolf Portmann das menschliche Neugeborene

im Vergleich zum Tierjungen als eine Frühgeburt bezeichnet hat, die eigentlich noch ein ganzes Jahr im Uterus hätte bleiben müssen, und daher für die erste Zeit einen „sozialen" Uterus braucht, um am Leben bleiben zu können.

Die Behauptung von Aristoteles, die Seele eines Neugeborenen gleiche einer „tabula - rase" - einem unbeschriebenen Blatt: Alle Erfahrung, alles Denken und Handeln würde erst nach der Geburt erworben - hat sich lange erhalten. Noch 1956 betrachtete der Kinderpsychoanalytiker und Hospitalismusforscher René A. Spitz das neugeborene Kind als eine „undifferenzierte Masse".

Die Erforschung des Seelenlebens vor der Geburt hat aber gezeigt: Wenn das menschliche Kind zur Welt kommt, hat es schon eine ganze Menge erlernt, und erfahren - Lebensförderndes und auch Beeinträchtigendes. Das erste Sinnesorgan, das im Mutterleib funktionstüchtig wird, ist das Gehör. Sobald die Mutter die ersten Kindesbewegungen verspürt, kann sie beobachten, daß der Fötus bei intensiven Geräuschen zusammenschrickt. Und was er dann tatsächlich hörte, sind die mütterlichen Herztöne und die Stimme der Mutter. Sie dringen durch die Knochen- und Flüssigkeitsleitung an sein Ohr. Der Säugling kennt daher schon die Stimme seiner Mutter: Nichts kann ein unruhiges Neugeborenes leichter beruhigen als ein freundlicher Zuspruch von Seiten der Mutter.

Vorprogrammiert ist ein Neugeborenes auf Geruch und Geschmack. Aus Injektionen in das Fruchtwasser ist bekannt, daß es bitter und süß unterscheiden kann. Für eine bestimmte Geruchsqualität ist es sogar besser ausgestattet als der Erwachsene: Für den animalischen Buttersäuregeruch, den sowohl das Fruchtwasser hat, als auch die Haut und die Milch der Mutter. Sehen kann es noch nicht viel, bestenfalls hell und dunkel; der Gesichtssinn entfaltet sich erst später. Aber das Gleichgewichtsorgan ist schon früh entwickelt. Oben und unten gibt es in der „Schwerelosigkeit" des Fruchtwassers nicht, wohl aber aufrecht und waagerecht (Stehen und Liegen in der Mutter). Das erste bedeutet Wachsein, das andere Ruhen, Schlafen. Auch für den Tagesrhythmus hat das Kind einen Sinn: Der Schweizer Kinderarzt Stirnimann konnte an Kindern von Bäcker- und Wirtsfrauen be-

obachten, daß sie von Geburt an auf die Besonderheiten der mütterlichen Tageseinteilung eingestellt waren: Die einen wachten frühmorgens auf, die anderen konnten abends erst spät einschlafen.
Bei der Geburt hilft das Kind sogar mit: Die Wehen werden nicht nur hormonell von der Mutter ausgelöst, sondern auch durch lebhafte Streckbewegungen des Kindes, und in der Austreibungsperiode stemmt es die Füße kräftig gegen die Hinterwand der Gebärmutter und unterstützt so die Preßwehen. Das Neugeborene hat also schon einiges erlernt und erlebt. Daß das nicht schon früher entdeckt worden ist, hat seinen Grund in der Entwicklung des Zentralnervensystems: Diejenigen Nervenbahnen, die von der Körperoberfläche und den Sinnesorganen zum Gehirn führen, reifen früher als die Bahnen, die vom Großhirn zu den Erfolgsorganen (Bewegungen, Sprache) leiten. Der Fötus kann also sehr viel eher Reize aufnehmen und speichern, als er sie ausdrücken oder gar aussprechen kann. Embryo, Fötus und das Neugeborene vermögen weder ihre Befindlichkeit noch irgendwelche Gedächtniseindrücke zu artikulieren. Auch können sie sich im späteren Leben nicht bewußt an die Frühzeit erinnern (!).
Die ersten willkürlichen Erinnerungen setzen in der Regel erst um die Mitte des dritten Lebensjahres ein. Direktbeobachtungen an Embryos und Föten sind nur in sehr bescheidenem Maße möglich.
Die Erforschung des vorgeburtlichen Seelenlebens ist heute in erster Linie auf indirekte Methoden angewiesen, auf Indizien und Sekundärphänomene: Statistische Zusammenhänge zwischen Schwangerschaft und späteren Verhaltensauffälligkeiten, Rückschlüsse aus neurotischen, psychosomatischen Krankheitssymptomen und vor allem auf Träume, deren manifeste Inhalte als wiederkehrende Erinnerungen an die prähistorische Lebenszeit aufgefaßt werden können.
So paradox es klingt, die Erforschung vorgeburtlicher Vorgänge psychischer Art, war erst möglich, nachdem man gelernt hatte, Kinder und Erwachsene, vor allem ihre Störungen auf Früherfahrungen zu untersuchen und ihr Verhalten, ihre Symptome und nicht zuletzt ihre Träume rückschauend auf Ereignisse vor der Geburt zu untersuchen. Vergleiche zu Erlebnissen der Mutter und Erlebnisträumen, sowie durch Hypnose gezielt verursachte Traumbilder, werden verglichen.

Die praktische Erfahrung der Menschen in früheren Zeiten waren schon vor den wissenschaftlichen Erkenntnissen vorhanden. Es war bekannt, daß Angst, Schrecken, Kummer der Schwangeren die psychische Entwicklung des Kindes schädigen könnten, und man sie davor bewahren müsse. Justine Siegemundin, Churbrandenburgische Hofwehmutter, schrieb in ihrem ersten, in deutscher Sprache erschienenen Lehrbuch der Hebammenkunst 1760: „Todes Kind hilft sich nit."
Damit drückte sie die Erfahrung jedes Geburtshelfers aus, daß das gesunde Kind die Geburt nicht passiv erleidet, sondern aktiv daran beteiligt ist.
Daß die Geburt bleibende Gedächtniseindrücke zu hinterlassen vermag, darf heute als gesicherte Tatsache gelten. Sie wurde von vielen Forschern unabhängig voneinander bestätigt. Die Prägung eines Geburtsengrammes setzt aber voraus, daß schon vorher eine Art Bewußtsein vorhanden gewesen sein muß, von dem sich die traumatischen Vorgänge der Entbindung deutlich abheben.
Auch Freud kannte bereits Mutterleibsträume. Er führte sie aber auf Phantasien des Erwachsenen zurück, etwa im Sinne der Redensart: „Geborgen wie im Mutterschoß".
Neu ist, daß sie auch in Eigen-Engrammen beruhen können. Der Geburtstraum hat die Tendenzen: „Hinaus ins Freie, sonst muß ich ersticken." In der psychotherapeutischen Behandlung erscheint er meist in kritischen Phasen als Ausdruck der Wandlung, der Selbsterneuerung und hat somit für den Fortschritt der Therapie eine günstige Bedeutung. Seit Männer, wie der Berliner Nervenarzt Schultz und einer seiner Schüler: Leuner, sich mit dem kathatymen Bilderleben in der Hypnose befassen, können krankmachende Ursachen schneller als in der Psychoanalyse behoben werden.
Der Mutterleibstraum hat einen gegenläufigen Trend: Hinein in die warme Geborgenheit, Flucht vor der unlustvollen Wirklichkeit. Erst die Hypnoanalyse kann den kranken Menschen vor solchen Fluchten aus der Wirklichkeit befreien, um sie das Leben gegenwartsnah bestehen zu lassen.
Seit Urzeiten schon wurde dem Wort eine geheimnisvolle Macht zugesprochen. In Beschwörungen, im Gebet, im Fluch, wie im Segen wur-

de auf seine Dämonen zwingende, heilende, vernichtende und fördernde Kraft vertraut. Schon im Talmud heißt es: „Das Wort hat eine magische Kraft, deshalb wähle der Mensch seine Worte vorsichtig und öffne seinen Mund nicht, etwas Böses auszusprechen."
Jeder Zauberlehrling suchte nach einem „Wort", das die magische, wunderwirkende Kraft besäße. Je inniger das Kauderwelsch war, je älter und unverständlicher der Spruch aus längst vergessenen alten Sprachen, umso stärker die Wirkung, so glaubte man. Etwas von diesem alten Glauben scheint bei der Hypnose mitzuspielen, wenn man die Angst vieler Menschen vor der Hypnose begreifen will. Diesem Irrglauben den Mythos zu nehmen, gelingt nur durch den Versuch, die „Hintergründe" der Hypnose aufzudecken.
Der verstorbene Münchner Arzt und Hypnotiseur Karl Schmitz versuchte es anhand von Experimenten klar aufzuzeigen: „Nur das Experiment ist imstande, eine Antwort auf die Frage: 'Was ist Suggestion', zu geben.

1. Versuch:
Wir haben eine Versuchsperson bereits in eine tiefe Hypnose gebracht. Sie sitzt selig schlummernd und regungslos vor uns. Wir nehmen jetzt, ohne ein Wort zu sprechen, eines ihrer Glieder, Arm oder Bein, heben es hoch, halten es einen kurzen Moment in einer ganz ungewöhnlichen, sogar unbequemen Stellung fest und lassen es dann los. Da bleibt das Glied in dieser angegebenen Stellung stehen, bis wir es wieder mit einer passiven Bewegung nach unten bringen. Nach dem Aufwecken weiß die Versuchsperson von dem Ganzen überhaupt nichts. Es ist also etwas Unbewußtes geschehen.

2. Versuch:
Nun sagen wir der Versuchsperson in tiefer Hypnose: „Der Arm hebt sich" - und langsam schwebt er hinauf. Wir sagen weiter: „Der Arm bleibt jetzt fest stehen" - und wieder kommt es genauso, wie der hypnotische Befehl lautete. Auch mit Gewalt können wir ihn jetzt nicht bewegen, bis eine neue Suggestion ihn wieder beweglich macht. Nach dem Aufwecken wieder keine Erinnerung, obwohl etwas gesagt wurde.

In beiden Versuchen also der gleiche Vorgang.
Es geschieht etwas ohne Beteiligung des Bewußtseins. Da im ersten Versuch gar nichts gesagt wurde, kann man bestimmt nicht von „Einreden" sprechen. Trotzdem war es eine Suggestion ohne Worte. Eine Suggestion ist also mehr als Einreden!
Fragen wir nun, was hier gemacht wurde, so kann die Antwort nur lauten: Es wurde ein Gefühl im Unbewußten erzeugt, eine unbewußte Vorstellung. Daß sie mit Einreden und Gedanken gar nichts zu tun hat, zeigt sich beim dritten Versuch.

3. Versuch:
In tiefer Hypnose wird der Arm wieder hochgehoben und steifgemacht. Dann wird gesagt, daß auch nach dem Aufwachen der Arm nicht herunterkann. Und genauso geschieht es. Die Zeugen des Versuchs reden nun auf die Versuchsperson ein.
„Sie wissen doch, daß das nur suggeriert ist. Nehmen Sie doch den Arm herunter. Sie können es doch."
Die Versuchsperson aber antwortet: „Ich kann nicht, ich weiß, daß es suggeriert ist, aber ich kann es nicht ändern. Mir ist so, als gehöre der Arm überhaupt nicht mir. Wenn ich ihn nicht sehen würde, ich würde denken, er wäre ab."

Wir sehen hier ganz deutlich, wie diese pathalogische Verkrampfung nicht durch einen Gedanken, sondern durch eine unbewußte Vorstellung hervorgerufen wurde.
Die Versuchsperson weiß nichts davon und kann, auch wenn es ihr gesagt wird, nichts dagegen tun. Es ist also kein Befehl, der ihr gegeben wurde, sondern eine gefühlshafte, unbewußte Vorstellung. Daraus wird sogleich offenbar, daß diese unbewußte Vorstellung etwas ganz anderes ist, als wir sonst unter einer Vorstellung verstehen. Diese letztere ist eine Idee, also ein Gedanke, den man sich durch Überlegung schafft, wenngleich auch hier etwas Bildhaftes, Sinnenhaftes mitspielt. Eine solche bewußte Vorstellung ist also etwas, was wir durch logische Gedankenreihen aktiv hervorrufen. Wir nennen sie besser einen Begriff.

Unsere unbewußte Vorstellung ist genau das Gegenteil. Sie hat mit Logik und Gedanken gar nichts zu tun. Sie entsteht in unseren Versuchen durch eine Handlung, das andere Mal durch ein Wort, aber auch ein drittes Mal ganz von selbst. Suggestion ist also die Bildung einer Vorstellung im Unbewußten."

Der Begriff des Unbewußten ist schwer zu fassen, wie ich schon vorher an anderer Stelle erklärte. Das hat tiefe Gründe. Seit über 300 Jahren, seit Descartes, ist das ganze Denken der abendländischen Welt einseitig auf das Bewußtsein ausgerichtet. Schon vorher, im Mittelalter, war von der Kirche alles „Übersinnliche" außerhalb dessen, was sie selbst lehrte, mit äußerster Strenge verfolgt und ausgetilgt worden. Noch vor der christlichen Religion hat es Dokumente, Lebenslehren und Lebensweisheiten gegeben, die sämtlich verloren gegangen sind. Im Jahre 47 vor Christi steckte Julius Caesar die Museion-Bibliothek in Alexandria in Brand. Es verbrannten 700 000 Schriftrollen, das beinahe gesamte, gesammelte Wissen des Altertums. 200 000 Bände blieben erhalten, Antonius schenkte sie der Kleopatra, doch auch diese fielen dem Eifer des christlichen Patriarchen Theophilus zum Opfer. Und den allerletzten Rest besorgten die Araber, als sie 641 nach Christus Alexandria stürmten.

Vorher war es auch nicht viel besser. Im 17. Jahrhundert vor Christus zerstörte Hammurabi von Babylon im Palast des Fürsten von Mari am Euphrat eine riesige Bibliothek von akkadischen, sumerischen und hurritischen Schrifttafeln - das Erbe von Tausenden von Jahren. Joakim, Fürst von Juda, verbrannte die Buchrollen des Jeremias. Alexander, der angeblich Große, ließ in den Trümmern des Palastes von Persepolis den gesamten Text der persischen „Großen Avesta" untergehen, die in goldener Schrift auf 12 000 Ochsenhäuten aufgezeichnet war. Und noch Kaiser Septimus Severus (193 bis 211 nach Christus) ließ sämtliche geheimen Bücher mit „geheimnisvollem Inhalt" aus den ägyptischen Tempeln holen und vernichten. Eine ähnliche Säuberungswelle ordnete Diokletian (248 bis 305 nach Christus) an, und im Oströmischen Reich ließ Theodosius II (408 bis 445 nach Christus) alle Schriften, die mit der christlichen Lehre nicht übereinstimmten, zerstören.

Eine Liste des Wahnsinns, die sich bis in die Gegenwart fortsetzen ließe und der gewiß über 90 Prozent all dessen, was je schriftlich überliefert war, zum Opfer fiel. Wären diese Schriften erhalten geblieben, wären wir heute vielleicht einige hundert Jahre weiter. Wir wüßten mit Sicherheit mehr über die Zusammenhänge von Krankheit und Seele, und wir könnten unsere ureigensten in uns schlummernden Kräfte viel besser gebrauchen, um mit uns selbst fertig zu werden.

Hypnose wäre ganz bestimmt kein Geheimnis und müßte nicht in jahrelanger Kleinarbeit neu erforscht und den Menschen zugänglich gemacht werden.

So kommt es, daß heute alles, was über das Rationale hinausgeht, von uns Europäern abgelehnt wird. Die einseitige Bevorzugung des Bewußtseins hat der Wissenschaft gewaltige Erfolge gebracht. Aber alle außerordentlichen Phänomene, wie sie die Parapsychologie zu beschreiben und aufzuklären versucht, also alles „Okkulte" verfiel unkritischer Ablehnung. Dazu wurde früher auch die Hypnose gezählt und folglich auch die Suggestion. Der größte Teil dessen, was früher als Magie und Zauberei angesehen wurde, waren hypnotische Illusionen und Halluzinationen.

Diese Antipathie begleitete die Hypnose von Anfang an.

Das Unbewußte in den Mittelpunkt gestellt zu haben, ist das größte Verdienst von Sigmund Freud. Er hat es nicht entdeckt, er hat es uns nahegebracht.

Die Hypnose geht nur über das Unbewußte und tritt daher mit der Konsequenz eines Naturgesetzes ein. Wenn jemand behauptet, er glaube nicht daran, so kann ein erfahrener Hypnotiseur nur lächeln. Da die Hypnose bei jedem geistig normalen Menschen gelingt, ist es überhaupt nicht notwendig, zu irgendwelchen Tricks zu greifen, das heißt, dem Patienten irgend etwas vorzutäuschen, damit die Suggestion besser aufgenommen würde. Das ist nicht notwendig, da die Suggestion über das Unterbewußtsein geht, wie schon vorher gesagt wurde. Wenn ein Hypnotiseur doch mit Tricks arbeitet, so fordert sein Verhalten nur zur Kritik heraus, belebt also das Bewußtsein, anstatt es einzuschläfern. Außerdem ist es irgendwie schädlich, denn es mindert das Vertrauen des Patienten, wenn der den Trick merkt.

Wenn man den Berichten Hypnotisierter glauben darf, so erlebt jeder die Hypnose anders. Das macht verständlich, daß es kein einheitliches Schema gibt. Immer spielt das individuelle eine Rolle bei der Hypnose. Genauso, wie ein Traum immer dem Träumer eigentümlich ist, ist es auch bei dem Erlebnis der Hypnose.
Fast die meisten Menschen, die noch nicht mit der Hypnose konfrontiert wurden, glauben, daß die Hypnose zur Bewußtlosigkeit führt. Da wir fast alle eine normale Furcht oder Abneigung vor dem Verlust unseres Bewußtseins haben, ist dieses Verhalten verständlich. Tatsächlich jedoch ist sich ein Hypnotisierter selbst in den tiefsten Stadien der Hypnose der Vorgänge um sich herum bewußt. Er nimmt an sich kaum etwas anderes wahr, als ein Gefühl der Mattigkeit oder Lethargie. Wenn man will, kann man sich durchaus bewegen, nur scheint es einem zu mühevoll. Dieselbe Lethargie kann auch das Sprechen zu einer Anstrengung machen. Darüberhinaus unterscheidet sich der hypnotische Zustand kaum von unserem Wachbewußtsein, daß viele, die nur leicht hypnotisiert sind, glauben, daß die Hypnose keinerlei Wirkung auf sie hat. Das ist durchaus normal.
In tiefer Hypnose ist man sich auch dieses Zustandes bewußt. Selbst in einem mittleren Stadium fühlt man, daß irgendetwas „anders“ ist. Der geschickte Hypnotiseur versucht, irgendwelche hypnotische Phänomene hervorzurufen, die dem Behandelten zeigen, daß er sich in Hypnose befindet. So kann er beispielsweise dem Betreffenden suggerieren, daß er seine Augen nicht öffnen kann. Der Hypnotisierte findet dann zu seiner Überraschung, daß ihm dieses in der Tat nicht mehr möglich ist. Die Suggestion, daß der Arm zu schwer ist, um noch bewegt zu werden, macht es dem Hypnotisierten unmöglich, ihn tatsächlich zu bewegen, wie ich schon vorher aufgezeigt habe.
Einen „üblen Scherz“ erlaubte sich ein Heilpraktiker aus dem Rheinischen.

Als er sich auf seiner Bank befand, um die Kontoauszüge abzuholen, kam er mit der Bankangestellten in ein längeres Gespräch, in dem sie ihm berichtete, daß sie überhaupt nicht an Hypnose und deren Wirkung glauben könne. Während das junge Mädchen einige Bankbelege ausfüllte, suggerierte der Mann ihr unvorbereitet und schnell, daß sie den Arm mit dem Kugelschreiber nicht mehr bewegen könne. Mitten in der Bewegung, mitten im angefangenen Buchstaben verharrte der Schreibarm plötzlich steif und konnte nicht mehr bewegt werden. Nachdem der Hypnotiseur seine Demonstration beendete, war das Mädchen derart geschockt, daß es nach Hause gebracht werden mußte. Dieser Vorfall beweist wieder einmal, daß ein hohes Verantwortungsbewußtsein für einen Hypnotiseur unerläßlich ist. Dieser Mann hatte es nicht. Leider praktiziert er immer noch. Es ist sogar belegt, daß ein Mensch durch unsachgemäße Hypnose gestorben ist. Der Hypnotiseur: ein ungarischer Brunnenbauer, namens Neukom. Sein „Opfer": die zweiundzwanzigjährige Ella Salomon. Beide sind im Jahre 1895 Gäste auf einem Schloß in Frankreich. Das junge Mädchen soll in einer hypnotischen Sitzung um Jahre zurück an einen anderen Ort versetzt werden und von dort berichten. Während Neukom ihr das suggeriert, zuckt der Körper des Mädchens merklich zusammen. Der Hypnotiseur ist irritiert, doch er verstärkt seine Bemühungen, den gewünschten Bericht aus der Vergangenheit von ihr zu erhalten. Da versagt plötzlich das Herz von Ella Salomon. Sie stirbt, ohne wieder aus der Hypnose zu erwachen.

Diese tragische hypnotische Sitzung hatte ein Gesetz zur Folge. Ungarn ist das erste Land, das Amateuren verbietet, Menschen zu hypnotisieren. Die Anwendung der Hypnose bleibt dort künftig allein speziell ausgebildeten Ärzten vorbehalten.

Ein unerfahrener Hypnotiseur kann eine Menge Schaden anrichten. Stellen wir uns nur einmal vor, so ein Mann vergäße, das Schmerzempfinden wiederherzustellen. Das könnte verheerende Folgen für einen Patienten haben. In der Regel verlieren Suggestionen in der Tat nach Tagen solche Wirkungen. Aber in einer ähnlichen Situation, bei einer anderen Operation, kann die alte Suggestion wieder wirksam werden. Ich möchte nicht falsch verstanden werden und Ängste gegen die Hypnose erzeugen. Mir geht es nur darum, immer wieder zu betonen, daß Hypnosen von fachlich ausgebildeten Ärzten, Psychologen, oder Psychiatern ausgeführt werden müssen, will man in der Gewißheit leben, daß nichts passieren kann.

Auf die Frage, warum die Hypnose so wenig von den Ärzten angewandt wird, gibt es mehrere Antworten: Viele Ärzte teilen die irrigen Ansichten ihrer Patienten, die Hypnose für Scharlatanerie halten. Einige von ihnen wurden von Artikeln in medizinischen Fachzeitschriften und populären Magazinen abgeschreckt. Die meisten dieser Darstellungen stammen aus der Feder von Psychiatern, die sich gegen jede Anwendung durch Hypnose, es sei denn durch Psychiater, stellen. Einer der Hauptgründe, warum die Hypnose wenig angewendet wird, ist ganz einfach die Zeitfrage. Dreißig, vierzig, oder noch mehr Minuten sind für die einzelnen Hypnosesitzungen die Regel. Wenn ein vielbeschäftigter Arzt am Tag 40 bis 50 Patienten empfängt, so kann er nur wenig Zeit für seine Patienten verwenden. Das Ding hat aber einen Pferdefuß.

Sehr viele Patienten kommen oft nur zum Arzt, weil sie sich einfach einmal aussprechen wollen, weil sie über ihre Probleme sprechen möchten, weil sie sich wünschen, daß *EINER* ihnen zuhört. Wenn man weiter bedenkt, daß die meisten Krankheiten psychischer Natur sind, dann wäre ein gewisses Umdenken angebracht.

Das von einem Hypnotisierten erreichte Stadium wird im allgemeinen als leicht, mittel, oder tief bezeichnet. Bei einem leichten Stadium sind im allgemeinen die folgenden Symptome oder Erscheinungen anzutreffen: Entspannung mit Bewegungsunlust verbunden, ein Flattern der geschlossenen Augenlider, die Unfähigkeit, sie bei entsprechender Suggestion zu öffnen, der Test mit den unlösbar ineinander verschränkten Händen, Mattigkeit, Gefühl der Schwere, insbesondere in den Armen und Beinen. Glieder-Katalepsie, also eine äußerste Starre, oder Erschlaffung der Muskeln und ihre Neigung, in jeder Lage zu verharren, in der die Glieder gebracht werden.

Bei dem mittleren Trancestadium treten ein: Totale Körperkatalepsie, teilweise oder völlige Schmerzunempfindlichkeit jedes Körperteils, noch größere Entspannung, teilweiser Gedächtnisschwund beim Erwachen, wenn dieser suggeriert wird; noch größere Müdigkeit.

In tiefer Hypnose finden wir völlige Rückkehr zu einer früheren Altersstufe; die Fähigkeit, die Augen zu öffnen, ohne dabei zu erwachen, völlige Schmerzunempfindlichkeit; völliger Gedächtnisschwund, Steuerung der Körperfunktionen, positive, oder negative Halluzinationen aller fünf Sinne, Zeitverschiebung. Das sind die hauptsächlichsten Symptome.

In allen Stadien besteht völliger Rapport mit dem Hypnotiseur. Posthypnotische Suggestionen können bei jedem Stadium wirksam werden, wenn auch die Wahrscheinlichkeit ihrer tatsächlichen Ausführung mit der Tiefe der Hypnose zunimmt.

In der ärztlichen Hypnosetechnik sagt der Arzt zum Patienten mit Vorliebe als erstes:

„Atmen Sie tief - atmen Sie ruhig!"

Allein diese Suggestionen wirken oft schon Wunder auf die Patienten. Überall da, wo geheimnisvolle Selbstregulation des körperlichen Organismus eine Rolle spielt, sei es nun, daß er sich in normaler Verfassung befindet, oder daß er erkrankt ist, läßt sich erkennen, daß die Atmung von größter Bedeutung ist. Zugleich ist es sicher, daß bei diesen körperlichen Funktionen suggestive Eingriffe auf dem Weg über die Hypnose besonders wirksam sind. Deshalb sind das Adernsystem, der Blutkreislauf in seiner Gesamtheit, sowie alle Herzleiden ein bevorzugtes Gebiet hypnotischer Heilverfahren.

Die Atmung wird in der Hypnose auf alle Fälle ruhiger und tiefer, ausgeglichener.

Jeder Hypnotisierte hat in den ersten Hypnosephasen das Gefühl, immer tiefer zu fallen. Meist heißt die Suggestion auch: „Sie fallen immer tiefer."

Dieses Fallen ist nichts anderes, als die langsam einsetzende Entspannung. Wer hat nicht schon einmal das Gefühl gehabt, nach einem Tag voller Streß, nachdem er sich ins Bett gelegt hat, einfach in ein tiefes Loch zu fallen? Die Symptome sind die gleichen, nur bei der Hypnose vollzieht sich das Ganze etwas langsamer.

Die Tiefe der Hypnose ist immer schwankend. Von einem tieferen Stadium nimmt man eine Art Wellengang wahr. Man fühlt, wie man langsam in das Wellental gleitet und ebenso langsam wieder zum Wogenkamm gehoben wird. Dieses Gefühl ist ein eindeutiger Hinweis auf ein ziemlich tiefes Stadium. Die verschiedenen Stadien der Hypnose werden im allgemeinen unterschiedlich als leicht, mittel oder tief bezeichnet.

Wenn die Hypnosesitzung beendet ist, wird der Hypnotiseur Sie wieder „aufwecken".
In der Regel wird er dabei zu zählen beginnen und wird, bevor er Sie ganz aufweckt, das Leben in die Glieder wieder zurückbringen. Hieß die Suggestion beispielsweise bei der Einschläferung: „Ihre Arme und Beine sind schwer wie Blei", so wird die Formel jetzt lauten: „Arme und Beine sind frei und leicht, alles Leben kehrt in sie zurück, sie sind gut durchblutet."
Es hätte keinen Sinn, hier alle Formeln aufzuzeigen, weil jeder Hypnotiseur sich anderer bedient. Außerdem ist es nicht Sinn dieses Buches, Sie mit der Hypnosetechnik vertraut zu machen. Überlassen wir diese Kunst den Therapeuten, die eine Menge davon verstehen.
In der Hypnose scheint die Zeit sehr rasch zu verstreichen. Manchmal glaubt der Hypnotisierte, eine halbe Stunde sei vorübergegangen, obwohl es nur wenige Minuten waren. Aber manchmal passiert es auch, daß der Patient meint, die Hypnose sei sehr kurz gewesen. In Wirklichkeit lag er eine Stunde oder mehr in tiefer Entspannung. In der Hypnose verliert sich einfach jedes Gefühl für Raum und Zeit.
Tatsache ist, daß sich das Gehirn des Menschen während der Hypnose in einem ganz besonderen Zustand zwischen Wachen und Schlafen befindet. Die Wissenschaftler nennen diesen Zustand Alpha: Die Frequenz der Gehirnwellen liegt zwischen acht und dreizehn Hertz (Schwingungen in der Sekunde). Man unterscheidet zwischen drei Typen dieser Frequenzen:
Frequenzen unter acht Hertz werden Theta und Delta genannt. Sie treten während des ersten Schlafes auf. Frequenzen über dreizehn Hertz bezeichnet man als Beta. Sie treten auf, wenn das Gehirn aktiv ist. Alpha liegt genau dazwischen - weder Schlaf noch Wachen. Der Hypnotisierte denkt in diesem Zustand an nichts und ist völlig entspannt. Professor Schultz hat in den fünfziger Jahren die Gehirnströme bei Personen, die sich im Zustand der Versenkung befanden, gemessen. Er bediente sich dazu eines Elektroenzephalographen, eines komplizierten Apparates, der die Schwankungen elektrischer Gehirnströme zunächst millionenfach verstärkt und dann bis ins kleinste Detail aufzeichnet. Der Gelehrte stellte damals schon fest, daß bereits der ge-

ringste Sinnesreiz genügt, den Menschen aus dem Zustand höchster Konzentration zu reißen. Die Fähigkeit, alle Sinnesreize zu negieren, kann man nur durch Meditation oder Hypnose erlangen. Denn im menschlichen Gehirn befinden sich an die 15 Milliarden winziger Schaltelemente, eine millionmal mehr als in der größten elektronischen Rechenanlage der Welt. Jedes Element, jede „Nervenzelle" ist dazu noch mit mehreren tausend anderen Nervenzellen verknüpft. Ein Großcomputer ist dagegen ein Kinderspielzeug. Aber ebenso wie bei einem Computer läuft durch die Leitungen und Organisationsbahnen des Gehirns eine ständige Kaskade winziger elektrischer Impulse. Selbst im Schlaf werden Informationen aufgenommen, archiviert, verglichen, ausgetauscht, verwertet. Kein Wunder, daß es einem Untrainierten nicht gelingt, die volle Kapazität des Gehirns auszunutzen. Yogis wie Swami Rama brauchten dreißig und mehr Jahre, um ihre Alpha-Wellen bewußt herbeiführen und steuern zu können.

Diese elektrischen Felder beweisen auch den Kräfteaustausch zwischen Hypnotiseur und Patient. Kein Hypnotiseur verfügt über magische Kräfte.

Die wirkliche Magie liegt im Geist des Patienten, und der Hypnotiseur kann nur dazu dienen, diese eminente Kraft zu aktivieren. Ist der Geist eines Menschen für Fremdsuggestionen nicht empfänglich, so kann ein Hypnotiseur ein Ergebnis erzielen. Psychopathen sind beispielsweise völlig ungeeignet. Den Beweis lieferte der bekannte amerikanische Hypnotiseur Arthur Ellen:

An einem Nachmittag im Jahre 1958 war er zu einer Vorlesung im Brooklyn State Hospital gefahren. Auf Wunsch versuchte er, von den Ärzten acht psychopathische Patienten zu hypnotisieren. Nach einer langen, intensiven Sitzung gelang es aber nur bei einem von ihnen, eine Reaktion zu erzielen. Die Wirkung war sehr gering. Der Beweis dafür liegt einfach in der Tatsache, daß die Gehirnströme bei Geisteskranken anders ablaufen als beim normalen Menschen.

Wie bereits erwähnt, ist die Hypnose nahe verwandt mit allen anderen Schlafzuständen, das heißt, verwandt, sowohl mit der Erscheinung der seelischen Hemmung als auch mit dem normalen Schlaf und Traum. Bei allen diesen Vorgängen und Zuständen handelt es sich um

normale und natürliche Erscheinungen. Das besondere Wesen der Hypnose besteht jedoch darin, daß in ihr verschiedene Bezirke des Gehirns infolge unwillkürlicher oder aber künstlicher Einmengung von Reizen stufen- oder teilweise abgeschaltet werden. Zur gleichen Zeit steigern sich die Funktionen der verbleibenden Hirnzentren, ob sie nun zum Bewußtsein, oder Unterbewußtsein gehören. Dies bezieht sich ganz besonders auf jene Gehirnvorgänge, die in den entwicklungsgeschichtlich älteren, den sogenannten primitiven Gehirnpartien ihren Sitz haben. Also ist im hypnotischen Zustand beispielsweise der Wille und die freie Entscheidung, Fähigkeiten, deren entsprechende Hirnpartien sich erst später entwickelten, zugunsten der niederen Fähigkeiten ausgeschaltet. Dagegen wird der Organismus durch gesteigerte Tätigkeit der niederen Hirnpartien zu Tätigkeiten und Kraftleistungen befähigt, die er unter Leitung der wachen Verstandesarbeit niemals ausführen könnte. Ein sehr gescheites Buch über okkulte Erscheinungen enthält folgende vielsagende Frage:
„Wie ist es möglich, durch simples Händestreichen und Sprechen die Vernunft und den Willen des Hypnotisierten so weit auszuschalten, daß er zu einem gefügigen Werkzeug des Hypnotiseurs wird? Welche seltsamen, den menschlichen Sinnen und Apparaten unfaßbaren, Kräfte fließen da zwischen Hirn und Hirn, zwischen Seele und Seele hin und her? Was da hin- und hergeht wurde über die Strahlen des Gehirns ausgesagt. Zu einem anderen Teil liegt die Antwort in den klassischen Worten von Professor Pawlow. Es ist bekannt, daß dieser Forscher ein hervorragender Kenner der hypnotischen Kräfte war und mit klarem Verstand nüchterne Beobachtungen an Tieren gemacht hat, um die Gesetze der hypnotischen Erscheinungen aufzuspüren. Er stellte unsere Gehirnfunktionen mit den Worten dar:
„Wenn das Gehirn glasartig durchsichtig wäre, und wir die den Nervenfäden entlanglaufenden elektrischen Impulse und Umschaltungen im Dunkeln sehen würden, dann würden wir erblicken, wie Millionen und Millionen von kleinen und kleinsten Blitzen quer durch das Gehirn fegen."
Zahlreiche Untersuchungen an der Havard University, am Stanford Research Institut und an mehreren Universitäten in den USA, Eng-

land, Deutschland und Schweden haben durch physiologische Messungen des Stoffwechsels und Sauerstoffverbrauchs, der Herztätigkeit, der Milchsäure-Konzentration des Blutes und des elektrischen Widerstandes bewiesen, daß Meditationen und Hypnosen größere Entspannungen bewirken, als selbst der Tiefschlaf.

Die Gehirnforscher vermuten, daß sich Körper und Geist an einer Nahtstelle im Gehirn treffen – und zwar über dem Hirnstamm, dem Zwischenhirn. Dies besteht aus zwei Teilen: dem Thalamus und dem Hypothalamus, die im Gegensatz zum Hirnstamm paarige Organe sind: In jeder Hirnhälfte gibt es einen Thalamus und einen Hypothalamus. Während der Thalamus (griechisch für das Brautgemach) mit dem Großhirn in Kontakt steht, reguliert der Hypothalamus das innere Milieu des Körpers, sorgt beispielsweise für die Gleichheit der Körpertemperatur, reguliert Nahrungsaufnahme und Wasserhaushalt. Der Hypothalamus dirigiert auch den Hormonhaushalt des Körpers, er steuert nämlich die Hirnanhangdrüse. Die Hormone, die sie in den Blutstrom abgibt, steueren wiederum die meisten anderen Hormondrüsen – Schilddrüse, Nebennierenrinde, Geschlechtsdrüsen. Der andere Teil des Zwischenhirns, der Thalamus, besteht aus zwei eiförmigen, etwa vier Zentimeter langen Massen grauer Hirnsubstanz. Die verschiedenen Bereiche des Großhirns tauschen ihre Informationen nicht direkt, sondern über den Thalamus aus, der als eine Art „Botenmeisterei“ dient, über den ganzen Umfang der Tätigkeit des Thalamus sind sich die Hirnforscher noch nicht im Klaren.

Jede Gesellschaft hat Anschauungen und Mythen über die Träume entwickelt, die ihm einen Platz im Dasein des Menschen geben. In manchen Kulturen deuten die Menschen ihre Träume täglich und machen die Welt ihres Schlafes zu einem wichtigen Teil ihres Wachseins. In anderen Kulturen, einschließlich der unseren, ist man dem Traum gegenüber eher gleichgültig und entwickelt die Kunst der Deutung unter besonderen Umständen, wie etwa in der Psychoanalyse. Es gibt jedoch in wachsendem Maße auch experimental – psychologische Beweise dafür, daß Träume Informationen über einige Aspekte der menschlichen Persönlichkeit enthalten. Wenn dem so ist, ist es wichtig, die Bedingungen zu bestimmen, die das Erinnern des Traums fördern oder behindern. Unser Wissen vom Träumen wuchs schlagartig an, als wir instand gesetzt wurden, Schlaf und Traum im Labor zu untersuchen.

Eugene Aserinsky machte dabei in den frühen fünfziger Jahren die Schlüsselentdeckung. Er fand heraus, daß Versuchspersonen, wenn er sie aus einem durch rasche Augenbewegung (REM) gekennzeichneten Schlaf aufweckte, öfter über ihre Träume berichteten, als wenn er sie in den drei hauptsächlichen Nicht – REM – Stadien aufweckte. Die Buchstaben REM stehen für rapid eye movement: Rasche Augenbewegungen. Außerdem tendieren Träume der REM-Phase dazu, emotional, halluzinatorisch und in erkennbare Ereignisse und Vorstellungen organisiert zu sein. Träume aus der Nicht-REM-Phase sind dagegen eher vage, fragmatisch, nicht bild-, sondern Gedanken-bestimmt. Diese Entdeckungen werfen die Frage auf, warum so viel von den ausgedehnten Traum-Erfahrungen einer Nacht beim Erwachen dem Bewußtsein verlorengeht. Einige der Freudschen psychoanalytischen Theorie zuneigende Forscher glauben, daß Träume durch Verdrängung dem Bewußtsein verloren bleiben. In Wirklichkeit hat Freud allerdings nie eine Hypothese des Nicht-Erinnerns durch Verdrängung entwickelt. Er formulierte die Vorstellung, daß beim Aufwachen unsere inneren Abwehrmechanismen versuchen, bedrohliche Aspekte unserer Träume abzublocken. Aber sein Hauptinteresse richtete sich nicht darauf zu verstehen, warum seine Patienten sich manchmal an Teile ihrer Träume erst erinnern können, wenn sie Teile, die sie sich leicht vergegenwärtigen, besprachen und von ihnen ausgehend frei assoziierten.

Freud gelangte zu dem Glauben, daß die zunächst vergessenen Elemente der Schlüssel zur Bedeutung eines Traumes seien, und er schloß, daß diese Teile, da sie die verräterischsten waren, ursprünglich verdrängt worden sein mußten. Unglücklicherweise sind die landläufige Meinung und viele Psychologen eher der „Nichterinnerer-sind-Verdränger“ – Doktrin gefolgt als Freuds Theorie.

Auf der Grundlage dieses weitverbreiteten Glaubens sind zwei spezifische Hypothesen entstanden. Die eine besagt, daß Menschen, die sich selten an Träume erinnern, zum Verdrängen – besonders bei Träu-

men – neigen. Die andere besagt, daß seelische beunruhigende Ereignisse vor dem Schlaf die Verdrängung fördern und zwar besonders bei Menschen, die zum Verdrängen neigen.
Welcher Theorie man auch immer folgen mag, eines ist wesentlich zu wissen: Andere Wissenschaftler, wie C. G. Jung, haben sich mit den Träumen ebenfalls intensiv befaßt, und auch sie wissen über den Aussagewert von Träumen. Da die Hypnose aber in der Lage ist, Traumerlebnisse aus der Verdrängung wieder hervorzuholen, mag zeigen, wie wichtig sie für eine Therapie sein kann.
Parallel mit der Einzelhypnose durchgeführten, sofort wirkenden Fremdhypnose kann und sollte eine Gruppentherapie mit Autogenem Training als Selbsthypnose treten.
Da diese Art Behandlung in der Regel in der Gruppe durchgeführt wird, gewährt sie alle Vorteile der Gruppenbehandlung. Sie führt den konfliktbeladenen Menschen aus seiner Isolierung heraus und läßt ihn auch zu Hause aktiv an sich selbst arbeiten. Autogenes Training fordert von Arzt und Patient nur geringen Zeitaufwand, und man kann vor allem kleinere Verhaltensfehler mit dieser Methode selbst beheben.
Wie kommt man nun zu einem Hypnosetherapeuten?
Der beste Weg ist immer noch, sich mit dem Hausarzt abzusprechen. Wenn er keinen geeigneten Therapeuten kennt, können Sie sich an die Vereinigung psychotherapeutisch tätiger Ärzte oder an die Ärztekammer wenden. Dieses Buch enthält im Anhang eine Liste der in der Bundesrepublik praktizierenden Ärzte und Außenseiter der Medizin, die eine Hypnosetherapie durchführen.
Da jeder Therapeut aber auch Mensch ist, der seinen eigenen Entwicklungsprozeß durchlaufen mußte, sollten Sie sich schon ganz genau erkundigen. Viele Enttäuschungen können so vermieden werden. Wie bei jeder Behandlung, so auch bei jeder Form von seelischer Behandlung, findet ein Austausch zwischen Arzt und Patient in einer Art Wechselwirkung statt, und es ist ganz bestimmt nicht egal, welcher Arzt zu welchem Patienten kommt. Das gilt besonders für die Hypnosetherapie.
Ich möchte an dieser Stelle den Lesern einen Tip mit auf den Weg geben:

Das Lesen eines Buches über Psychotherapie und auch über Hypnosetherapie, wie das vorliegende, wird keinen Menschen heilen können. Es ist auch nicht die Absicht.
Mit diesem Buch möchte ich nur aufklären, und ich möchte Wege zur Selbsterkenntnis aufzeigen. Der Kranke aber gehört in die Hände eines Arztes. Eines Hypnose-Arztes.
Es gibt viele Bücher, die über die Selbsthypnose und Selbstbehandlung informieren. Diese Büchern helfen allenfalls dem Autoren, niemals aber dem kranken Menschen; denn auch wenn der Kranke – in einer Art Selbstbehandlung – die Hintergründe seiner Beschwerden aufdecken könnte, oder wenn es ihm tatsächlich gelänge, erfolgreich eine Selbsthypnose durchzuführen, so ist die Chance, daß er dadurch auch gesund wird, sehr gering.
Wie sehr vor Selbsthypnose gewarnt werden muß, mag folgendes Beispiel zeigen. Denn selbst große Meister der Hypnosekunst können eimal einen Fehler begehen, wie mag es da wohl dem Laien ergehen, der in der Hypnosetherapie nicht geschult ist? Dr. H. Wallnöfer beschreibt in seinem Buch SEELE OHNE ANGST einen solchen Fall:
„Das Experiment: Im ärztlichen Verein München traf sich 1921 eine bunt zusammengewürfelte Gruppe von Medizinern. Man überprüfte etwas, was noch einige Zeit zuvor – und auch noch einige Zeit danach – manchem sicher als ein völliger Unfug erschien. R. Schindler wollte seinen Kollegen beweisen, daß es ihm möglich sei, bei einer Versuchsperson, durch bloßes „Reden“, durch Suggestion, eine Blase zu erzeugen. Eine Blase, die wenigstens rein äußerlich einer Brandblase sehr ähnlich sein sollte. Um jede chemische oder mechanische Einwirkung mit Sicherheit auszuschließen, wurde ein Gipsverband mit einem Glasfenster angelegt.
Der Versuch gelang, und die anwesenden Zeugen traten mit ihrem Namen dafür ein, daß kein „Trick“ bei der Sache war. Auf der Haut der Versuchsperson wurden tatsächlich Blasen entdeckt. Ausschließlich durch das Wort beeinflußt, hatte der Körper so reagiert, als ob „wirklich“ etwas geschehen wäre. Wie „wirklich“ Veränderungen durch die Suggestion sind, beschrieb Professor J. H. Schultz 1909 in einer Fachzeitschrift. Bei einem Demonstrationsversuch wollte der Professor

vor Kollegen ebenfalls Hautveränderungen provozieren, was aber nicht eindeutig gelang. Durch viele Fragen abgelenkt, nahm Schultz die Suggestion, die zur Brandblase führen sollte, nicht zurück, und die Versuchsperson ging heim. Nach acht Tagen, am nächsten Demonstrationsabend, berichtete sie, daß sie sich sehr wohl fühle. Nur sei jeden Morgen auf dem Handrücken eine kleine, schmerz- und reizlose Blase erschienen, die sie mit der Nadel geöffnet habe und die sich im Laufe des Tages ohne große Beschwerden wieder zurückbildete. Der Versuchsperson war die Erscheinung völlig rätselhaft. Vielleicht, so meinte sie, habe sie etwas Falsches gegessen.
In dieser Sitzung wurde die Suggestion zurückgenommen, und die Blase blieb verschwunden."
Diese Demonstration zeigte deutlich, wie gefährlich vor allem Selbstsuggestionen sein können.
Daß ein Psychopath sich nicht selbst durch Eigenhypnose behandeln sollte, leuchtet jedem ein. So ein Mensch gehört in die Hände eines Psychiaters und möglicherweise in eine Heilanstalt. Wenn jemand äußerst erregbar ist, sollte er ebenfalls von einer Selbstbehandlung Abstand nehmen.
Auch eine Neurose, die so stark ist, daß sie den Betreffenden seine eigene Situation nicht überblicken läßt, gehört von einem Facharzt behandelt. Ebenso ist ein Nervenzusammenbruch Teil einer Neurose und gehört in die Hände eines Arztes. Wer an starken Angstgefühlen leidet, wer sich mit Depressionen und Selbstmordgedanken herumplagt, ist ebenfalls für eine Selbstbehandlung ungeeignet.
Eine richtige Neurose hat eine Reihe von Erscheinungsformen, die man unterteilt in: Angstzustände – Phobien – fixe Ideen – Zwangsvorstellungen – und Zwangshandlungen – Hysterie und extreme Charakterstörungen. Manchmal ist die Unterscheidung zwischen einer ausgewachsenen Neurose und einem neurotischen Zug äußerst schwierig.
Die Selbstbehandlung ist dann am einfachsten und erfolgversprechendsten, wenn es sich darum handelt, unsere geistigen Einstellungen, Charakterzüge und falschen Denkgewohnheiten zu ändern. Sie können in vielen Fällen zu gefühlsbedingten Krankheiten führen und ihre Korrektur kann häufig Erleichterung oder nicht selten sogar Heilung brin-

gen. Die hier beschriebenen Fälle können – und nur solche – von nichtmedizinischen Hypnotiseuren behandelt werden. Auf diesen Gebieten wurde von Außenseitern der Medizin schon einiges geleistet.

Schwere Fälle aber gehören, wie ich immer wieder betonen muß, in die Hände eines Arztes.

DIE SELBSTHILFE-METHODE ZUR GESUNDHEIT UND LEBENSMEISTERUNG

Einfach! Wirkungsvoll! Leicht erlernbar!

5 - 10 Minuten täglicher Anwendungen genügen!

Abbau von Angst, Hemmungen und Beschwerden.

Besserer Schlaf, stärkerer Wille und Spannkraft,

mehr Selbstvertrauen, Konzentration und Lebensfreude.

Robuste Gesundheit bis ins hohe Alter,

durch Selbsthypnose auf Casetten ...

So und ähnlich klingen die Versprechungen, die in vielen Anzeigen gemacht werden. Gesundheit durch Casetten! Gesund, und zwar finanziell gesund, auf Kosten von Leichtgläubigkeit und Hoffnungen, machen sich nur die Leute, die solchen Unsinn vertreiben. Denn Krankheit, und gerade seelische Krankheit, ist eine individuelle Angelegenheit, und jedes Krankheitsbild ist dem Kranken eigenständig. Sie kann niemals durch Casetten oder Hypnose-Schallplatten geheilt werden.

Clark L. Hull, Professor an der Yale University, sagte zu seiner jahrelangen Forschungsarbeit über hypnotische Kräfte:

„Die Hypnose stellt den Forscher vor Tausende von Schwierigkeiten. Es ist unvergleichlich leichter, hypnotische Erscheinungen hervorzurufen und über wahrhaft erstaunliche Hypnose-Erfolge zu berichten, als die sicheren Formen dieser Versuche zu finden."

Das sind die ehrlichen Worte eines erfahrenen Wissenschaftlers.

Manche sind der Meinung, daß man nicht alle Geheimnisse des Lebens aufklären und nicht in den Tiefen der Seele herumspüren sollte. Zugegeben, die Seelenschnüffelei ist für den Patienten keine erfreuliche Angelegenheit. Auch die Hypo-Analyse ist eine Art seelischer Kriminalpolizei. Sie ist aber wichtig, will man dem kranken Menschen helfen.

Dr. Lowell S. Seeling, der sich mit seinen Veröffentlichungen über seelische Leiden der Menschen verdient gemacht hat, sagte einmal:

„Den Laien interessiert es nicht, ob sein Arzt ihm eine Doktorurkunde vorlegt, ob er ein umfangreiches Studium hinter sich hat. Der Kranke will lediglich geheilt werden. Wenn er ein Leiden, oder Schmerzen hat, ist derjenige, der ihn heilt oder seine Leiden zumindest zeitweise lindert, der richtige Mann für ihn."

Daß ein seelisch kranker Mensch aber in die Hand eines Arztes gehört, leuchtet jedem ein.

Zum tieferen Verständnis werde ich im nächsten Kapitel über die Entstehung seelischer Leiden berichten.

Flucht in die Krankheit

Wenn Menschen mit ihren Konflikten nicht fertig werden, werden sie krank. Magengeschwüre, Herzbeschwerden, Asthmaanfälle, Bronchitis, Kopfschmerzen und viele andere Beschwerden können die Folge sein.

Sigmund Freud fand heraus, daß aus dem Unterbewußtsein heraus Triebe unbewußt wirksam werden. Ihnen stehen die „Gebote" gegenüber, die Moral der Gesellschaftsordnung, die sich im persönlichen Gewissen niedergeschlagen hat. Die Auseinandersetzung zwischen triebhaftem Verlangen und Beachtung des Gewissens muß vom einzelnen Menschen „verarbeitet" werden. Aus der Unfähigkeit, den Forderungen der Gesellschaft zu begegnen, kann sich die Flucht in die Krankheit ergeben.

Sehen wir uns einmal so eine Geschichte an.

Ein leitender Angestellter sollte eine verantwortungsreiche Reise für seine Firma ins Ausland unternehmen. Kurz vor Antritt der Reise bekam er aber eine schwere Angina, so daß ein anderer Mitarbeiter des Unternehmens die Reise für ihn antreten mußte. Da der leitende Angestellte auch sonst nicht zu den erfolgreichen Mitarbeitern gehörte, wurde ihm bald darauf gekündigt. Über diese Kündigung regte er sich innerlich sehr auf, sprach aber mit keinem Menschen ein Sterbenswörtchen darüber. Schon am nächsten Tag lag er wieder mit einer fiebernden Angina im Bett. Die größte Angst bereitete es ihm, seinem Vater, von dem er innerlich abhängig war, die Kündigung zu „beichten". Als er die Sache nicht mehr länger hinausschieben konnte, nahm er sich ei-

nen festen Termin für die Aussprache mit seinem Vater vor. Doch am Tag zuvor erkrankte er erneut an Angina. Schließlich erfuhr sein Vater von dritter Seite, daß sein Sohn die Stellung verloren hatte.
Als vor wenigen Jahren die Wirtschaftskrise überwunden war, und der Mann endlich wieder eine neue Stellung fand, erkrankte er wiederum vor Arbeitsantritt an einer Angina. Kurz vor Beendigung der Probezeit bei dem neuen Arbeitgeber, quälte den guten Mann wieder die Angst, entlassen zu werden. Prompt lag er mit Angina im Bett. Sie verschwand sofort, als der Kündigungstermin verstrichen war. Als er aber dann nach wenigen Monaten tatsächlich gefeuert wurde, erkrankte er noch einmal an Angina. So zog es sich jahrelang durch sein ganzes Leben. Immer, wenn er vor einer Entscheidung stand, mußte dieser Mann sich krank ins Bett legen.
Dieses Beispiel stammt aus der Praxis eines Psychotherapeuten.
Es beweist deutlich, daß eine Erkrankung immer wieder ein Mittel sein kann, um sich schwierigen Entscheidungen oder stärkeren Anforderungen, die die Umwelt stellt, zu entziehen. Da dieser Vorgang nicht in unser Bewußtsein dringt, wäre es falsch, von einer eingebildeten Krankheit zu sprechen. Oder so einem Patienten zu unterstellen, daß er bewußt diesen Weg suche. Tatsache ist, daß seelische Konflikte sich in echte Krankheitssymptome umsetzen. Mit dem Bewußtwerden der eigenen seelischen Probleme und Konflikte, ist die Krankheit meist überwunden.
Der Schlüssel der Seelenheilkunde liegt also in der Erkenntnis und Aufdeckung seelischer Spannungen. Diese Konflikte gilt es aufzudekken, bewußt zu machen. Hier ist die Hypnosetherapie ein sehr gutes Hilfsmittel. In der Hypnose „verrät" das Unterbewußtsein die meist verdrängten Konflikte.
Etwa jeder dritte Patient, der heute einen Arzt aufsucht, leidet an psycho-somatischen Störungen – er leidet an Krankheiten, oder Funktionsstörungen, die im wesentlichen seelisch bedingt oder zumindest psychisch überlagert sind. Jeder starke Affekt, jede große Gemütsbewegung kann uns krank machen und sucht sich meistens ein bestimmtes Organ für die Krankheit. Affekte sind überstarke Gefühlsreaktionen. Unbewältigte Konflikte, Versagenserlebnisse und Schuld-

gefühle führen über das vegetative Nervensystem zu „Affektkrankheiten“, die je nach Konstitution und Disposition bestimmte Organe funktionell stören, sich ihrer bedienen, um sich zu „beklagen“, um sich „auszudrücken“, um symbolisch „sprechen“ zu können.
Der Volksmund hat dafür schom immer treffende Redensarten gefunden: Dem einen ist eine Sache auf den Magen geschlagen, einem anderen ist eine Laus über die Leber gelaufen, oder einem Dritten läuft die Galle über. Anderen sitzt die Angst im Nacken, oder da ist etwas, das er nicht „schlucken“ kann. Schon die alten Chinesen vertraten die Auffassung, daß Leidenschaften und aufwühlende Gefühle, wenn sie zu heftig werden, ganz bestimmten Organen Schaden zufügen. Die Medizinmänner aus dem Reich der Mitte verstanden es schon damals, aufgrund bestimmter Emotionen mit ihrem Niederschlag auf bestimmte Organe, Krankheiten und seelische Zusammenhänge zu verstehen, und zu beurteilen.
Wir sind das Produkt, nicht nur der Vererbung, und der Umwelteinflüsse, sondern auch unserer Erlebnisse. Die ersten Kindheitsjahre sind zweifelsohne die allerwichtigsten in diesem Prozeß des Heranwachsens und Reifens. Sigmund Freud machte die Kindheitserlebnisse und die sich aus ihnen entwickelnden inneren Konflikte für die meisten seelischen Schwierigkeiten verantwortlich. Die Freudsche Psychologie zielt vornehmlich darauf ab, die Auswirkungen dieser Ereignisse ins Bewußtsein zu rufen. Andere Psychologen messen der Kindheit weniger Bedeutung bei. Bei ihnen liegt die Betonung eher auf den Problemen der Gegenwart, als auf denen der Vergangenheit.
Die übliche psychiatrische Behandlung geist-seelischer Probleme und Zustände ist größtenteils eine Anwendung der Freudschen Lehren. Diese konventionelle Behandlung ist in den meisten Fällen eine schwierige, zeitraubende und kostspielige Angelegenheit. In der Regel erfordert eine Psychoanalyse zwischen 300 – 600 Stunden. Es ist verständlich, daß sich kein Mensch gerne so lange auf die Couch eines Psychiaters legt.
In der Hypnosebehandlung lassen sich schon in sehr viel kürzerer Zeit beachtliche Erfolge erzielen. Warum die Hypnose auf den Körper, auf die einzelnen Organe einen Einfluß hat, läßt sich leicht erklären.

Immer wieder wird über den „Körper“ und die „Seele“ gesprochen. Beides, Körper und Seele, sind Begriffe. Im Eifer des Gefechts passiert es leicht, daß man die Begriffe für die Dinge hält. Körper und Seele sind aber eins. Der Körper greift auf die Seele über, genau wie die Seele auf das körperliche Geschehen übergreift.

Bereits die Stimmlage eines Menschen hat einen großen Einfluß auf seine Körperfunktion. Jemand liegt ruhig und mit sich und der Welt zufrieden in einem Liegestuhl! Sein Herz schlägt gleichmäßig, der Blutdruck hat den richtigen Mittelwert, die Atemzüge sind regelmäßig und ausgeglichen, die Haut hat eine gesunde Farbe, die Muskeln sind entspannt, und wenn man den elektrischen Körperwiderstand mißt, so erhält man einen Wert im unteren Bereich der Norm. Plötzlich wird diesem Ruhenden ein Telegramm gebracht. Er öffnet, liest und gerät in heftigen Ärger. Alles sieht plötzlich ganz anders aus. Zuerst wird er schneeweiß, dann puterrot, der Schweiß bricht ihm aus allen Poren. Das Herz fängt an zu rasen, der Blutdruck schnellt in die Höhe, der Atem geht stoßweise und abgerissen. Jeder einzelne Muskel ist gespannt, der Körperwiderstand erhöht sich um das Tausendfache. Das alles geschieht durch die seelische Wirkung des Ärgers und kann sich bis zur Lebensbedrohung steigern. Aus langanhaltenden seelischen Beeinträchtigungen entstehen schwere körperliche Krankheiten, mit massiven, automatischen Veränderungen an den Organen. Der Ärger in diesem vorliegenden Fall hat aber nicht auf die Seele gewirkt, sondern auf den Menschen, auf das gesamte ICH. Es gibt auch keine einzige körperliche Erscheinung, die nicht ihren Ursprung im Seelischen hätte. Ein Mann steht unter der Brause. Er empfindet das kalte Wasser als angenehm, er spürt, daß er soviel Kraft hat, die Kälte spielend zu überwinden. Er spürt, wie seine Muskeln spielen, wie seine Gelenke beweglich sind, und er freut sich über all das. Er hat ein gesteigertes Lebensgefühl, er ist bereit, die Alltagsschwierigkeiten mit Schwung anzupacken und zu bewältigen. Ein anderer liegt im Krankenhaus, er zweifelt an seiner baldigen Genesung, denn er spürt ständige mahnende Schmerzen. Er ist bald reizbar, bald traurig, sein Mut ist gering. Körperliche Erkrankungen können seelische Veränderungen nach sich ziehen, die in ihren Auswirkungen den Psychosen gleich kommen: ein ganz geringes Quantum eines Hormons zu viel oder zu wenig, und der gesamte Mensch ist ein völlig anderer. Die körperliche Veränderung beschränkt sich eben nicht auf den Körper allein, sondern erstreckt sich auf den Menschen.

Daß aber dennoch eine begriffliche Trennung zwischen körperlich und seelisch möglich und überaus nützlich ist, mag folgende Überlegung veranschaulichen. Wenn ein Mensch traurig ist, so weint er. Die traurigen Vorstellungen setzen einen komplizierten chemischen Vorgang im Gehirn in Gang, als dessen Folgen die Tränendrüsen tätig werden. Wenn ein Mensch eine Zwiebel schneidet, oder daran riecht, so wird der gleiche Vorgang sich im Gehirn abspielen, nur daß er diesmal auch chemisch ausgelöst wurde. Das Fließen der Tränen wird aber in der gleichen Weise erfolgen. Obwohl es nur eine Art von Tränen gibt, wird aber niemand Traurigkeit mit dem Riechen einer Zwiebel gleichsetzen oder gar verwechseln wollen. Darum ist wohl auch klar, daß niemals in der Hypnosetherapie nur die kranke Seele behandelt wird, sondern immer auch der Körper, der ganze Mensch, das ICH.

In der Schulmedizin hält man immer noch nicht viel von der Seele, und dem Zusammenspiel zwischen Seele und Körper. Da die Psychosomatik immer noch ein Stiefkind der Medizin ist, warten viele Kranke vergeblich auf Hilfe, auf eine angemessene Behandlung, die das Wechselspiel Seele-Körper ins Kalkül zieht. Auf diese Weise kann durch eine unangemessene, einseitig somatisch-orientierte Therapie aus einer zunächst psychisch bedingten Funktionsstörtung langsam aber sicher eine echte organische Veränderung entstehen, die sich manchmal auch durch psychotherapeutische Maßnahmen nicht mehr beheben läßt, weil die einzelnen Organe bereits geschädigt sind. Woran liegt es, daß auch in unseren Tagen ein großer Teil der Mediziner die Möglichkeit einer seelisch bedingten Erkrankung, eines psycho-reaktiven Resultats, gar nicht in ihre diagnostischen Überlegungen einbeziehen?

Professor H. E. Richter stellte in seiner Arbeit „Anachronismus: Medizin ohne Psychologie" die hochgradige Vernachlässigung der Psychologie in der ärztlichen Ausbildung fest. Diese negative Situation im deutschen Medizinunterricht beruht auf einer Verteidigung eines ideologischen Konzeptes aus dem 19. Jahrhundert: Alle Krankheiten werden als pure Naturprozesse eingeschätzt! Sie manifestieren sich in einem anatomischen Gebilde mit physikalisch und chemisch beschreibbaren Lebensfunktionen. Krankheitserklärung, -beschreibung und -behandlung richten sich auf dieses Gebilde. Was der Mensch sonst noch ist, sagt Richter, gilt in dieser klassischen Konzeption nicht mehr eigentlich als Objekt der naturwissenschaftlichen Medizin. Daß sich auf dem Boden dieses überholten, rein somatisch orientierten, traditionellen Konzeptes, trotz geänderter Approbationsordnung mit vorgeschriebenem Psychosomatik-Unterricht und trotz des in den letzten Jahren unverkennbar zunehmenden Interesses der praktischen Ärzte für die psychologischen Aspekte, die „Ganzheitsmedizin" mit ihrer psychosomatischen Betrachtungsweise bei den Allgemeinpraktikern und Internisten nicht nennenswert etablieren konnten, ist einzusehen. Doch ist dies nicht der einzige Grund. Hinzu kommt noch der chronische Zeitmangel der Praktiker: Kaum hat ein Patient seine Beschwerden aufgezählt, verläßt er mit einem Rezept, oder einem Überweisungsschein schon wieder das Ordinationszimmer. Aus! Der Nächste bitte . . . !

Dieser Patient – und wieviele mögen es wohl täglich sein – hatte nicht die geringste Chance, sein Herz ausschütten zu können, sich einmal auszusprechen, sich einmal anvertrauen zu können!

Auch der Behandler brachte sich so um die Möglichkeit, notwendigen Einblick in die Lebens- und Schicksalssituation, in die aktuelle Konfliktkonstellation, in die seelischen Hintergründe zu erlangen, die sich zum Teil symbolisch oder gar der Organsprache bedient hatten.

Daß Stress den Menschen krank machen kann, ist nichts Neues. Was hat aber Stress mit seelischen Krankheiten zu tun?

Streß war von der Natur einst als Alarmfaktor bei den Menschen eingeplant. Jede gefahrvolle Situation von außen – Feinde, wilde Tiere oder Naturgewalten mußten abgewehrt werden. Derartige Streßsituationen lösten automatisch über das vegetative Nervensystem eine Streßreaktion im Körper aus.

Der Körper wurde in Sekunden instinktiv in vegetative Alarmbereitschaft versetzt, um alle verfügbaren Kräfte zum Kampf, zum Angreifen oder notfalls auch zum Flüchten zu mobilisieren. Der Streßme-

chanismus diente und dient der Aufgabe, dem Körper eine plötzlich erforderlich gewordene Energie freizusetzen.
Wie funktioniert nun das Alarmsystem Streß?
Im wesentlichen geht da folgendes vor sich:
Durch die Reizsignale wird zunächst der Hypothalamus angeregt. Er veranlaßt nun andere Hormondrüsen, besonders die Nebennieren. Hormonausschüttungen vorzunehmen. Über den Sympathikus werden sofort Adrenalin und Noradrenalin in den Kreislauf geschickt. Das Adrenalin, man könnte es in diesem Zusammenhang als Fluchthormon bezeichnen, mobilisiert die Zuckerreserven, verengt die Blutgefäße, erhöht die Blutgerinnung und unterdrückt Immunreaktionen. Das Noradrenalin dagegen, man könnte es als Angriffshormon ansehen, aktiviert die Fettreserven des Körpers. Es beschleunigt die Herzaktionen und den Kreislauf.
Der angeregte Sympathikus sorgt für die Erhöhung der Muskelspannung und der allgemeinen Aufmerksamkeit, die Atmung wird intensiviert, auch die Pupillen erweitern sich. Als typische Reaktion auf diese allgemeine Aktivierung durch den Sympathikus tritt auch eine begrenzte parasympathische Aktivität auf, die sich besonders auf Magen und Darm, sowie auf den Harndrang auswirkt.
Dieser Straßmechanismus mobilisiert also instinktiv das verfügbare Engergie-Reservoir für Notfall-Situationen und extreme Leistungen – der Organismus wurde so für eine optimale Überlebenschance auf die Gefahrensituation früherer Generationen angepaßt. Diese vom Körper zur Verfügung gestellten Leistungsreserven wurden von unseren Vorfahren auch im Kampf, oder auf der Flucht in Anspruch genommen und tatsächlich verbraucht. Anschließend schaltete das Vegetativum wieder zurück, der Körper arbeitete wieder auf Sparflamme.
In der heutigen Zeit gibt es die Gefahren der Wildnis nicht mehr. Unsere Gefahren sind im wesentlichen Konflikte, Frustrationen, die selten durch Kampf oder Flucht bewältigt werden können. Trotzdem reagiert unser Körper noch genauso wie bei den ersten Menschen. Das gesamte Vegetativum wird mobilisiert, wenn wir uns über den Chef, den eigenen Ehepartner, die Nachbarin, oder andere Menschen aufregen. Wir „Fühlen„ uns in einer Gefahrensituation. Nun können

wir weder Chef, Ehepartner, oder Nachbarin angreifen, ihnen eine Ohrfeige geben, noch vor ihnen davonlaufen!

Wenn unser Körper sich aber in Alarmbereitschaft befindet, muß er diese gesteigerte Aktivität in Muskelkraft, also in Kampf oder Flucht umsetzen, will er nicht krank werden. Sonst richten sich nämlich die angestauten Energien gegen uns selbst.

Daher kommt auch der Rat mancher Psychologen, bei Ärger Holz hacken zu gehen, oder einen Teller gegen die Wand zu werfen. Die Folgen des verhinderten Abbaus mobilisierter Energiereserven führt meist zu einer Fehlanpassung, zu vegetativen Störungen.

Stellen wir uns den laufend sich wiederholenden Alltagsstreß des modernen Menschen vor: Hetze, Aufregungen, Kommunikationsbehinderungen, unbewältigte Konflikte, Frustrationen, nicht realisierte Wunschvorstellungen. Das vegetative Nervensystem wird dadurch in eine Daueralarmbereitschaft versetzt, der Sympathikus gerät in Dauererregung, unaufhörlich werden körperliche Reserven mobilisiert . . .

Das vegetative Nervensystem ist also der Streßsituation bedingungslos ausgeliefert, die Energiereserven werden nicht genutzt, nicht verbraucht, sie werden zwangsläufig im Körper deponiert. Eine Alarmreaktion wird durch die nächste ausgelöst, die Erholungsphase fehlt, es muß zur Erschöpfung kommen, der Mensch wird krank!

Die Hypnose bietet sich nun an, diesen Daueralarm zu unterbinden, und in umgekehrter Reihenfolge den Körper wieder zu beruhigen.

Die unbewußten Funktionen des Herzens, des Kreislaufs, der Drüsen und Hormone, der Schleimhäute und des Magen-Darm-Trakts sind, so zeigen unzählige Experimente, leicht durch Hypnose-Suggestionen zu beeinträchtigen. Die vielen Krankheitssymptome, die sich an diesen Organen abspielen, und unter dem Sammelbegriff vegetative Dystonie stehen, sind daher ein besonders günstiges Feld der Hypnosetherapie. Durch rechtzeitiges Eingreifen läßt sich daher die auf die Funktionsstörung folgende Organdegeneration vermeiden, deren sonst ungehemmt fortschreitende Entwicklung so oft zum definitiven Versagen des Organismus führt. Wie bei allen Therapien, so gilt für die Hypnosetherapie aber besonders der Gedanke: „Der Arzt verbindet die Wunden, Gott heilt sie.“

Dieses Buch soll dazu dienen, ein tieferes Verständnis für die Hypnose, und vor allem für die psychosomatischen Zusammenhänge des eigenen Körpers, zu bekommen. Sobald ein Mensch etwas ganz versteht, vermag er sich selbst einen Weg zu suchen, um mit den Dingen fertig zu werden – so er dies überhaupt will. Ein berühmter Psychiater sagte einmal: „Man kann nichts tun, um jemanden zu helfen, bevor dieser nicht bereit ist, alles zu tun – sogar gesund zu werden."

Am Anfang vieler Erkrankungen steht der Schmerz. Was aber ist Schmerz? Darf man an ihm etwas Krankhaftes an sich sehen, das so rasch wie möglich, notfalls mit schmerzstillenden Mitteln beseitigt werden muß? Sicher ist der Schmerz nicht eine Krankheit an sich, sondern nur ein Symptom, ein Zeichen dafür, daß im Körper etwas nicht stimmt.

Man sagt vom Schmerz, er sei der Hüter der Gesundheit. Würde ein kranker Zahn nicht weh tun, so würden wir den Zahnarzt viel seltener aufsuchen, und hätten wir keine Leibschmerzen, so würde eine Blinddarmentzündung uns vielleicht auf den Friedhof bringen.

Allerdings gibt es auch eine Reihe von Erkrankungen, die anfangs keinen Schmerz verursachen.

Zu den häufigsten Schmerzen, mit denen sich die zivilisierte Menschheit herumschlagen muß, gehört das Kopfweh. Auch Kopfschmerz ist keine Krankheit an sich, sondern nur ein Symptom für einen Krankheitsherd. Es gibt eine Menge Ursachen, die in kranken Organen liegen für den Kopfschmerz. Häufige Kopfschmerzopfer sind Menschen mit einem empfindlichen vegetativen Nervensystem. Nicht zuletzt leiden ehrgeizige Leute darunter. Den typischen Kopfschmerzpatienten beschrieb der New Yorker Arzt Harold Wolff einmal als einen Menschen, der den Beifall seiner Umgebung sucht, indem er mehr arbeitet und alles besser machen will, als seine Kollegen, eine Haltung, die ihm zwar wachsende Verantwortung und Bewunderung einbringt, aber wenig Liebe.

Auch hier sind wieder die Zusammenhänge zwischen Körper und Psyche zu erkennen. Im Moment mögen daher schmerzlindernde Pillen helfen, aber Schmerz ist immer ein Signal des Körpers. Niemals sollte der Schmerz an sich behandelt werden, sondern der ganze Mensch.

Was die Ganzheitstherapie, was vor allem die Hypnosetherapie in der Gegenwart für eine segensreiche Einrichtung sein kann, beweist die Behandlung seelisch kranker Menschen im Mittelalter:
In der Annahme, der geistig oder seelisch kranke Mensch sei vom Teufel besessen, oder ein Verstockter, dem mit gutem Zureden nicht beizukommen sei, wurden die barbarischsten Folterungen angewandt. Man fesselte die Bedauernswerten auf eine „Trülle“ genannte Zentrifuge und ließ sie so lange herumwirbeln, bis sie ihr Bewußtsein verloren hatten – aber natürlich nicht die Krankheit. Andere sperrte man wilden Tieren gleich, in Gitterkäfige und stellte sie auf dem Marktplatz zur Schau. Wieder andere wurden in Hexenprozessen verbrannt, oder bei Wasser und Brot eingekerkert.
Wie wichtig eine Psychotherapie, also auch eine Hypnosetherapie ist, beweist auch der Umstand, daß die Neurosen in Zukunft zunehmen werden. Schon heute stellt die gestörte Erlebnisverarbeitung, unter deren Folgen so viele leiden, die Therapeuten vor schwierige Aufgaben. Nicht weniger problematisch als die Neurosen werden die Schwierigkeiten sein, die wir im Auskommen mit unseren Mitmenschen haben werden. Während die enger werdende, von immer mehr Menschen bevölkerte Erde von uns fordert, daß wir leidenschaftsloser, vernunftgemäßer und toleranter würden, sehen wir uns gefangen, in dem ursprünglich gebliebenen Gehäuse unseres ICHS, das naturhaft nach dem Ausleben unserer Triebe verlangt, einem ICH, dem Haßgefühle ebenso wenig fremd sind wie Aggressionen und überschäumende Sinnesfreude. Unsere geheime Auflehnung gegen eine rationalistische Weltanschauung nährt diese Spannung. Wir wehren uns dagegen, unsere Gefühle und Triebe einzuebnen, ihnen die Höhen und Tiefen und die euphorischen Augenblicke zu versagen, ohne die uns das Leben wie ein kastriertes Etwas ohne Blut und Wärme vorkommen will.
Jeder Mensch, der Schwierigkeiten hat, möchte sie natürlich so schnell wie möglich wieder loswerden, das heißt sofort, und nicht erst nächstes Jahr. Manche weniger ernste Leiden könnten tatsächlich in sehr kurzer Zeit geheilt werden. Andere verlangen eine längere Heilzeit. Das muß man wissen, wenn man sich in Behandlung begibt. Das gilt

auch für Hypnosebehandlungen. Sogenannte Wunderheilungen sind selten, auch Krankheit und vor allem die Heilung ist ein Reifeprozeß. Es gibt aber viele seelisch kranke Menschen, die zwar immer wieder davon sprechen, daß sie gerne gesund, wie andere Menschen wären, aber im tiefsten Innern wollen sie gar nicht gesund sein. Denn Krankheit erregt Aufmerksamkeit und Mitleid der Menschen, von denen mancher sich sonst nicht beachtet glaubt.

Häufig hat eine Krankheit, oder ein Symptom den Zweck, uns zu schützen. In so einem Fall muß die Hypnoanalyse herausbringen, wogegen das Symptom schützen soll. Man findet derartige Symptome beispielsweise bei dicken Menschen.

„Seht her, ich bin dick, ihr braucht mich nicht beachten, ihr braucht keine Liebe von mir erwarten, ihr braucht keine Sexualität von mir erwarten." Das sagen oft die Fettpolster dicker Menschen aus. Dahinter stehen oft sehr tiefe Konflikte, auf die ich noch im nächsten Kapitel zu sprechen komme. Meist handelt es sich um den Versuch, seinen Problemen und der Wirklichkeit zu entfliehen. Bei Migräne beispielsweise handelt es sich gewöhnlich um starke Gefühle der Feindseligkeit, Aggressivität und Enttäuschung. Solche Gefühle gelten als unpassend und werden verdrängt. Die Kopfschmerzen scheinen davon herzurühren, daß diese Regungen aufgestaut werden und können auch ein Mittel der Selbstbestrafung für diese „schädlichen" Regungen sein. Dieselben Faktoren spielen beispielsweise bei arthritischen Zuständen eine Rolle. Symptome sollen uns vor aggressiven Handlungen schützen, zu denen uns sonst unser Ärger, und unsere Feindseligkeit verführen könnte. Das Übel liegt ganz einfach im falschen Denken. Es gibt kaum einen Menschen, dessen Denkgewohnheiten und Verhaltensweisen keiner Korrektur bedürften. Unsere jetzigen Gewohnheiten wurden durch gewisse Gefühle, bedingte Reflexe und unsere Kindheitserziehung begründet.

Im Allgemeinen neigt ein ausgeglichener Mensch dazu, positiv zu denken. Er schafft sich ein durchaus zutreffendes Bild von sich selbst. Der Mangel der einen oder anderen Fähigkeit ist ihm durchaus bewußt, er richtet aber seine Anstrengungen auf Ziele, für die ihm seine Begabungen zunutze kommen. Wenn ihm gewisse Fähigkeiten mangeln, so läßt er sich dadurch nicht weiter beunruhigen. Er ist ein Optimist, setzt sich Ziele und glaubt an ihre Verwirklichung. Meistens gelingt es ihm auch. Mit Hilfe des positiven Denkens veranlaßt ihn sein Unterbewußtsein zu Handlungen und Leistungen, die ein durchaus annehmbares Maß an Erfolg und Gesundheit garantieren. Die meiste Zeit über wird er glücklich sein und sein Leben genießen. Wenn die Dinge nicht so laufen, wie er wünscht, regt ihn das nicht besonders auf. Er wird kaum neurotisch werden.

Negatives Denken hat die gegenteilige Wirkung. Es führt zu Unzufriedenheit, Angstzuständen, Sorgen, Enttäuschungen und Haßgefühlen. Diese Gefühlsregungen werden durch innere Konflikte hervorgerufen und der negative Denker ist darüberhinaus anfälliger für gefühlsbedingte Krankheiten. Er sieht der Wirklichkeit nicht gern ins Gesicht. Er hat Angst davor, sich gewisse Ziele zu setzen, da er an keinen Erfolg glaubt. Aus diesem Grunde wird ihm auch kein Erfolg beschieden sein. Sein Minderwertigkeitskomplex hindert ihn wie eine schwere Fessel am Vorwärtskommen. Eine unterbewußt gesteuerte Verhaltensweise wird wahrscheinlich seine Unternehmungen mißlingen lassen. Erste Krankheitssymptome tauchen auf, die vom Pessimisten als unabänderliches Schicksal hingenommen werden. Meistens kreist in der Folgezeit sein Denken um diese Krankheit, er glaubt, er kann ja keinen Erfolg, kein Glück, keine Zufriedenheit haben, weil er eben krank ist.

Hier setzt nun gezielt die Hypnosetherapie ein. Durch posthypnotische Befehle wird das negative Denken umgepolt, die Denkgewohnheiten in andere Richtungen geleitet und mit dem zunächst zaghaft einsetzenden positiven Gedanken verschwinden gesundheitliche Störungen. Der Teufelskreis wird kleiner und verschwindet schließlich ganz, wenn der Neurotiker merkt, daß sich auch erste Erfolge in der Umwelt mit den Mitmenschen einstellen.

Doch sehen wir uns noch etwas genauer an, wie Minderwertigkeitsgefühle entstehen.

Jeder Mensch muß sich in seiner Umwelt dauernd durchsetzen. Um den Widerständen, die von der Umwelt gesetzt werden, entgegenzutreten und sie lösen oder überwinden zu können, braucht der Mensch

das Gefühl der eigenen Kraft, des eigenen Könnens – und sogar das Gefühl des Überlegenseins.
Jeder möchte von seiner Umwelt anerkannt und geachtet werden. Dieses Gefühl des eigenen Wertes bezeichnet man als das Selbstwertgefühl.
Als Beweis für den Wert der eigenen Fähigkeiten und Leistungen braucht der Mensch aber auch den Erfolg. Durch einen Erfolg wird ja auch immer die Gleichrangigkeit im Vergleich mit anderen Menschen – und sogar die Überlegenheit über den anderen Menschen deutlich gemacht und intensiv erlebt.
Durch einen Mißerfolg hingegen wird auch immer das Selbstwertgefühl beeinträchtigt. Solche verschiedenartigen Gefühle hat jeder Mensch, eigentlich immer und überall, in jeder Situation, bei jeder Verhaltensweise. Denn der Mensch ist nie isoliert, er lebt nicht allein auf der Welt. Er ist immer Mitmensch. Er erlebt sich in der Beziehung zu anderen Menschen.
Selbst die „Ausgeflippten" erleben untereinander Gefühle des Erfolges und des Mißerfolges.
Wenn solche Gefühle nachhaltig sind, daß sie zu Gefühlen der eigenen „Wertunzulänglichkeit" führen, dann sprechen wir von Minderwertigkeitsgefühlen. Es handelt sich bei diesen seelischen Vorgängen aber nicht um objektive Minderwertigkeiten, sondern um subjektive, also rein persönlich empfundene Abweichungen von besseren Leistungen der anderen. Minderwertigkeitsgefühle entstehen nur dadurch, daß man meint, in den Augen der anderen als minderwertig zu gelten. Also auch hier liegt es allein im negativen Denken! Bei jedem Menschen kann es hin und wider Gefühle der eigenen Unzulänglichkeit geben: Wenn man sich beispielsweise ungerecht behandelt fühlt, und sich nicht wehren darf, wenn man sich blamiert, oder wenn wir bei einer Auswahl übergangen werden. Wenn wir von anderen nicht für „voll" genommen werden. Es gibt noch viele Beispiele dieser Art.
Der seelisch gesunde Mensch ist solchen Situationen aber innerlich gewachsen.
Auch in der Welt des Kindes gibt es solche Erlebnisse oft. Ein seelisch

gesundes Kind aber, das in der richtigen Abgestimmtheit von Liebe und Strenge aufwächst, hat ein unbekümmertes Selbstwertgefühl und läßt sich nicht so leicht unterkriegen. Es läßt sich nicht die Butter vom Brot nehmen, es läßt sich nicht in die Ecke drücken. Es sorgt von sich aus für seine Geltung und Anerkennung durch seine Spielgefährten. Ein solcher junger Mensch fühlt sich in seiner Welt geborgen. Er erhält dadurch immer neue Kraft zum Wachsen und Entfalten. Wer diese innere Sicherheit aber nicht in seiner Jugend erwerben konnte, der wird oft mit auftretenden Minderwertigkeitsgefühlen nicht fertig. Er kann jahrelang und nicht selten sein ganzes Leben darunter leiden. Von alleine kommt so ein Mensch aus seinem Teufelskreis nicht mehr heraus. Hier bietet sich die Hypnosetherapie als Hilfe an. Durch die Hypnosebehandlung ist es möglich, einen solchen Menschen innerlich aufzubauen. Ihn den tatsächlichen eigenen Wert in Trance erleben zu lassen, um ihn positiv umzupolen.

Denn das ist wichtig zu wissen: Wer sich nicht befreien kann von Minderwertigkeitsgefühlen, die er durch einen oder mehrere Mißerfolge bekommen hat, der versagt auch gegenüber weiteren Lebensanforderungen.

Es gibt aber auch Menschen, die infolge ihrer Minderwertigkeitsgefühle sich nicht in ihr „seelisches Schneckenhäuschen" verkriechen. Solche Menschen können aggressiv werden, angestaute, nicht ausgelebte Aggressionen machen aber ebenso krank.

Ein Minderwertigkeitsgefühl, das durch Fehlleistung in einem Bereich entstanden ist, drängt zu einer „Kompensation", das heißt, zu einem Ausgleich in einem anderen Bereich. Dadurch will der Mensch sich dann das Gefühl der Vollwertigkeit verschaffen. Viele Menschen, die tatsächliche, oder eingebildete Mängel hatten, machten ihre Schwächen zu Stärken. Der berühmte Maler Adolf Menzel hatte beispielsweise einen Wasserkopf. Perikles, der große griechische Staatsmann, unter dem Athen seine höchste Bedeutung erlangte, hatte einen Turmschädel! Der Schriftsteller Georg Christoph Lichtenberg, einer der klarsten und treffsichersten deutschen Stilisten, hatte einen Buckel. Und das Beispiel vom „kleinen" Kaiser Napoleon ist weltbekannt.

Viele Menschen, die mit Minderwertigkeitsgefühlen belastet sind, neigen zu übertreibendem Ausgleich: Sie möchten sich dadurch das Gefühl der Überwertigkeit verschaffen. In einer solchen Überkompensation steckt immer auch eine reaktive Einstellung, die oft genug gegen die Mitmenschen gerichtet ist. Solche Menschen wollen nicht nur den starken Mann markieren, sondern sie wollen sich an anderen auch rächen für die eigenen Unzulänglichkeiten. Ein solches Verhalten nennen wir aggressiv!

Die Aggression ist immer eine Reaktion auf die Minderung der eigenen Macht, ob diese nun tatsächlich oder scheinbar droht, oder ob diese Bedrohung nur eingebildet ist.

Es gibt viele Menschen, die zu Minderwertigkeitsgefühlen neigen, weil sie abstehende Ohren haben, oder an Fettsucht leiden, leicht O-Beine oder X-Beine haben.

Wie sehr solche „Unzulänglichkeiten" von der jeweiligen Auffassung und sogar von der Mode abhängen, erkennen wir daraus, daß wohl kaum noch einer darunter leidet, weil er beispielsweise rote Haare hat. Sogar Sommersprossen sind modern, und von einer Brillenschlange spricht kaum noch einer.

Freilich, wer schielt, oder ein entstelltes Gesicht durch Akne hat, der leidet immer noch unter diesen Dingen.

Die einen verkriechen sich nun vor ihrer Umwelt - weil sie sich einbilden, von den Menschen doch nur mißachtet zu werden, die anderen versuchen, ihre kleinen Schönheitsfehler irgendwie zu verdecken: Sie werden geltungssüchtig und affektiert. Allerdings ist nicht jeder, der von seinen Mitmenschen den Vorwurf erhält, er hätte Minderwertigkeitsgefühle, gleich ein Leidender an sich selbst. Es gibt eine Reihe von gesunden und sogar wertvollen Hemmungen, gerade bei jungen Menschen. Die psychologische Praxis zeigt immer wieder, daß manchmal eine Gnadenwirkung in der eingebildeten, oder tatsächlichen Minderwertigkeit liegt. In der Geschichte berühmter Persönlichkeiten liest man häufig von Enttäuschungen, ja sogar Erniedrigungen, die Anlaß für den großartigen Lebensweg waren. Tatsächlich sind große Leistungen nicht selten als Kompensation von Minderwertigkeitsgefühlen entstanden.

Diese Menschen haben es sich zur Angewohnheit gemacht, auf eine

Niederlage des Lebens zu sagen: „Jetzt erst recht."
Das klassische Beispiel ist wohl Demosthenes, der einer der glänzenden Redner im alten Griechenland wurde. Obwohl er – oder besser gesagt – weil er in seiner Jugend an Sprachstörungen litt. Er legte sich einen kleinen Kieselstein unter die schwere Zunge und übte für sich allein das Sprechen am Meeresstrand so lange, bis es ihm nicht nur ohne Stocken, sondern schließlich vollendet gelang.
Viele kennen den Schnellredner vom ZDF Dieter Thomas Heck. Wer ahnt schon, daß dieser Herr Heck in seiner Jugend ein Stotterer vor dem Herrn war?
„Sie Würstchen! Sie halbe Portion!" - „Hopsen Sie mal auf meine hohle Hand, Sie Vorgartenzwerg, damit ich Sie runterblasen kann!" Solche Schwätzer hat ein jeder von uns schon mal erlebt. Sie geben an wie ein Sack voll Seife, sie machen auch so viel Schaum, wie man aus einem Sack voll Seife machen kann.
Solche Angeber trifft man auf Schritt und Tritt: Bei ihnen ist immer alles ganz groß. Überall wird mächtig übertrieben und aufgedreht. Sie wissen alles besser. Sie kritisieren alles – ohne die erforderlichen Sachkenntnisse zu besitzen. Ihr Denken ist oberflächlich, ohne jede Gründlichkeit. Sie dreschen Stroh. Sie ergehen sich in hohlen Phrasen. „Wer angibt hat mehr vom Leben", sagt man.
Ist diese Devise richtig? Nein. Hier geht es nur um den äußeren Schein. Es handelt sich um Möchtegerne und Großtuer, die Geltungssüchtigen und Besserwisser, die Aufschneider und Wichtigtuer, es handelt sich um bedauernswerte Menschen, die krank sind und sich durch falsches Denken in diese Lage manövriert haben. Sie stolpern von einem Versagen ins andere, fühlen sich in Wirklichkeit unglücklich und ungeliebt. Ihnen kann eine Hypnosetherapie helfen. Sie müssen lernen, das Leben und sich selbst im richtigen Maß zu sehen.
Es gibt noch eine ganze Menge von Fehlverhalten, ich kann sie nicht alle hier aufführen. Falsches negatives Denken führt die Menschen in diese Fehlverhalten hinein. Nur positives Denken kann sie wieder herausholen.
Wie sehr negatives Denken krank machen kann, beschreibt Arthur Ellen in seinem Buch ICH HYPNOTISIERTE TAUSENDE: „Vie-

le Körperbehinderte, die an Rollstühle gefesselt sind, die Krücken und Stöcke benützen müssen, oder ganz einfach ihr Bett nicht verlassen können, haben sich ganz unbewußt in diese Lage hineinhypnotisiert. Einige von ihnen sind davon überzeugt, daß sie niemals wieder gehen können, niemals wieder gesund werden. Andere resignieren, weil man ihnen den Rat gab, zu lernen, mit dem Gebrechen zu leben.
Furcht, Lebensangst richtet mehr Menschen zugrunde, als alle organischen Leiden zusammen.
Eine positive Beeinflussung, die in die Tiefen des Unterbewußtseins dringt, kann psychische Störungen besser beheben, als alle Medikamente, Drogen, Ärzte und Psychoanalytiker."
Mark Twain sagte einmal:
„Ich bin ein alter Mann und habe sehr viele Leiden kennengelernt – die meisten davon existieren überhaupt nicht."
Samuel Dodge schrieb vor einem Jahrhundert:
„Du wirst gepeinigt, gequält und in der Bratpfanne geschmort, nur weil böse Zungen zu tun haben müssen."
In Verbindung mit Spinozas Erkenntnis, daß „für Menschen nichts schwieriger zu bändigen ist, als ihre eigene Zunge", sollten diese Worte auf kleine Karten gedruckt, und für jeden, der mit Kindern in Verbindung steht, griffbereit gehalten werden. Manche möchten gerne in ihrem Leben Raubtiere bändigen, sind aber nicht einmal in der Lage, ihre eigene Zunge im Zaum zu halten. Wie sehr böse Zungen anderen zusetzen können, ist bekannt. Daß Worte Suggestionen sind, wurde bereits gesagt. Böse Worte von unseren Mitmenschen aber können auch Suggestionen sein, und uns krank machen.
Jeder hat unmittelbare Beeinflussung durch andere schon erlebt. Es gibt Zeitgenossen, die unsere ganze Lebensfreude, unsere Arbeitslust, und unsere Tatkraft allein durch ihre Gegenwart lähmen. Wir spüren förmlich, wie der negative Einfluß solcher Menschen uns regelrecht krank macht. So ein Mensch bewirkt, daß unsere Schwungkraft absinkt, daß wir uns manchmal zu nichts mehr aufraffen können. Das geschieht nicht immer durch einen besonderen Akt der Beeinflussung. Die häufige Anwesenheit eines solchen Menschen wirkt kumulativ, wie das beispielswiese auch bei Quecksilbervergiftung der Fall

ist. Es ist bekannt, daß kleinste Mengen dampfförmigen, kristallischen Quecksilbers, auch wenn die Einwirkung nur ganz kurz ist, sich aber immer wiederholt, auf die Dauer zu schweren Vergiftungserscheinungen führt. In ähnlicher Weise wirkt auch ein negativer Mensch auf uns ein. Der ständige Umgang mit ihm, ja schon seine Nähe, kann zu Kopfschmerzen, Herzklopfen, erhöhter Erregbarkeit, Schlaflosigkeit und Angstträumen führen. Man könnte diese Beeinflussung, der wir gelegentlich unterliegen, eine geistig-seelische Quecksilbervergiftung nennen.

Eine solche Beeinflussung geht auch von den Miesmachern aus. Diese beeinflussen unsere Stimmung, unsere Laune, weil sie uns ständig Mißerfolge „einsuggerieren". Sie rufen manchmal bei uns durch ihre ständige Schwarzmalerei lähmende Angstgefühle hervor. Besonders Kinder, die derart erzogen werden, entwickeln sich zu Versagern, zu neurotischen Menschen!

Je länger wir uns einem solchen Einfluß aussetzen, desto sicherer kommt es zu geistig-seelischen „Vergiftungserscheinungen". Unsere Heiterkeit schwindet dahin, unsere Unternehmungslust schwindet dahin, wir fühlen uns entmutigt. Letztlich entwickeln auch wir uns zum Pessimisten!

Von Nörglern und Kritikastern geht ebenfalls ein zersetzender Einfluß aus. Sie nehmen uns unseren Glauben, wir erliegen unseren Selbstzweifeln, wir können uns zu nichts mehr aufraffen. Mit Recht sagt Matthias Claudius:

„Vor Kritikastern hüte dich, wer Pech angreift, besudelt sich!"

Der Intrigant ist einer der schädlichsten und schändlichsten Zeitgenossen. Er ist ein Ränkeschmied und Brunnenvergifter! Er legt es bewußt darauf an, seine Mitmenschen zu beeinflussen. Er horcht sie aus, er schmeichelt ihnen, er läßt sie dann umso tiefer fallen. Er stimmt sie zuversichtlich, damit sie umso sicherer in die von ihm gestellte Falle rennen. Er macht sie mitteilsam und anschließend verbreitet er Gerüchte, die dem anderen erheblich schaden. Die auf solche Weise Beeinflußten trauen zum Schluß keinem Menschen mehr über den Weg. Ihre Angst, verkauft und verraten zu werden, scheucht sie in sich selbst zurück. Sie verlieren ihren inneren Halt und wissen doch nicht immer zu sagen, wie sich denn dieser Tiefstand an Belastbarkeit und Widerstandskraft erklären läßt. Jeder kennt solche Typen und einige andere mehr. Meist erkennen wir aber diese Schädlinge nicht früh genug, so daß wir uns vor ihrer Suggestion abschirmen können.

Die Voraussetzung dafür, daß wir einer solchen Beeinflussung gar nicht erst verfallen: Wir müssen bei dem Umgang mit anderen Menschen schärfer, länger und öfter hinschauen, wir dürfen uns nicht gleich offenherzig und vertrauensvoll geben! Wir müssen unsere URTEILSKRAFT schärfen und unser Kritikvermögen wachhalten. Nur so können wir uns gegen fremde negative Suggestionen absichern.

Daß wir trotz aller Wachsamkeit und Willensanstrengung für fremde, negative Suggestionen offen bleiben, hängt mit dem schwebenden Gleichgewicht zusammen, in welchem sich unser Selbstwertgefühl befindet. Unser seelisches Gleichgewicht ist trotz all unserer Anstrengungen nicht immer das Gleiche. Das liegt teils an unseren Stimmungen, teils an unserem eigenen Kraftgefühl, dann aber auch an Erfolg und Mißerfolg, an Niederlagen und an schlechter Behandlung durch andere. Befinden wir uns in einem solchen Augenblick, wo andere auf uns einwirken, selbst in einer negativen Phase, dann sind wir besonders anfällig für negative Fremdsuggestionen. Aber auch noch, wenn wir voller Erwartungen, Hoffnung und Zuversicht sind, können fremde Suggestionen von uns Besitz ergreifen.

Es ist daher außerordentlich wichtig, ständig zu kontrollieren, ob wir uns gegen alle negativen Suggestionen von außen auch richtig abgeschirmt haben. Das kann auf folgende Weise geschehen:

1. Wir verstärken unsere rationale Abwehrkraft. Je rationaler wir uns einstellen, je sachlicher, fester, bestimmter wir uns verhalten, desto geschützter sind wir gegen fremde, negative Suggestionen.
2. Am Besten, wir gehen allen Situationen und allen Menschen, die negative Suggestionen ausstrahlen, aus dem Weg.
3. Am Besten, wir wirken durch Entspannungsübungen und Selbstsuggestionen, auch im Laufe des Tages, den fremden, negativen Einflüssen, die uns gerade packen wollen, entgegen.
4. Am besten, wir wenden Gegensuggestionen an. Sie führen dazu,

daß Befürchtungen, Zweifel und Angst nicht Herr über uns werden.

Nicht nur Eigensuggestionen und Fremdbeeinflussung führen uns in die Krankheit. Auch mangelnde, ja gerade mangelnde Liebe macht uns krank. Jeder Mensch sehnt sich nach Liebe. Wer sich dagegen wehrt, hat nur Angst, enttäuscht zu werden. Aus dieser Haltung ist fast jede Verschlossenheit, Isolierung und Gefühlskälte zu verstehen. Gerade solche abgekapselten Menschen hungern nach Liebe, wie ein Ausgehungerter nach Nahrung. Kann man diese Menschen durch Hypnose aus ihrer Abkapselung befreien, sie für die Liebe motivieren, ihnen ihre Ängste nehmen, ist der Weg für eine Genesung bald offen. Josef Rattner beschreibt in seinem Buch PSYCHOLOGIE UND PATHOLOGIE DES LIEBESLEBENS einen Fall, den er einer englischen Zeitschrift entnahm:

„Ein kleines Mädchen in einem Waisenhaus war ein dürres, peinlich häßliches Kind, dessen Gewohnheiten es von den anderen Bewohnern des Hauses trennten. Die Kinder mieden es, und auch die Lehrer konnten ihre Abneigung nicht verbergen. Die Vorsteherin der Anstalt sehnte sich nach einem legitimen Grund, das Kind in eine Erziehungsanstalt abzuschieben oder sonst auf irgend eine Weise aus dem Haus zu entfernen.

Eines Tages sah es so aus, als ob sich diese Gelegenheit für die Vorsteherin endlich biete. Ein anderes Kind, das sehr gegen seinen Willen mit dem Mädchen in einem Zimmer wohnte, berichtete, das Mädchen führe eine heimliche Korrespondenz mit irgend jemandem außerhalb der Anstalt. „Ich habe jetzt eine Woche lang gesehen, wie sie jeden Tag Briefe geschrieben hat." So berichtete das Kind. „Erst vor kurzem nahm sie einen Brief und versteckte ihn in einem Baum in der Nähe der Mauer."

Die Vorsteherin konnte ihre Freude kaum verbergen. „Das werden wir bald heraushaben", sagte sie, „zeig mir, wo der Brief steckt!"

Und richtig – sie fanden den Brief in den Zweigen des Baumes versteckt. Die Vorsteherin stürzte sich darauf, las ihn, und ließ den Kopf sinken. Folgende Zeilen waren zu lesen:

„An denjenigen, der diesen Brief findet. Ich liebe dich!"

Diese kleine Geschichte enthält eine tiefsinnige Wahrheit. Sie lehrt uns, was auch tausendfache Beobachtung aus der seelenärztlichen Praxis lehrt: daß nämlich unsere Einfühlung und Menschenkenntnis sehr zu wünschen übrig läßt.

Wir lassen uns allzusehr durch Äußerlichkeiten beirren.

Oft glauben wir, daß es sich nicht lohnt, zu lieben. Dabei kann gerade die Liebe als ein beglückendes Heilmittel wirken. Und in jeder liebevollen Zuwendung liegt auch immer ein Selbstheilungsprozeß: nicht nur der Geliebte gewinnt, sondern und vielleicht noch viel mehr, der Liebende – Denn Geben macht auch hier seliger, als nehmen."

Gesundheit ist ein Austausch zwischen den kosmischen Kräften, diese Ansicht vertraten schon die Azteken. Auch die heutigen peruanischen Indianer halten eine ärztliche Behandlung für das Ergebnis einer intensiven und ständig geistigen Wechselbeziehung zwischen sich selbst und den kosmischen Kräften, zwischen sich und den Gottheiten, zwischen sich und der Erde. Für die Indianer werden Krankheiten von bösen Geistern ausgelöst. Sie unterscheiden zwischen gottgewollten Krankheiten und den Krankheiten, die vom Teufel kommen. Die gottgewollten Krankheiten sind die Infektionskrankheiten, und die vom Teufel geschickten Krankheiten sind jene, die durch Haßgefühle, durch Neid und Mißgunst entstehen.

Die Begriffe sind ähnlich wie bei unseren Erkenntnissen der Psychosomatik. Wir unterscheiden zwischen umweltbedingten Krankheiten, und wir kennen die Krankheiten, die durch – falsche Lebensweise zustande kommen und schließlich die psychosomatischen Erkrankungen.

Wer den starken Wunsch in sich trägt, aus seinen Konflikten, aus seiner Krankheit herauszukommen, wird auch die erforderliche Energie aufbringen, aus der Krankheit herauszukommen. Oft gehen die Leute in eine Psychotherapeutische Behandlung, mit dem Gedanken, da liege ich, nun hilf mir mal heraus. Ihnen geht es wie dem Bauern, der sagte: „Lieber Gott, schenke mir eine reiche Ernte, dann will ich im nächsten Jahr auch etwas säen."

Die Macht der Suggestion und die Beeinflußbarkeit der meisten Menschen treten dauernd zutage, wenn die medizinische Forschung die Wirkung eines neuen Medikaments nachprüft. Es ist dabei üblich, zum

Vergleich der Wirkung, eine sogenannte „Kontrollgruppe" von Testpersonen zu verwenden. Der einen Gruppe wird das zu testende Heilmittel verabreicht. Eine zweite Gruppe erhält ein Placebo (Fachausdruck für eine wirkungsfreie Nachahmung des entsprechenden Heilmittels.) Oft wird beispielsweise eine Zuckerpille als Placebo verwendet. Daraufhin wird die Wirkung auf beide Gruppen untersucht. Man stellte dabei fest, daß ein großer Teil der Kontrollgruppe auf das Placebo genauso reagierte, wie diejenigen, die das wirkliche Mittel genommen haben. Diese Wirkung ist auf Suggestionen zurückzuführen und ist so groß, daß es sogar notwendig wurde, diejenigen, die das Mittel verabreichten, im Dunkeln zu lassen, wer das Mittel, und wer das Placebo erhält.

Das Placebo ist seit dem Altertum Grundlage der medizinischen Praxis. Physiologisch nicht aktive Medikamente haben Menschen aller Jahrhunderte beruhigt. Keines der von Hippokrates oder Galen benutzten Medikamente stünde heute noch in einer modernen Apotheke. Zwei der wirksamsten „Medikamente" des Mittelalters waren Theriakpuder, eine sehr alte Zusammensetzung aus 30 bis 60 Bestandteilen, wie gemahlene ägyptische Mumie und Otternfleisch und der legendäre Bezoar (Magenstein), der aus den Gallensteinen der Ziege gewonnen wurde. Fast die ganze Volksmedizin basiert auf dem Placebo. – Das beliebte Kupferarmband gegen arthritische Schmerzen hat keine bekannte physiologische Wirkung.

Einen wesentlichen Anteil an der Entstehung seelischer Not vieler Menschen hat das große Reizangebot, dem wir alle, namentlich aber die Großstadtbewohner ausgesetzt sind. Noch vor wenigen hundert Jahren lebten wir vorwiegend mit und in der Natur, in der uns Ruhe und frische Luft umgaben. In dieses Jahrhundert aber sind wir – aus der Zeit der Pferdedroschke und der Ölfunzel – förmlich hineinkatapultiert worden in eine technische Umwelt mit Klimaanlagen, schnellen Autos, Atomreaktoren, Überschallflugzeugen und Elektronenrechnern, die selbst einen großen Teil der geistigen Arbeit schon abnehmen. In unseren großen Städten überschütten uns Lichtkaskaden der Leuchtwerbung bis tief in die Nacht, dröhnt der Verkehrs- und Baustellen-Lärm und atmen wir eine von Abgasen gefüllte Luft. Neben solchen Einflüssen, die an unseren Nerven zerren, machen uns in zunehmendem Maße innere Probleme zu schaffen. Viele Psychotherapeuten sind davon überzeugt, daß der neurosebereite Mensch unserer Zeit ein Produkt seiner inneren Leere sei. Wäre diese Leere nicht, so sagen sie, dann hätte beispielsweise der heute so umfangreiche Vergnügungs- und Zerstreuungsbetrieb bei weitem nicht jene Chancen, uns in seinen Bann zu schlagen. Sieht man sich diesen Betrieb näher an, so zielen seine Praktiken darauf ab, uns zu beschäftigen und zu unterhalten, und er kann bei ungezählten Menschen ein starke innere Bereitschaft - sprich Leere - dazu ausnutzen. Charakteristisch für die innere Leere vieler ist die Sonntagsneurose. Wer sie einmal erlebt hat, weiß, wie qualvoll und lähmend sie sein kann. Auch die Sonntagsneurose befällt jene Menschen, die sich nicht beschäftigen können. Sie ist ein Gefühl der eigenen Nutzlosigkeit, der Sinnlosigkeit des Lebens, das fast schlagartig bei Feierabend des letzten Werktages mit Depressionen einsetzt und anhält, bis die Arbeit am Montag wieder beginnt. Mancher Selbstmord kommt auf das Konto dieser gefürchteten Stimmung, Selbstmorde, denen bezeichnenderweise meist keine schweren seelischen Konflikte vorausgingen. Wissenschaftler haben herausgefunden, daß bei fünfzig derartiger Selbstmordfälle weder berufliches Fiasko noch private Schwierigkeiten im Spiel gewesen sind. Auslösend war ganz einfach das unerfüllte Leben dieser Menschen, ihre grenzenlose Langeweile und ihre innere Einsamkeit.

Eigentlich ist es verwunderlich, einsame Menschen gerade dort zu finden, wo man sie am wenigsten vermutet, nämlich gerade im dichten Mitbürgergewimmel. Die Menschen dort leben wie Fremde aus verschiedenen Ländern nebeneinander. Sie fühlen sich einsamer als in den Bergen und Wäldern. Die trostlose Einsamkeit im Menschengewimmel ist die schwerste Geißel des modernen Großstadtmenschen. In unserer Wohlstandsgesellschaft leidet das Verhältnis zum Ehepartner, zum Freund, der Kontakt zum Mitmenschen ist gestört. Das Selbstbewußtsein, das in starkem Maße vom Monatseinkommen abhängt, orientiert sich weniger auf die tatsächlichen menschlichen Werte, sondern es stützt sich auf den Wert des zur Schau gestellten Besitzes und das Maß der beruflichen Befugnisse. Der Nachbar wird zum

Rivalen im Wettlauf um das soziale Prestige, und weil man sich den Erfolg gegenseitig mißgönnt, trachten viele in kindischer Weise darauf, den anderen zu übertrumpfen – man kauft die größte Waschmaschine, den tollsten Wagen, oder baut sich – so man kann, den luxuriösesten Bungalow.

Was uns besonders bedrückt, sind die Wohnsilos in den Großstädten. Wir Menschen sind keine Ameisen, wir benötigen zum Menschsein einen gewissen Raum um uns. Wir leiden darunter, in Massenquartieren zu wohnen – einer unmittelbar unter, über oder neben dem anderen. Ärzte haben längst erkannt, daß die riesigen Wohnblöcke krank machen. Sie sind die Quelle vieler Neurosen.

Was ist zu tun? Warten bis die Politiker, die Wirtschaftsbosse erkennen, daß wir in eine Sackgasse geraten sind? Der große Psychologe C. G. Jung hat einmal gesagt:

„Da jede Veränderung irgendwo beginnen muß, wird es der Einzelmensch sein, der sie erfährt und durchführt. Die Veränderung muß beim Einzelnen beginnen; jeder von uns kann dieser Einzelne sein. Niemand kann es sich leisten, einfach umherzublicken und auf jemanden zu warten, der das tun soll, was man selber nicht tun will. Da aber niemand weiß, was zu tun ist, könnte es der Mühe wert sein, wenn jeder von uns zusehen würde, ob nicht sein eigenes Unterbewußtsein einen Ausweg kennt. Der reale Verstand kann in dieser Hinsicht kaum etwas Nützliches leisten; der heutige Mensch ist sich schmerzlich der Tatsache bewußt, daß weder seine großen Religionen, noch seine verschiedenen philosophischen Systeme ihn mit machtvollen, belebenden Ideen versorgen können, die ihm die Sicherheit gäben, die angesichts der heutigen Lage benötigt wird."

Das gilt besonders für die Gesundheit des Menschen Es gilt nicht, welcher Arzt, welcher Therapeut kann mir helfen, sondern einzig und allein, wie kann ich mir selbst helfen, wie kann ich vorbauen, wie kann ich aus einer scheinbaren Sackgasse wieder herauskommen. Zum tieferen Verständnis sollen die nächsten Kapitel dieses Buches beitragen.

Der Mensch ist kein Abfalleimer

Während die Pastoren und die Richter den Begriff Gnade kennen, häufen sich auf unserem gesundheitlichen Schuldenkonto die Summen unserer täglichen Fehler an. Schweinebraten mit Klößen, hinterher ein paar Schnäpse und die unvermeidliche Brasil werden konsequent und unmerklich eine schwere Hypothek auf unserem Lebenshaus. Heute noch vermeintlich kerngesund und pudelwohl, trifft uns morgen vielleicht, wie aus heiterem Himmel der Bankerott unserer Gesundheit in Form eines Herzinfarkts, eines Gehirnschlages, oder einer Nieren- oder Gallenkolik. Wer davonkommt, für den war es ein Warnsignal, er beginnt zu überlegen, was er denn falsch gemacht hat. Für den, ders nicht überlebt, für den gibts eben keine Gnade mehr.
Der Biologe Dr. Herbert Fritsche sagt:
„Der Rat, den die Naturheilkunde einem Kranken geben kann, heißt immer: Suche den Gesetzen, gegen die du verstoßen hast, mit allen Kräften aufs Neue zu genügen. Um das zu können, reinige dich erst mal gründlich . . . "
Reinige dich erst einmal gründlich - specke ab! Runter mit den überflüssigen Pfunden!
Die Dicken stöhnen: Gäbe es hier doch einen Lastenausgleich – nämlich den, der Dicke dünner, und Dünne dicker macht!
In beiden Fällen ist aber das Krankheitsbild viel komplizierter, als man annehmen möchte.
„Ach wie bald, ach wie bald schwinden Schönheit und Gestalt", singen die Poeten aller Zeiten . . . und meinten, es sei eben Schicksal, daß

der Mensch bei zunehmendem Alter dicker wird. Fettsucht ist aber kein Schicksal. Fettsucht ist selbstverschuldet, mag es auch noch so unangenehm klingen.
Viele schütteln bei diesen Worten den Kopf und meinen, ich möchte ja dünner werden, aber bei mir sinds eben die Drüsen. Stimmt! Es sind die Drüsen, nämlich die Speicheldrüsen! Es schmeckt eben alles zu gut. In Zeiten des Wohlstandes, des Überflusses stopfen viele mehr in sich hinein, als ihr Körper tatsächlich verarbeitet. Auf Schritt und Tritt sind wir von verlockenden Angeboten umgeben, in der TV-Werbung begegnen uns Sprüche wie „Deutsches Schweinefleisch ist gesund!" – „Hopfen und Malz, Gott erhalts!" Da wundern wir uns noch, wenn die Pfunde nicht verschwinden!
Das Problem liegt viel tiefer. An anderer Stelle sagte ich, daß der Körper sich durch seine Organsprache verrät, daß er für seine Krankheiten ein ganz bestimmtes Organ sucht. Auch Fettsucht ist eine Krankheit. Und für diese Krankheit gibt es eine Organsprache, gibt es Organsignale.
Jeder kennt die Redewendungen vom Kummerspeck oder, der eine oder andere könne seinen Rachen nicht voll kriegen. Was will uns aber die Fettsucht verraten?: „Ich suche Zärtlichkeit – ich tröste mich mit dem Essen!" Oder: „Was habe ich schon außer dem Essen? – Eigentlich möchte ich noch ein Kind sein und von der Mutter gefüttert werden! Wenn ich esse, spüre ich meine Angst, meine Depressionen, meine Unlustgefühle nicht mehr! Wer hilft mir? Ich suche Anerkennung und Kontakt!"
Warum essen wir zuviel?
Es gibt verschiedene Ursachen und Gründe dafür. Einige davon sind jedoch in allen Fällen wirksam: Das Essen hat einen Zwangscharakter und kann durch Willenskraft und Selbstbeherrschung nicht kontrolliert werden. Leute mit Übergewicht sagen oft, daß sie keine Willenskraft zu haben scheinen. Der Grund für die Fettsucht wird meist in der Kindheit gelegt. Wenn sich ein Kind unbehaglich fühlt, so ist es meist hungrig. Wird es aber gefüttert, fühlt es sich bald wieder wohl. Schon in der Kindheit wird der Pawlowsche bedingte Reflex gelegt: Essen = Wohlbefinden!

Wenn ein an Fettsucht leidender aufgeregt ist, geht er sofort zum Kühlschrank: „Wenn ich esse, wird es mir bald besser gehen." Das sind zwar keine bewußten Gedanken des Betreffenden, aber sein Unterbewußtsein zwingt ihn zu dieser Handlungsweise.

Ein Kind befriedigt sein orales Bedürfnis, indem es am Daumen lutscht. Essen ist also auch so etwas wie verspätetes Daumenlutschen, eine Beruhigungspille!

Was ist zu tun?

Wer abnehmen will, sollte am besten jede Diät meiden!

Die Dicken sind sowieso irritiert, sie haben hunderte von Diäten ausprobiert, und sind letztlich nicht damit weitergekommen. Der Gedanke an die Diät führt zur Ablehnung, und die Ablehnung ihrerseits führt zur Auflehnung. Das Problem liegt darin, daß die Diäten den Fettsüchtigen etwas nehmen, ohne ihnen etwas zu geben. Dicke Menschen sind seelisch unterernährt. Ihnen muß man zunächst die Eßgewohnheiten ändern, die alten Programme nehmen. Das ist in der Hypnosetherapie unzählige Male praktiziert worden. Das alleine genügt aber in den seltenen Fällen. Hinter der Fettsucht stehen nämlich handfeste Konflikte, die es aufzudecken gilt, und die behandelt werden müssen. Erst dann kann Fettsucht nachhaltig behandelt werden.

Ich kenne eine Frau, die durch Hypnose 8O! Pfund abnahm. Kurze Zeit später nahm sie aber beachtlich wieder zu. Sie begann erneut abzuspecken, und nahm wieder zu. So geht das nun schon fast zwei Jahre. Warum wurde dieser Frau nicht nachhaltig geholfen?

Fettsucht ist ein Krankheitssymptom, mehr nicht. Hinter diesem Symptom stehen handfeste seelische Konflikte, die der Hypnotiseur nicht sehen wollte. Oder wenn er sie gesehen hat, sich nicht therapeutisch an sie herantraute.

Solange aber diese Konflikte bestehen, wird die Frau immer wieder zum Kühlschrank rennen, um ihren Nachholbedarf an Liebe zu stillen. Sie kann sich all die qualvolle Mühe sparen, sie braucht nicht abzunehmen. Sie dreht sich im Teufelskreis.

Doch zunächst zum Schlankwerden selbst.

Dr. L. Kotkin, Arzt, Psychologe und Ernährungsfachmann, hat in seinem Buch: ISS, DENKE NACH UND WERDE SCHLANK glaubwürdig nachgewiesen: Ohne Änderung der inneren Programme, ohne die Mitwirkung unseres Unterbewußtseins werden wir nicht schlank. Warum ist das so?

In jedem Moment sterben in unserem Körper Zellen und werden durch andere ersetzt. Das geschieht natürlich nicht wahllos, sondern nach einem festen Plan. Jedes Unterbewußtsein hat eine bestimmte Vorstellung von dem Körper, der es beherbergt. Nach diesem „Bauplan" geht es vor. Ist dieser „Plan" etwas rundlich ausgefallen, wird sich das Unterbewußtsein stets bemühen, den Plan entsprechend zu erfüllen.

Wenn man nun eine Diät beginnt, hat das Unterbewußtsein weniger „Baumaterial zur Verfügung". Zunächst läßt es alle Körperfunktionen unverändert weiterlaufen und ersetzt fehlendes Material aus den Körperdepots: Fettzellen werden abgebaut, der Mensch nimmt ab.

So sehr sich mancher über jedes verlorene Pfund freut, sein Unterbewußtsein wird irgendwann einmal feststellen, daß das Erscheinungsbild nicht mehr mit dem „Bauplan" übereinstimmt. Nun beginnt er Sparmaßnahmen zu ergreifen und schränkt die Körperfunktionen ein, um trotz vermindertem Nahrungsangebot den alten Plan erfüllen zu können. Das äußert sich darin, daß dieser Mensch schneller müde zu werden beginnt, und leichter friert. Obwohl die Diät weiterhin strikt eingehalten wird, kann ein solcher Mensch wieder zunehmen.

Hier muß also das Programm geändert werden.

Viele Hypnosetherapeuten lassen ihre Patienten täglich ein Foto aus ihrer „schlanken Zeit" betrachten, und suggerieren ihnen, daß das Bild vom dicken Menschen aufgelöst wurde, und er künftig wieder so schlank würde, wie auf besagtem Foto. Meist klappt das. Aber wie bereits erwähnt, dieser Erfolg kann nur von Dauer sein, wenn der hintergründige Konflikt, der immer da ist, aufgedeckt wird.

Es gibt keine Zauberformel, keinen Hokuspokus, um das Übergewicht wegzuzaubern. Es gibt keinen Trick, der zur schlanken Idealfigur verhelfen könnte. Und es genügt nicht, anhand der stets griffbereiten Kalorientabelle im Taschenkleinformat das Essen nach Kalorien vorzuberechnen oder auf Diätgerichte einzuschränken.

Der Hypnosetherapeut muß in vielen Sitzungen herausfinden, warum der Einzelne dick ist.

Oft sind die Bemühungen von Ärzten, die im Zusammenhang von Übergewicht oder Abmagerungskuren um Rat und Hilfe gebeten werden, völlig umsonst, weil es an der richtigen psychischen Einstellung des Patienten mangelt. Die meisten Menschen sperren sich im Unterbewußtsein dagegen, sich selbst zu sehen wie sie wirklich sind. Sie sehen einfach nicht richtig in den Spiegel. Noch schlimmer ist es, wenn ein Dicker nicht einsehen will, daß sein Übergewicht eine Folge übermäßigen Essens ist. Wenn er nicht einsehen will, daß er radikal seine Eßgewohnheiten ändern muß. Denn, wenn der Wunsch abzunehmen nur ein Lippenbekenntnis ist, kann der beste Hypnotiseur nichts ausrichten. Hypnosetherapie bedeutet immer den vollen Einsatz von Patient und Therapeuten.

Das gilt besonders beim Abnehmen. Es hat keinen Sinn, einem Menschen einsuggerieren zu wollen, daß er ab heute nichts mehr essen dürfe, wenn der sich schon auf die nächste Party freut, und sich bildlich den großen Grill mit dem Spanferkel vorstellt. Hier ist nämlich sein eigener Wunsch, seine Selbstsuggestion stärker als der hypnotische Befehl. Wenn der Hypnotiseur also sagt: „Essen ist unwichtig, völlig unwichtig. Ab heute essen Sie für zehn Tage keinen Bissen mehr!"

Dann muß das Evangelium sein. Der Patient muß an diese Worte glauben, wie an etwas Unabänderliches! Für ihn darf auf der ganzen Welt nichts wahrhaftiger sein, als dieser Befehl! Fettleibigkeit ist weder eine Drüsen- noch eine Stoffwechselerkrankung. Es gibt keine Drüse im menschlichen Körper, die imstande wäre, aus Luft oder Wasser Fett zu produzieren. Ebensowenig liegt es am Verdauungsprozeß: aus derselben Menge gleichartiger Nahrung kann bei diesem oder jenem Menschen nicht mehr oder nicht weniger Fett als bei anderen produziert werden. Diese Ansicht vertreten jedenfalls die Mediziner. Daß unser Unterbewußtsein manchmal auf diese Ansichten pfeift, hat das Beispiel mit dem Baumaterial bewiesen.

Denn auf Umwegen, sind die Drüsen und der Stoffwechsel doch beteiligt. Denn das Unterbewußtsein hat einen Einfluß auf die Drüsen und den Stoffwechsel. Ich habe schon an anderer Stelle berichtet, daß unsere Emotionen das Körpergeschehen über die Hypophyse steuert. Das Zusammenspiel der Drüsen und Hormone ist aber so fein abgestimmt, daß schon eine leichte Erregung dieses feine Zusammenspiel durcheinanderbringen kann. Die Schilddrüse gibt ein Beispiel dafür, auf welche Weise Emotionen Funktionsstörungen von Drüsen auslösen und damit Krankheiten verursachen können. Die Schilddrüse zeigt eine relativ große Struktur, die aus zwei Lappen links und rechts der Luftröhre besteht. Die Lappen werden durch einen Isthmus verbunden, so daß das Ganze einem großen H gleicht. Das von ihr abgeschiedene Hormon Thyroxin spielt für das Wachstum eine große Rolle. Betrachtet man die Evolutionshierarchie, so findet man es zuerst bei den Amphibien, wo es die Aufgabe hat, die Metamorphose zu beschleunigen. Wenn man einer gerade geschlüpften Kaulquappe eine Thyroxindosis verabreicht, entwickelt sie sich innerhalb kürzester Zeit zu einem völlig ausgebildeten Frosch, der allerdings nicht viel größer ist, als eine Fliege.

Bei höheren Tierarten steuert Thyroxin die allgemeinen Reifungsprozesse. Der amerikanische Endokrinologe W. L. Brown bezeichnete die Schilddrüse deshalb auch als Schöpfungsdrüse. Ihre Sekrete stimulieren nicht nur das Wachstum der Sexualorgane, sondern auch die Entwicklung des Hirns und der Knochen. Thyroxin steuert aber darüberhinaus auch die Stoffwechselvorgänge, also jene chemischen Prozesse, die für die Umwandlung der Nahrung in Brennstoff und neue Gewebe verantwortlich sind. Ist die Funktion der Schilddrüse schon beim Fötus ungenügend, so kommt es zum Kretinismus. Der Mensch bleibt dann ein mißgestalteter Zwerg mit gekrümmten Beinen und einem dicken Bauch, der geistig und sexuell zurückgeblieben ist.

Die Unterfunktion der Schilddrüse bei Erwachsenen, wie sie vor allem durch Jodmangel auftreten kann, führt normalerweise nicht zum Kretinismus. Dafür bildet sich das sogenannte Myxödem, ein Leiden, bei dem der Patient uninteressiert, unaufmerksam und stumpfsinnig wird. Die Bezeichung setzt sich aus „muscus“ = Schleim und „edema“ = Schwellung der Haut zusammen. Der Patient mit diesem Leiden sieht aufgedunsen und schwammig aus. Die Krankheit tritt besonders häufig in Gebirgsregionen oder anderen Gebieten auf, die weit entfernt vom Meer liegen, was zur Folge hat, daß Nahrung und Wasser zu wenig Jod enthalten. Bei den meisten Fällen dieser Art lassen sich dadurch Besserungen erzielen, daß man der Nahrung der Patienten Jodsalze beifügt.

Die Hyperthyreose, also die Überfunktion der Schilddrüse, kann als Gegenstück zum Myxödem betrachtet werden; ihr Auftreten ist häufiger und birgt normalerweise größere Gefahren für den Menschen. Untersuchungen führten zu der Annahme, daß die Überfunktion der Schilddrüse häufig auf eine Überfunktion der Hypophyse zurückzuführen ist. Wenn die Thyroxinkonzentration im Blut unter ein bestimmtes Niveau fällt, sondert die Hypophyse normalerweise thyrotrope Hormone (TTH) ab, die die Schilddrüse anregen, mehr Thyroxin zu produzieren. Ist der Gleichgewichtsstand wieder erreicht, stoppt die Hypophyse die TTH-Produktion, die erst dann erneut beginnt, wenn der Thyroxinspiegel wieder zu fallen beginnt. Man nimmt nun an, daß die Schilddrüsenüberfunktion durch eine Überproduktion von TTH verursacht wird, wodurch zuviel Thyroxin ins Blut gelangt. Es scheint auch sicher zu sein, daß die Schilddrüse auf emotionale Stimuli reagiert; allerdings ergaben Labortests unterschiedliche Ergebnisse.

Eine Untersuchung wies nach, daß die Erinnerung an schreckliche und schmerzliche Kriegserlebnisse zu einer verstärkten Schilddrüsenaktivität führte. Bei einem anderen Experiment hypnotisierte Dr. Eric D. Wittkower, der an der McGill University Medical School lehrt, Freiwillige und unterwarf sie in der Hypnose unerfreulichen emotionalen Vorstellungen. Fast alle Versuchspersonen zeigten eine verstärkte Schilddrüsenaktivität, bei einigen steigerte sie sich bis zu 20 %. Eine weitere Untersuchung bewies, daß auch Familienprobleme zur Erhöhung des Thyroxinspiegels führen können. So unterzog sich ein junger Mann einem zwanzigstündigen Interview, indem er die spannungsgeladene Beziehung zu seinem Vater ausbreitete. Seine Schilddrüsenaktivität steigerte sich immer mehr, bis sie rund 20 % über dem Normalzustand lag. Die Überfunktion blieb zumindest drei Stunden lang erhalten. Auch ein tragischer Film kann einen abrupten Anstieg der

Schilddrüsenfunktion zur Folge haben, der über längere Zeit hinweg anhält.

Dr. Franz Alexander und seine Mitarbeiter vom "Chicago Institute for Psychoanalysis" führten Freiwilligen einen Furcht und schmerzliche Gefühle auslösenden Film vor. Alle Versuchspersonen reagierten mit einer verstärkten Schilddrüsenaktivität.

Nun ist bekannt, daß Menschen mit Schilddrüsenüberfunktion meistens sehr magere Leute sind.

Genauso wie die Überfunktion ist auch die Unterfunktion emotionell bedingt. Bekannt ist aber auch, daß Menschen mit Unterfunktion der Schilddrüse, dicker sind. Sie sind träger, schwerfälliger und unlustiger.

Fettleibigkeit ist Fettsucht und ist die Folge emotionaler Störungen. Dicksein ist ein entschiedener Ausdruck der persönlichen Verfassung des Betreffenden, nämlich buchstäblich ein Schutzmantel, um Angstzustände verschiedener Art zu überdecken, oder sichtbare Entschuldigung dafür, daß die einer reifen Persönlichkeit zufallende Verantwortung abgelehnt wird.

Aber ebenso, wie es den theoretischen Begriff des „Normalen“ in Wirklichkeit nicht gibt, genauso läßt sich nicht einfach dogmatisch behaupten, alle Übergewichtigen seien emotionell völlig unreif. Trotzdem kann behauptet werden, daß Fettleibigkeit ein deutlich neurotisches Symptom ist.

Am zutreffendsten wird somit der Fettleibige als Mensch definiert, der, sobald er hinsichtlich seiner Ernährung sich selbst überlassen ist, zwangsläufig abnormal zunehmen wird! Daher stehen Menschen, deren Neurosen in zunehmender Beleibtheit zum Ausdruck kommen, unter dem psychischen Zwang zuzunehmen, um ihre Angstzustände, Fehler und Mängel zu verbergen. Sie werden dick, unter innerem Zwang.

Solche Menschen beneiden alle jene, die einen normalen Körperumfang haben. Sie hören nicht auf, noch insgeheim für sich zu hoffen. Sie jagen unermüdlich nach dem magischen Rezept. Dieses Rezept sollte ihnen einerseits erlauben, ihren zwanghaften Hungertrieb zu befriedigen, und andererseits die Sehnsucht gleich erfüllen, eine äußerliche Erscheinung, wie manches beliebte Filmidol zu erlangen.

Sie sind ein gewonnenes Spiel für Quacksalber und Scharlatane, von denen es schließlich genügend gibt. Sie verschlingen gierig alle in Zeitungen und Illustrierten, im Fernsehen und Radio veröffentlichten Anzeigen, die „hundertprozentig" Erfolg versprechen. Dabei ahnen sie nicht, daß dieser Erfolg nur in ihnen selbst stecken kann, daß sie erst lernen müssen, daß Essen und Nahrung nicht wichtig sind, jedenfalls nicht den Wichtigkeitsgrad haben, den sie ihnen beimessen.

Gerade hier setzt die Hypnosetherapie wirksam ein. Durch ständige Suggestionen wird dem dicken Menschen klar gemacht, daß Essen völlig unwichtig ist. Und diese Formeln helfen. Helfen zumindest, die Pfunde zunächst abzuspecken. Es gibt einige Therapeuten, bei denen an diesem Punkt die Therapie beendet ist. Aber schon nach kurzer Zeit wird der ehemals Dicke seine Pfunde wieder drauf haben, denn sein eigentliches Problem, seine Lebensängste, seine Frustration, sein Konflikte, blieben ohne Berücksichtigung.

Untersuchen wir diesen Schutzwall Fett doch noch ein wenig genauer. Viele Menschen fühlen sich unsicher und sind nicht fähig, mit den Widerwärtigkeiten dieser grausamen Welt fertig zu werden. Die meisten dieser sich schwach vorkommenden Menschen leiden an Fettsucht. Obschon es für die Fettleibigkeit viele Ursachen gibt, und zwar hauptsächlich unbewußte, so ist sie doch eine der häufigsten Unsicherheit.

Um unangenehmen Entscheidungen aus dem Weg zu gehen, ist es am einfachsten, sich zu verstecken. Aber wie verstecken? Nachdem es unmöglich ist, sich auf einer einsamen Insel zurückzuziehen, ist es meist ein Rückzug in sich selbst. Man baut einen Schutzwall auf, um sich dahinter zu verstecken. Dieser Schutzwall ist wie eine Festungsmauer, die der Tarnung der Unsicherheit und dem Schutz der eigenen Unsicherheit dienen soll. Nur so ist die Festung Fett zu verstehen. Es besteht kaum ein Zweifel, daß Menschen, die sehr dick werden, sich tatsächlich eine Festung aus Fett zulegen und darin Zuflucht vor allen Unbilden des Lebens suchen.

Trotzdem ist es durchaus möglich, dem Problem beizukommen. Zu diesem Zweck ist es allerdings von grundlegender Bedeutung, allen

Dickleibigen zur Einsicht zu verhelfen, daß ihr Übergewicht infolge eines unbewußten inneren Automatismus selbstverschuldet, und selbstverhängt ist. Dabei muß auch mit den Gemeinplätzen billiger Kurpfuschereien aufgeräumt werden. Allzuviele Menschen, Tausende und Abertausende, wurden schon um alle ihre Hoffnungen betrogen, obwohl es gerade auf diesem Gebiet entscheidend wichtig wäre, Enttäuschungen zu vermeiden, und diese Menschen darin zu bestärken, daß sie ihren wichtigen Kampf gegen das Übergewicht nicht aufgeben. Ich rate allen Dicken, die sich durch Hypnose abspecken wollen, zunächst Mitmenschen zu befragen, die von dem jeweiligen Therapeuten behandelt worden sind, ob sie tatsächlich einen Erfolg, ich meine, einen nachhaltigen Erfolg, mit Beseitigung der Konflikte und Ängste, gehabt haben.

Es darf einfach nicht länger angehen, daß sich bestimmte Menschen an der Gesundheit ihrer Mitmenschen bereichern. Auch die Ärzte sollten dieser Seite des Problems mehr Beachtung schenken, anstatt sozusagen es „über den Daumen" leichthin abzutun. Bedauerlicherweise legen manche Ärzte trotz überzeugender Einsichten aufgrund ihrer eigenen klinischen Erfahrungen eine gewisse Skepsis an den Tag, als ob der ärztlichen Behandlung der Fettsüchtigen etwas „anrüchiges" anhaften würde.

Und noch ein Rat für diejenigen, die wirklich abnehmen wollen:

Hören Sie nicht auf die Worte „guter Freunde", die da sagen: „Laß nur das Hungern sein, es schadet deiner Gesundheit!"

Oder: „Als du noch dicker warst, sahst du viel besser aus."

Denken Sie an meine Worte, die ich im vergangenen Kapitel über die Meckerer und Miesmacher sagte.

Die überflüssigen Pfunde loswerden, ist ein sehr mühseliger Weg, und diejenigen, die es tatsächlich geschafft haben, hätten einen Orden oder eine andere Belohnung verdient, denn Abnehmen ist auch ein sehr einsamer Weg.

Fettsüchtige Menschen befinden sich in einem ewigen Teufelskreis. Die Erklärung ist einfach. Da sie an Gewicht zunehmen, benötigen sie mehr Nahrung. Die Nahrung muß ja dem erhöhten Energiebedarf des Körpers, der zusätzliches Gewicht zu tragen hat, entsprechen.

Um das tatsächliche Übergewicht zu halten, müssen wir mehr als normal essen.

Es gibt Fettsüchtige, die behaupten, sie seien zu dick, weil ihr Organismus die ihm zugeführte Nahrung zu langsam verbrenne, oder weil sich möglicherweise alles, was sie essen, geradewegs in Fett verwandle. Genauso wie jene Dicken, die freiwillig auf die Annahme eines drüsenbedingten Leidens verfallen sind, warten auch diese Übergewichtigen ihrem Arzt mit ihrer willkürlichen Eigendiagnose auf, derzufolge sie an Stoffwechselstörungen leiden würden.

Die Fettsucht ist keine Stoffwechselerkrankung in dem Sinn, daß der Stoffwechselhaushalt des Betreffenden in Unordnung oder aus dem Gleichgewicht geraten wäre. Daß sich die eingenommene Nahrung bei manchen Menschen leichter in Körperfett umsetze, daß manche die Nahrung nicht rasch genug verbrennen, oder andere von geringen Nahrungsmengen bereits dick werden, wogegen andere trotz größter Mengen schlank bleiben – dies sind weitverbreitete Annahmen, mehr aber auch nicht.

Aufgrund der Ergebnisse der in Krankenhäusern durchgeführten Untersuchungen, sowie der medizinischen Forschung gibt es für die Richtigkeit dieser Annahmen keinerlei Anhaltspunkt. Es handelt sich hier ebensosehr um Entschuldigung heischende Ausreden, mit denen das Gesicht gewahrt werden soll, wie in den Fällen eines grundlos angenommenen Schilddrüsenmangels. Es geht hier einfach darum, sich von eigener Schuld freisprechen zu wollen.

Bevor das eigentliche Persönlichkeitsproblem nicht gelöst ist, kann man der Fettsucht kaum beikommen.

Der amerikanische öffentliche Gesundheitsdienst „Puplic-Health Service“ hat eine Untersuchung dieses für die Volksgesundheit wichtigen Faktors eingeleitet. Die Arbeiten zur Persönlichkeitserforschung und Ermittlung der individuellen Eigenart fettsüchtiger Personen wurden unter der Leitung von Dr. Benjamin Kotkov, Dr. Stanley S. Kanter und Dr. Joseph Rosenthal durchgeführt, die alle im Bostoner Institut des Zentrums für Heilkunde von Neu England tätig sind. Sie testeten einerseits eine Gruppe von 135 übergewichtigen Frauen und andererseits eine Gruppe von 80 normalgewichtigen Frauen, die als Kontrollgruppe fungierten, so daß die vergleichsweise gewonnenen Mittelwerte recht genau waren.

Die Ärzte wandten die verschiedensten Methoden an, unter anderem arbeiteten sie mit dem bekannten Rohrschachtest, dessen Deutungen anhand einer Serie von Tafeln mit verschiedenen symmetrischen Klecksfiguren erfolgen.

Die amerikanischen Ärzte stellten fest, daß die dicken Frauen der Kontrollgruppe viel gehemmter waren, als die normalgewichtigen. Sie zeigten Neigungen, sich in Wachträumen zu ergehen und Luftschlösser zu bauen.

Die fettsüchtigen Frauen waren viel verkrampfter und auch ängstlicher als die normalgewichtigen Frauen. Sie neigten dazu, allen Ärger still zu „schlucken", was dann Niedergeschlagenheit zur Folge hatte. Es fiel ihnen darüberhinaus schwer, neue freundschaftliche Beziehungen anzuknüpfen oder zu fördern. Die allzugroße Angst vor Enttäuschungen hinderte sie daran.

Diese Fakten beweisen eindeutig, daß Fettleibigkeit psychotherapeutisch, noch besser durch eine Hypnosetherapie, angegangen werden muß.

Dicke Menschen müssen lernen: Essen um zu leben – und nicht wie bisher – leben um zu essen!

Die amerikanischen Ärzte stellten fest, daß vor allem verdrängte Angst für die Fettsucht verantwortlich ist. Daneben kommen auch andere Züge zum Ausdruck, wie dies auf jeden Fall einer Neurose zutrifft. Manchen Fällen haften Züge an, die für Zwangsvorstellungen typisch sind, andere weisen auf Hysterie als maßgebende Grundkomponente. Wieder andere äußern sich in Symptomen der Hypochondrie. Bei manchen Fällen schließlich stehen die Probleme charakterlicher Fehlentwicklung und die Anpassung des Einzelnen an die Umwelt im Vordergrund.

Fettsucht ist aber mehr – sie ist orale Betätigung. Bekanntlich weigern Kinder sich häufig, das am Anfang aller Lustempfindungen wahrgenommene Vergnügen im Säuglingsalter – eben das Saugen – aufzugeben, und bleiben hartnäckig beim Daumenlutschen oder ähnlichen Ersatzvergnügungen. Irgendwann muß jedes Kind sich dann schließlich doch davon trennen, und sei es darum, nicht mehr von der Umwelt ausgelacht zu werden. Es treten neue Formen der Oralbefriedigung in den Vordergrund. Es handelt sich um die Sucht nach Süßigkeiten wie Bonbons, Schokolade, Eis und anderen Schleckereien. Immer aber muß man sich im klaren bleiben, daß diese Süßigkeiten – oder was immer der einzelne in seiner weiteren Entwicklung als Ersatz bevorzugt – so gut schmecken, weil sie das Bedürfnis nach oraler Befriedigung stimulieren und nicht nur deshalb, weil sie so gut schmecken.

Die meisten fettleibigen Menschen behalten ihre im Laufe der Entwicklung zugelegte Sucht nach Süßigkeiten oder anderen üppigen Dingen bis weit über ihr Erwachsenenalter hinaus, mitunter sogar bis zum Rest ihres Lebens bei.

Wer kennt sie nicht, die Sahnetörtchen schleckenden Tanten, die die Tagescafés bevölkern? Die Gesellschaft verurteilt Schlemmereien jeder Art, wahrscheinlich aus dem unbewußten Gefühl heraus, daß darin, wie es ja auch wirklich ist, erotische oder sexuell gefärbte Züge zum Ausdruck kommen.

Dicke Menschen mögen aus ihrer Sicht ihr Verlangen nach Süßigkeiten rechtfertigen, indem sie erklären: „Ich kann nichts dafür, ich mag diese Schleckereien nun mal allzugern!“ Daß sie ihre Süchte nicht aufgeben können, ist verständlich, wenn man begreift, daß es ja das Kind in ihnen, daß es das Unterbewußtsein ist, das danach verlangt. Das soll aber nicht als Rechtfertigung verstanden werden, denn die Tatsache bleibt bestehen, es handelt sich immer um eine Flucht vor der Realität, um eine Flucht vor sich selbst und den Widerwärtigkeiten des Lebens.

Gelegentlich ist diese Sucht nach Süßigkeiten mit dem Wunsch verbunden, sich in die Kindheit zurückzuversetzen, in jene Zeit nämlich, in der alle Wünsche von den in das Kind vernarrten Eltern erfüllt wurden. Es mag aus dieser Sicht einleuchtend sein, wenn ich behaupte, daß Eltern ihren Kindern keinen Gefallen erweisen, wenn sie es mit Süßigkeiten vollstopfen.

Ein derartiger Rückzug aus der Welt der Wirklichkeit ist in dieser oder ähnlicher Form bei allen Neurotikern zu beobachten.

Die Wirklichkeit anzunehmen, wie sie ist, und sich mit ihr abzufinden, ist Kennzeichen einer reifen Persönlichkeit. Es ist bedauerlicherweise zu beobachten, daß die Mütter bei der Entwicklung zur Fettsucht nicht ganz schuldlos sind, aber auch die Väter sind nicht immer unbeteiligt. Denn, wenn die Eltern nicht oft selbst problembeladen wären, dann wäre es den Kindern nie eingefallen, sie dort nachzuahmen, wo es am gefährlichsten ist, nämlich beim Essen.

Es ist bekannt, daß die meisten neurotischen Probleme in der Kindheit ihren Anfang haben. Das trifft auch auf die Fettsucht zu. Während die Fettleibigkeit an sich häufig schon bei Kindern zu beobachten ist, tritt die Wurzel dafür häufig erst im Erwachsenenalter zutage.

In den meisten Fällen stammen dicke Kinder aus Familien, die dem Essen große Bedeutung beimessen. Zur Belohnung guten Verhaltens werden Puddings und Süßigkeiten ausgesetzt. Die Gespräche drehen sich um gute Braten mit würzigen Saucen, um gute Weine und um Törtchen aller Art. Das Kind wächst mit dem Bewußtsein auf, das Essen sei das Wichtigste im Leben. Darum lauten die Hypnoseformeln auch immer: „Essen ist unwichtig, völlig unwichtig!" Der dicke Mensch muß lernen, daß Essen nicht an erster Stelle im Leben steht.

Untersuchungen haben ergeben, daß Mütter dicker Kinder gefühlsmäßig zu kurz gekommen sind. In der Regel handelt es sich um enttäuschte Ehefrauen. Sie sind mit ihrem Mann nicht zufrieden. Sie zerfleischen sich in täglichen Streitereien. Oftmals sind sie auch enttäuscht, daß die Tochter kein Sohn, oder der Sohn keine Tochter geworden ist.

Diese Unzufriedenheit wird durch betonte „Liebesbeweise" kompensiert. Der Psychologe Erich Fromm sagte einmal, daß übergroße Mutterliebe auch ein Schuldgefühl sein könne. Mit dieser übergroßen Liebe solle der eigentliche Haß, den sie auf das Kind empfinden, kompensiert werden. Die Liebe für das Kind wird überzüchtet und ist tatsächlich nicht echt. Solche Mütter verwöhnen ihre Kinder mit gutem Essen. Sie nehmen sie in ihre Obhut, behüten sie – beschützen sie – vor allem vor den Unannehmlichkeiten der Arbeit und vor dem Kotakt mit anderen Kindern, die „grob" zu ihnen sein könnten. Das, was den Kindern am meisten fehlt, nämlich Mutterliebe, das können sie ihnen nicht geben!

Das Kind empfindet die Leere der von seiner Mutter aufgebotenen „Liebesbeweise“ und fühlt sich in seinem Anrecht auf Mutterliebe verkürzt. Als Ausgleich wird es im späteren Leben diesen Liebesmangel durch Nahrung nachzuholen versuchen. Arthur Ellen beschreibt in seinem Buch ICH HYPNOTISIERTE TAUSENDE einen solchen Fall:

„Ich denke zum Beispiel an eine Frau mit starkem Übergewicht. Sie war davon überzeugt, daß dies der Grund für die Seitensprünge ihres Ehemannes war. Sie schwor ihrem Arzt, daß sie die verordneten Diäten einhalten wolle; aber die zwanghafte Eßlust sei stärker als ihre Willensentscheidung. In dieser Krise suchte sie mich auf und hörte mir während der Trance aufmerksam zu. Ich sagte ihr, daß sie sich selbst von der Furcht, ihren Gatten zu verlieren, befreien solle und den Drang zu lukullischen Ausschweifungen verlieren würde. Ja, es sei gar nicht anstrengend, bereite vielmehr Freude, sich an ihre Diäten zu halten.

Sie kam noch einige Male, und in einem der Trancezustände erinnerte sie sich, daß ihre Eltern sie mit absoluter Gleichgültigkeit behandelt, wogegen sie ihre ganze Liebe einem neugeborenen Bruder zugewandt hätten. Um ihre Tränen zu überwinden, stopfte sie sich mit Keksen und anderen Süßigkeiten voll. Der Mangel an Zuneigung und Aufmerksamkeit fand seinen Ersatz in dem Vergnügen am Essen. Später, als sie verheiratet war, und glaubte, ihr Mann sei nicht mehr so schwärmerisch und rücksichtsvoll wie in den Flitterwochen, wurde ihr Heißhunger immer undwiderstehlicher.

Endlich verstand sie die Ursache ihrer Neurose und war in der Lage, sich an eine normale Kost zu halten. Sie verlor rapide an Übergewicht. Monate später rief sie mich an.

„Mr. Ellen“, ereiferte sie sich, „Sie haben mich in die gleiche Lage versetzt, in der ich zu Ihnen gekommen bin!“

„Welche Schwierigkeiten haben Sie?“

„Nun . . . ich habe 93 Pfund verloren. Jetzt bin ich so schlank, daß ich mich neu einkleiden mußte und einige Freunde meines Mannes machen mir Komplimente. Er ist eifersüchtig und verfolgt mich mit seiner Eifersucht!“

„Fein!"
„Nein, das ist gar nicht fein. Es ist unmöglich, mit ihm zusammenzuleben. Bitte, verhelfen Sie mir wieder zu einer Gewichtszunahme!"
„Ich denke nicht daran, Ihnen einen schlechten Dienst zu erweisen. Schicken Sie mir lieber Ihren Mann, ich werde ihn von seiner Eifersucht heilen!"
So ist das oft. Erst mäkeln die Ehegatten mit den Fettsüchtigen herum und dann, wenn sie abgenommen haben, dann ist es ihnen auch nicht recht. Sie werden mit der neuen Situation nicht fertig.
Der amerikanische Psychiater Dr. Eric Berne schreibt in seinem Buch SPIELARTEN UND SPIELREGELN DER LIEBE über Fettsüchtige:
„In den Ländern mit westlicher Zivilisation glauben die meisten Frauen, daß Übergewicht die Männer abstößt. In einigen orientalischen Harems dagegen gilt die Regel: Je dicker, desto besser. Doch auch bei uns können vollschlanke Frauen gewöhnlich einen Mann finden, der sie so liebt, wie sie sind. Dennoch bemühen sich Frauen, wenn sie auf Heirat, Liebe, Intimität oder einfach Sex aus sind, schlank zu bleiben.
Die Ärzte sehen Schlankheit als gesund an, denn magere Menschen haben im allgemeinen einen niedrigeren Blutdruck und eine längere Lebenserwartung als Dicke. So kann die Sexualität oder das sexuelle Verlangen indirekt vor hohem Blutdruck und seinen nachteiligen Folgen schützen, möglicherweise auch das Leben verlängern.
Nach der Devise „Sieh mich nicht an", die bei Fettleibigen so gut bekannt ist, ist der Grund für übermäßiges Essen darin zu sehen, daß die Männer davon abgehalten werden sollen, Annäherungsversuche zu machen, oder aber, daß der eigene Mann zurückgestoßen werden soll. Das heißt aber auch, daß diese Frauen abnehmen werden, wenn sie einmal Intimität suchen. Auf diese Weise wirkt die Sexualität gegen die Fettleibigkeit, wenn auch auf Umwegen. Manchmal ist die Beziehung noch unmittelbarer: wenn etwa eine Frau, der ihr Liebhaber oder ihr Mann davongelaufen ist, anfängt, sich zu mästen, also einen Mann gegen einen Sack Süßigkeiten eintauscht. Auch der umgekehrte Fall

kann eintreten: eine einsame Frau beginnt zu fasten und abzunehmen, wenn sie einen Partner gefunden hat."

Auch hier liegt wieder der Beweis, daß Liebe und Fettsucht in unmittelbarem Zusammenhang stehen.

Die durchgreifendste Art, unter Hypnose das Gewicht zu reduzieren, ist das Fasten. Absolute Null-Diät führt dicke Menschen dazu, nicht der Versuchung zu erliegen, doch noch heimlich an den Eisschrank zu gehen. Es ist nicht Sinn und Zweck dieses Buches, genaue Fastanweisung zu geben. Es gibt genügend Bücher darüber, es gibt erfahrene Fastenärzte und es gibt Hypnotiseure, die genaue Anweisungen darüber geben können.

Fest steht jedenfalls, daß beim Fasten nicht nur Pfunde verloren gehen. Im Fasten steht der gesamte Organismus unter dem Gesetz der Reinigung. Schlacken werden ausgeschieden und der Körper regeneriert sich neu.

Es wurden in diesem Kapitel die Zusammenhänge zwischen Fettleibigkeit und Psychosomatik gezeigt. Wenn man all die Konfliktmöglichkeiten bedenkt, dann leuchtet es ein, daß „nur abspecken" keinen Erfolg versprechen kann. Es gilt nicht nur, die inneren „Programme" zu ändern. Nicht nur neue Eßgewohnheiten können helfen. Zunächst gilt es, die Hintergründe der Fettsucht aufzudecken. Der Hypnosetherapeut, der das nicht tut, kann keinen dauerhaften Erfolg erzielen. Und der Fettsüchtige, der so einem Therapeuten das Geld hinlegt, hätte sich besser dafür etwas gekauft. Denn so ist es zum Fenster hinausgeworfen.

Ist eine Hypnosekur mit Erfolg abgelaufen, dann gilt für alle Zukunft:

Essen ist nicht wichtig! Es gibt so viele andere Freuden und Bedürfnisse im Leben. Wer auf Dauer schlank bleiben will, muß nicht unbedingt Diät halten, und Diät hat immer den anrüchigen „Krankheitsbeigeschmack". Und ein ehemals Dicker ist nach dem Abnehmen auch meist gesund. Er muß in Zukunft nur noch gesundheitsbewußt leben, sein Körper wird es ihm danken.

Morgen früh, wenn Gott will . . .

Einst beklagte sich ein Bischof bei Papst Johannes XXIII (1881 - 1963), daß ihm die Bürde seines Amtes den Schlaf raube!
„In den ersten Wochen meines Pontifikats ging es mir ebenso“, antwortete der Heilige Vater, „aber eines Nachts erschien mir mein Schutzengel und sagte: 'Nimm dich nicht so wichtig, Giovanni!' Seitdem schlafe ich prächtig.“
Nimm die Dinge im Leben nicht so wichtig, könnte man diesen Ausspruch ergänzen, nimm sie vor allem nicht mit in die Nacht hinein, und du kannst prächtig einschlafen!
Betrachten wir den Menschen vom Standpunkt des Kräftehaushalts dann könnte man ihn als Behälter auffassen, der Kräfte abgibt, und dem Kräfte zufließen müssen, damit der Pegel nicht auf den Nullpunkt, der totalen körperlichen Erschöpfung herabsinkt.
Für den Kräftehaushalt gibt es vier Hauptquellen:
Die gute Luft, eigentlich der Sauerstoff, die Sonne, das Tageslicht überhaupt, die Nahrung und den Schlaf.
Was ist eigentlich Schlaf?
Sigmund Freud hat den Schlafzustand als eine Rückkehr in die dunkle Geborgenheit des Mutterleibes charakterisiert. Über Jahrtausende mußten wir uns, was den Schlaf anbelangt, mit Spekulationen begnügen. Die griechische Sagenwelt sieht den Schlaf und den Tod als Zwillinge der Nachtgöttin Nyx:
Hypnos, der Gott des Schlafes, und Thanatos, der schwarzgeflügelte Gott des Todes, bevölkern als Nachbarn den Hades, die Unterwelt oder das Totenreich der Alten.

Aristoteles, ein Schüler Platons, blieb vor zweieinhalb Jahrtausenden philosophisch - allgemein, als er sagte: „Der Schlaf hat die Bestimmung, der Erhaltung der Lebewesen zu dienen.

Bei vielen Völkern glaubte man, während des Schlafes verlasse die Seele den Körper, gehe auf Wanderschaft, um beim Erwachen wieder zurückzukehren.

Noch heute hüten sich Südsee-Insulaner, einen Schlafenden zu wekken, weil sie fürchten, die Seele könne dann nicht mehr zurückfinden. Da ihnen die Möglichkeiten fehlten, an Schlafenden zu experimentieren, spekulierten auch die Wissenschaftler bis in unser Jahrhundert hinein noch munter drauflos:

Der französische Physiologe Claude Bernard glaubte, der Schlaf beruhe auf einer Minderung der Hirndurchblutung. Pawlow hielt den Schlaf für eine Hemmung des zentralen Nervensystems. Als angeborenen Schutzinstinkt bezeichnete der Schweizer Psychologe Edouard Claparide den Schlaf, während sein Landsmann, der Physiologe Sigmund Exner annahm, der Schlaf beruhe darauf, daß die Verbindung der Hirnzellen unterbrochen würde, weil sie ihre Fortsätze einzögen.

Mit der Ansammlung von Ermüdungsstoffen glaubte neben anderen der österreichische Forscher Ernst Raas, das Phänomen Schlaf erklären zu können.

Noch zu Beginn unseres Jahrhunderts verkündete der große englische Physiologe Sir Charles Scott Sherrington, daß während des Schlafes „im Gehirn die Lichter ausgingen". Nur ganz vereinzelt glühten noch Lichtpunkte hier und da, während der größte Teil des Gehirns im Dunkeln ruhe.

Der deutsche Hormonforscher Hermann Zondek suchte vergeblich nach einem Schlafhormon, dessen Produktionsstätte er in der Hirnanhangdrüse vermutete.

Als 1917 in Wien die europäische Schlafkrankheit, eine Virusinfektion des Gehirns epidemisch auftrat, beschrieb als erster der Wiener Nervenarzt Economo diese Krankheit und sprach bei dieser Gelegenheit erstmalig von einem Schlafsteuerungszentrum im Zwischenhirn. Damit war ein Anfang der Schlafforschung getan.

Der russische Professor Nathaniel Kleitmann, sein Assistent Eugene

Aserinsky, und der Psychiater William Dement, Professor an der Stanford Universität in Kalifornien haben das Problem Schlaf gelöst.
Zu diesem Zweck begaben sich Kleitmann und ein Mitarbeiter für länger als einen Monat in die Monmouth-Höhle in Kentucky. In dieser tief in der Erde liegenden Felsenhöhle sind alle Umweltbedingungen, die oben auf der Erde den 24-Stunden-Tag begleiten, aufgehoben. Hier konnten die Forscher den Tag/Nacht-Ablauf selbst bestimmen. So lebten sie eine Zeitlang in einer Sechs-Tage-Woche, also in einem 28-Stunden-Tag mit neunzehn Stunden Wach- und neun Stunden Schlafzeit.
Wieder vom Höhlenversuch zurück, erprobten sie die Veränderungen, die sich nach einem mehr oder minder langen Schlafentzug, oder während eines Dauerschlafs von bis zu einigen Wochen ergaben. Im Laufe der Jahre wurden Tausende von „Versuchsschläfern“ aller Altersgruppen getestet, einige davon immer wieder geweckt, einmal, um die Folge des vielfach unterbrochenen Schlafs kennenzulernen, zum anderen, damit man ihre Träume kennenlernte, weil diese, wenn die Versuchspersonen weitergeschlafen hätten, nicht mehr in Erinnerung geblieben wären. Es wurde im Verlauf der Zeit eine Fülle von Fakten ermittelt, die zwar neu und hochinteressant sind, aber nicht ausreichen, die Kernfrage: „Warum schläft der Mensch?“ befriedigend zu beantworten.
Die Forscher kamen zu folgenden Ergebnissen:
Der Schlafverlauf gliedert sich in rhythmische Wiederholungen verschiedener Schlaftiefen.
Die Schlaftiefen kann man in vier Intensivstufen einteilen:
1. Dämmerzustand zwischen Wachsein und leichtem Schlaf
2. Beginnender Tiefschlaf
3. Der Schlaf wird, etwa eine halbe Stunde nach dem Einschlafen tiefer.
4. Der Schlaf hat seinen Tiefstand erreicht.

Zwischen den Tiefschlafphasen kommt es zu Leichtschlafphasen, dem sogenannten REM-Schlaf (Rapid Eye Movements) mit schnellen Augenbewegungen unter geschlossenen Lidern. In dieser Phase steigt der Blutdruck, die Hirnrinde wird stärker durchblutet, und die Atmung beschleunigt. Während die Körpermuskulatur sich maximal entspannt, werden die Geschlechtsorgane stärker durchblutet. Bei den Männern, auch bei älteren, kommt es zu Errektionen, bei Frauen steigt die Körpertemperatur im Genitalbereich. Dies auch dann, wenn die Träume, die fast immer mit der REM-Phase verbunden sind, keine sexuellen Inhalte haben.

Die Dauer des Tief- und des REM-Schlafes ist gegenläufig: Die Tiefschlafphasen werden im Laufe der Nacht kürzer, die des REM-Schlafes länger.

Nachtschlaf ist unter vergleichbaren Arbeitsbedingungen und Ermüdungswerten länger als der Schlaf am Tag. Die Beobachtungen von Krankenschwestern im Schichtdienst ergab Mittelwerte von über siebeneinhalb Stunden Schlaf in der Nacht, aber nur wenig mehr als sechseinhalb Stunden am Tag.

Schlafmittel bewirken in der Regel eine Abkürzung des REM-Schlafes. Das ist unerwünscht, weil auf diese Schlafperioden weit weniger verzichtet werden kann, als auf die Tiefschlafperioden.

Schlaf ist aber noch mehr. Wie immer die Welt beschaffen sein mag, im Schlaf verschließen wir uns vor ihr. Nichts spricht mehr zu uns – oder nur so, daß wir nicht zu antworten brauchen. Wir selbst dürfen schweigen.

„Ich kann nicht einschlafen. Die ganze Nacht wälze ich mich im Bett hin und her. Tagsüber bin ich müde und fühle mich miserabel . . ."

„Ich habe einfach keine Energie mehr. Bei der Arbeit kann ich mich nicht konzentrieren. Ich könnte, glaube ich, eine Woche lang schlafen und würde immer noch müde sein."

Fast ein jeder hat schon einmal solche Beschwerden gehabt; gewöhnlich verschwinden sie von alleine wieder. Aber viele Menschen leiden an anhaltenden Schlafstörungen, die ihr Leben auf Monate, auf Jahre zerrütten.

Wer über Schlaflosigkeit klagt, glaubt, daß sie von Ängsten, Depressionen oder anderen seelischen Störungen hervorgerufen wird. Der gleichen Meinung ist bezeichnenderweise auch oft der Arzt, bei dem diese Menschen dann Hilfe suchen. Auf eine Befragung halten 68 Prozent der amerikanischen Ärzte chronische Ängste für die Ursache der

Schlaflosigkeit. 57 Prozent hat als Ursache für Schlafstörungen Depressionen angegeben. Der amerikanische Psychiater William C. Dement hat sich in der Schlafklinik in Stanford mit der Schlaflosigkeit befaßt. Nach Dr. Dement gibt es eine Pseudoschlaflosigkeit: „Durch einen unserer ersten Patienten, den Immobilienmakler Harry G., haben wir warnende Hinweise darauf erhalten, wie unser psychologisches Standardwissen über den Schlaf, Arzt und Patienten in die Irre führen kann. Harry berichtete uns, daß er vorzeitig in den Ruhestand habe treten müssen, weil er nachts kaum schlafen könne. Und am Tag folglich übermüdet sei. Jeden Abend liege er eine Stunde oder mehr im Bett, ohne Schlaf zu finden. In der Nacht wache er dann mehrmals unruhig auf, und länger als bis fünf Uhr morgens könne er niemals schlafen. Dadurch käme er im Durchschnitt auf nicht einmal fünf Stunden Schlaf, und Harrys Frau fügte hinzu, daß ihr Mann geradezu besessen von der Vorstellung sei, endlich einmal vernünftigen Schlaf finden zu können. Weder bei Pillen noch bei Psychiatern hatte Harry Hilfe finden können. Als wir ihn dann baten, ein Tagebuch seiner „Schläfrigkeit" zu führen und alle 15 Minuten seinen jeweiligen Zustand zu vermerken, erhielten wir nach einigen Tagen eine minutiöse schriftliche Bestätigung seiner Klagen.

Als wir Harry in unsere Klinik holten, und zwei Nächte lang seinen Schlaf aufzeichneten, ergab sich ein völlig anderes Bild. Harrys Schlaf war völlig normal. Um einzuschlafen, brauchte er in Wirklichkeit weniger als zehn Minuten, und die Wachphasen in der Nacht ergaben zusammengenommen nur 20 Minuten. Sieben Stunden und dreizehn Minuten genoß er einen ganz normalen Schlaf. Harry quälte also eine „Pseudoschlaflosigkeit". Die veränderten Meßergebnisse veränderten sein subjektives Erleben. Drei Monate später erhielten wir von ihm folgenden Brief:

„Liebe Schlaf-Klinik!

. . . Jetzt, da ich weiß, daß ich genügend Schlaf bekomme, mache ich mir überhaupt keine Sorgen mehr darüber. Wie es scheint, wache ich jetzt nachts weniger häufig auf. Es bedeutet für mich eine große Erleichterung, ohne Schlaftabletten auszukommen. Sie haben mich nur dammelig und depressiv gemacht . . ."

So weit die Geschichte von Harry, die beweist, daß nicht jede „Schlaflosigkeit“ eine echte Schlafstörung ist.
Wenn der Schlaf eines Menschen durch persönliche Probleme gestört wird, dann kann er in einen Teufelskreis geraten, aus dem nur schwer zu entkommen ist. Völlig geschafft zieht er sich morgens aus dem Bett hoch, und obwohl er den ganzen Tag müde ist, findet er auch in der folgenden Nacht nicht den normalen Schlaf. Zu seinen ursprünglichen Problemen gesellt sich nun noch die Angst vor der Schlaflosigkeit. Wenn sich ein Mensch in dieser Situation nicht mit irgendwelchen Hausmitteln beruhigen kann, wird er sich an einen Arzt wenden, um sich jedes Mittel verschreiben zu lassen, das Aussicht auf Nachtruhe bietet.
Ärzte neigen in diesen Fällen dazu, auf die Psyche des Patienten einwirkende Tranquilizer oder Barbiturate zu verschreiben. Der Patient überlegt sich: Wenn ich die Schlafmittel erst nach erfolglosen Versuchen, von alleine einzuschlafen, nehme, dann stellt sich die Wirkung erst spät ein und ich bin am nächsten Tag völlig übermüdet. Und so nimmt er die Mittel im voraus. Aus dem Ablauf der Dinge erwächst ein großes Problem, die medikamentenabhängige Schlaflosigkeit. Menschen, die unter Schlafstörungen leiden, behaupten meist von sich, sie litten unter Schlaflosigkeit. Das kann offenbar nicht wörtlich gemeint sein, denn totale Schlaflosigkeit gibt es praktisch überhaupt nicht.
Es gibt viele Gründe, die zur Schlaflosigkeit führen können. Schmerzen, echte organische Leiden können ebenso die Ursache sein, wie psychische Störungen. Sind Schmerz und organische Leiden beseitigt, stellt sich der Schlaf wieder ein. Anders ist es bei den psychischen Schlafstörungen.
Dr. Karl M. Kirch schreibt in seinem Buch SCHLAFLOSIGKEIT, man könne mit der Hypnose eine vorübergehende Ruhigstellung bei der Schlaflosigkeit erzielen. Sie eigne sich aber nicht, weil sie passiv mache, als Dauerbehandlung bei Schlafstörungen. Hier zeigt sich ganz deutlich, daß auch Ärzte manchmal von Hypnose nicht viel verstehen. Denn gerade die Hypnose ist es, die die Ursachen der Schlaflosigkeit aufdecken kann, um über diesen Weg eine Ruhigstel-

lung zu bewirken. Sind die Konflikte einmal bearbeitet, verschwinden sie, oder der Patient lernt, mit ihnen zu leben. Beides bedeutet aber eine Ruhigstellung.

Wie oft hört man den Ausspruch: „Ich kann nicht schlafen, ich stehe kurz vor einem Nervenzusammenbruch."

Es mag überraschend klingen, aber es gibt überhaupt keinen Nervenzusammenbruch. Nerven brechen nicht zusammen. Noch in keiner sezierten menschlichen Leiche wurden gebrochene Nerven gefunden.

Der Amerikaner Wayne M. Dyer hat das Überwinden von Problemen in seinem Buch DER WUNDE PUNKT folgendermaßen beschrieben:

„Intelligente Menschen erleiden keinen Nervenzusammenbruch, weil sie die Verantwortung für sich selbst übernommen haben. Sie wissen, wie man statt Depressionen das Glücklichsein wählt, weil sie mit den Problemen ihres Lebens umgehen können. Beachten Sie bitte: Ich sage nicht, daß sie ihre Probleme „lösen" können. Anstatt ihre Intelligenz nach ihrer Fähigkeit zum Lösen ihrer Probleme zu beurteilen, messen diese Menschen sie an ihrem Vermögen, sich stets glücklich und wertvoll zu fühlen, unabhängig davon, ob für die Probleme nun tatsächlich eine Lösung gefunden wurde, oder nicht."

Es steckt ein wahrer Kern in den Worten Dyers. Nur, dem psychosomatisch Kranken helfen sie im Augenblick wenig. Er hat schon so viele Ärzte konsultiert, nichts hat ihm geholfen. Er muß erst lernen, seine Konflikte zu bewältigen, oder mit ihnen zu leben.

Es sind ja auch nicht immer handfeste Neurosen, die hinter einer Schlaflosigkeit stehen, manchmal handelt es sich ja nur um aktuelle Störungen des seelischen Gleichgewichts. Hier kann das autogene Training wunderbare Hilfe bringen. Die Selbsthypnose ist die beste verfügbare Methode, Schlaflosigkeit zu überwinden. Wer Einschlafschwierigkeiten hat, sollte das autogene Training erlernen. Viele Ärzte geben Unterweisungen, wie das gemacht wird, und auch die Volkshochschulen haben das autogene Training in ihrem Programm. Wer die Selbsthypnose beherrscht, kann sich einsuggerieren, daß er direkt nach der Hypnose in einen natürlichen Schlaf fällt. Etwa folgende Formulierung kann dabei verwendet werden:

„Ich entspanne mich und entspanne mich – ich werde schläfriger und schläfriger. In wenigen Augenblicken werde ich tief schlafen und die ganze Nacht durchschlafen."

Nach diesen Suggestionen am besten noch an etwas Angenehmes denken. Es ist entscheidend, daß man sich nicht auf das Einschlafen konzentriert, sondern es einfach „geschehen" läßt. Richtig angewendet, bringt diese Methode festen und tiefen Schlaf.

Schlaflosigkeit ist, wie bereits erwähnt, manchmal aber ein tiefsitzendes, neurotisches Symptom. In einem solchen Fall kann die Suggestion unzureichend sein, den Schlaf zu bringen. Hier setzt die Arbeit des Hypnosetherapeuten ein. Er muß herausfinden, welche Ursachen zu der Neurose geführt haben. Professor Langen spricht bei Schlafstörungen aus psychologischer Sicht von einer „Ichlosigkeit". In den ersten Kapiteln habe ich schon einige dieser tiefsitzenden Konflikte aufgeführt. Sie alle können zur Schlaflosigkeit führen, ebenso wie jene, die noch in den folgenden Kapiteln besprochen werden.

Daß auch die alten Griechen der Hypnose, die sie Heilschlaf nannten, große Bedeutung beimaßen, ist bekannt.

Tempelanlagen von erhabener Schönheit und Größe, Äskulap, dem Gott der Heilkunst geweiht, waren einst nicht nur Stätten der Verehrung. Hierhin kamen die Leidenden des antiken Griechenlands, um Heilung zu finden – durch den Eingriff der Götter selbst, wie sie meinten. Zu Tausenden pilgerten die Kranken und Leidenden zu diesen Tempeln in der festen Überzeugung, durch Gottes Hilfe Genesung zu finden.

Dr. I. Issaias, Präsident der Metaphysischen Gesellschaft in Athen beschreibt, wie die Behandlung in den berühmten Tempeln des Äskulap in Athen, in Knidos auf Rodos, in Kos, in Smyrna Pergamon vollzogen wurde:

„Sobald über dem Asklepieion die Nacht hereinbracht, zündete man im Tempelbezirk die heiligen Lampen an; nach einem Imbiß trafen die Kranken alle Vorbereitungen, um innerlich entspannt und so für die Heilkräfte des Gottes aufnahmefähig zu sein. Nach dem Löschen der Lampen begann ein Vorsprecher des Tempels, Propolos genannt, im Namen aller mit einer melodischen, einschläfernden Stimme die

Konzentration des ICHs auf die göttlichen Heilkräfte. Abschließend forderte er die Versammelten auf, in dieser Erwartung zu verharren, und sehr tief einzuschlafen. Man nannte dies die Egkoimesis, die Selbstverinnerlichung. Was hier geschah, war nichts anderes als Hypnose. Die Hypnotisierten schliefen ein, ihre vorbereiteten Seelen öffneten sich für das heilende Ereignis. Und es trat meist ein. Denn es war diese Erwartungshaltung, welche die Heilung vollbrachte.
Der griechische Geschichtsschreiber Pausanius (160 n. Chr.) berichtet, daß es im Asklepieion von Epidaurus Marmorsäulen gab, auf denen einige der wunderbaren Heilungen durch die Götter mit dem Namen der Kranken, ihrer Krankengeschichten und der angewandten Behandlung eingeritzt waren. Hier ein Beispiel:
„Mein Mann litt an Magenkrebs. Als er nach Epidaurus kam und im Tempel einschlief, sah er im Traum, wie der Gott den Dienern befahl, ihn festzuhalten, während Äskulap die Bauchdecke öffnete und die Geschwulst herausnahm. Er stand am nächsten Morgen völlig gesund auf."
Hier hat der Glaube Wunder gewirkt, und der Traum hatte Suggestivkraft. Auch in der Hypnose haben Patienten manchmal Träume von ihrer Genesung und tatsächlich geht es von diesem Augenblick mit ihnen bergauf.
Viele Menschen leiden an Schlaftabletten-Schlaflosigkeit. Mit ihnen und ihresgleichen hat sich die medizinische Forschung in letzter Zeit intensiv befaßt, und die Resultate sind ernüchternd. Sie bestätigen nachdrücklich die bekannten Vorbehalte gegen Schlafmittel: daß sie süchtig machen und, um ihren Zweck zu erfüllen, in immer größeren Mengen eingenommen werden müssen. Aus den neuen Erkenntnissen ziehen die meisten Experten folgende Schlüsse:
Viele von den Medikamenten, die man einnimmt, um sich seine Nachtruhe zu sichern, können den Ablauf des Schlafs so stören, daß man immer wieder angstvoll erwacht, und wer dann noch mehr Tabletten nimmt, beschleunigt diesen Vorgang. Der Gesundheit zuliebe sollten wir leichte Schlafstörungen ohne Schlafmittel, mit dem autogenen Training angehen. Schlaftabletten bleiben am besten für Krisen, wie Krankheit, Kummer, seelischen Schock reserviert. Kein Mensch sollte

sich selbst mit Schlafmitteln „behandeln". In schweren Krisen kann der Facharzt die beste Hilfe sein. Chronische, gesundheitsschädliche Schlaflosigkeit sollte von einem Hypnosearzt, der nach der Ursache forscht, behandelt werden.

Professor Dr. med. Langen, Direktor der Klinik und Poliklinik für Psychotherapie an der Universität Mainz hat das Buch SPRECHSTUNDE: SCHLAFSTÖRUNGEN – WIEDER GUT SCHLAFEN LERNEN (Gräfe und Unzer Verlag München) geschrieben.

Das Buch ist eine Aufforderung zur Selbsthilfe. Der Wissenschaftler sagt allen Schlafgestörten, was sie selbst zur Besserung ihrer Schlafstörungen beitragen können. Professor Langen gibt in dem Buch 3 LERNSTUFEN FÜR DEN RATSUCHENDEN auf:

Lernschritt 1: Der Leser lernt das Funktionieren der Schlaf-Wach-Steuerung kennen, erfährt, wie die biologische Uhr des Menschen funktioniert und welche Bedeutung Träume als Teil des nächtlichen Schlafes haben.

Lernschritt 2: Professor Langen zeigt den Weg, wie sich Schlafgestörte durch eigene Initiative von Schlafmedikamenten lösen und damit ihre Schlaffähigkeit zurückgewinnen können.

Lernschritt 3: Die verschiedenen Formen der Schlafstörungen, ihre Ursachen und Behandlungen werden ausführlich und verständlich beschrieben. Durch Analyse des eigenen Schlafverhaltens und das „Schlafprotokoll" lernt der Patient sich selbst als Schläfertyp genau kennen. Er kann jetzt seine gezielte Behandlung einleiten und ist damit bereits auf dem Weg zum gesunden Schlaf.

Professor Langen gibt den schlafgestörten Menschen folgende Ratschläge:

„Beseitigen Sie, soweit wie möglich, äußere Störfaktoren wie Lärm, Licht, falsche Temperatur und falsches Bett.

Unter Umständen gehört auch das Einrichten eines eigenen Schlafzimmers dazu. Beraten Sie dies alles mit Ihrer Familie. Diese sollte Sie nach Kräften in Ihren Bemühungen unterstützen, wieder schlafen zu lernen.

Gehen Sie so lange zu der für Sie günstigen Zeit schlafen, bis Sie wieder ein sicherer Schläfer sind, selbst wenn Ihr gesellschaftliches und soziales Leben zunächst etwas zu kurz kommt.
Versuchen Sie mittels des autogenen Trainings zu einer Gleichgültigkeit im Sinne Indifferenzhaltung gegenüber nächtlichen Schlaflücken oder einem scheinbar zu späten Einschlafen zu kommen und dadurch Ruhe zu lernen.
Nützen Sie Schlafpausen sinnvoll durch Lesen, ein Zimmerluftbad, durch Notieren wichtiger Gedanken, die Ihren Problemen weiterhelfen können und stehen Sie ruhig auf, wenn Sie entdecken, zu den Früherwachern zu gehören.
Rechnen Sie Ihre Schlafstunden nicht mehr nach. Genießen Sie die Tage, an denen Sie sich frisch und wohl fühlen. Sie werden erkennen, daß es keinesfalls immer diejenigen sind, an denen Sie während der vorangegangenen Nacht besonders lange geschlafen haben. Vielleicht merken Sie auch bald, daß man in Zeiten besonderer Aktivität, die sehr befriedigend sein kann, mit relativ wenig Schlaf auszukommen vermag. Die gedankliche Fixierung - langer Schlaf = leistungsfähig, kurzer Schlaf = erschöpft - wird sich durch solche sachlichen Gegenbeweise auflösen.
Begreifen Sie, daß Schlaftabletten keine Lösung Ihrer Schwierigkeiten bringen. Lassen Sie sie weg.
Verlassen Sie sich auf die Erfahrung, daß sich der Organismus sein Quantum Minimalschlaf holt, das er zur Aufrechterhaltung seiner Funktionen braucht.
Versuchen Sie, Ihrem Schlaf einen zunehmend geringeren Stellenwert in der Skala der für Sie wichtigen Dinge zuzumessen.
Denken Sie daran, daß Schlaf ein instinktgebundener, durch Lernprozesse veränderbarer Vorgang ist, eine aktive Leistung des Organismus. Halten Sie sich stets vor Augen, daß Schlaf lernbar ist."
Schlaf und Träume sind zwei untrennbare Ebenen. Träume und Hypnose sind ebenfalls unmittelbar verbunden. Denn auch die Hypnosetherapie verwertet die Träume.
Albert Einstein hat gesagt, Träume seien fundamentale Einsichten in die Natur.

Descartes entdeckte die Essenz seiner Philosophie im Traum. Dante, Goethe, Tolstoi, Mozart, Schumann und Wagner, sie alle schöpften für ihre Werke aus den Träumen.
Eines der ältesten und zugleich umfassendsten Dokumente über die Beobachtung von Träumen ist der Chester-Beahtey-Papyrus 3 von 2000 - 1790 vor Christus, in dem etwa zweitausend Träume beschrieben sind und außerdem festgestellt wird, ob der Traum gut oder schlecht ist für die Zukunft des Träumers. Die Thematik jener Traumaufzeichnungen ähnelt erstaunlich stark derjenigen gegenwärtiger Träumer und umgreift vor allen Dingen die für den Menschen wohl immer bedeutungsvollen Themen wie Geburt, Tod, Besitz, Verlust, Aggressivität und gelegentlich auch Sexualität. Auch von den Assyrern sind Traumfixierungen belegt. Griechen, Römer und Hebräer übernahmen die animistischen Vorstellungen der Menschen benachbarter ethnischer Gruppen, sowie die Methoden der Traumdeutung von Ägyptern und Assyrern.
Calvin Hall, Direktor des "Institutes of Dream Research" an der "University of California" in Santa Cruz sagt:
„Ein Traum ist ein persönliches Dokument, ein Brief an uns selbst: „Wenn wir uns an unsere Träume erinnern und sie studieren, schauen wir in uns hinein, decken Konflikte auf und entdecken verborgene seelische Reichtümer."
Das wachsende Interesse an Selbsterfahrung, und das Begräbnis des pathalogischen Makels der Träume haben das Erinnern an Träume zu einer nützlichen Übung werden lassen.
„Wir alle können", sagt die Psychologin Ann Faraday, „und wir müssen keine Angst mehr haben, versteckte Neurosen oder psychische Schreckgespenster zu entdecken, mit denen wir nicht fertig werden können."
Zunächst muß man sich an seine Träume erinnern können. Das setzt voraus, daß wir sie für wertvoll halten, daß sie unsere Neugier wekken, und daß wir sie verstehen möchten. Wir alle haben wohl jede Nacht mehrere Träume; wenn wir also aufwachen, ohne daß uns ein Traum gegenwärtig ist, haben wir ihn mit Sicherheit vergessen. Weil Träume seltsam bizarr, zusammenhanglos oder sinnlos sind, ent-

schwinden sie rasch dem Gedächtnis. Je früher man sie festhält, desto besser. Damit wir unsere Träume nicht vergessen, empfiehlt Dr. Stanley Krippner, ein bedeutender Traumforscher, man solle sich vor dem Einschlafen, wenn man im Bett liegt, laut vorsagen: „Morgen früh werde ich mich an meine Träume erinnern."

Diese Suggestion sollten wir uns mindestens zehnmal vorsagen. Weiter heißt es bei Dr. Krippner:

„Haben Sie immer einen Notizblock und einen Bleistift neben ihrem Bett liegen. Sobald Sie erwachen, schreiben Sie den Traum mit möglichst allen Einzelheiten nieder. Entspannen Sie sich, versuchen Sie, den ganzen Traum zurückzubringen. Wenn Sie sich an gar nichts erinnern, bleiben Sie ruhig liegen und beobachten Sie, was Ihnen in den Sinn kommt. Das erste Wort oder Bild, das dann auftaucht, steht sehr wahrscheinlich mit Ihrem letzten Traum in Verbindung. Wenn Sie dann den Assoziationen folgen, werden Sie gewöhnlich zu Ihrem Traum geführt.

Wenn Sie mehrere Wochen oder Monate Material über Ihre Träume gesammelt haben, dann gehen Sie einmal Ihr Traumtagebuch durch. Finden Sie heraus, welche Situationen, welche Leute am häufigsten auftauchen. Beachten Sie Töne, Farben, Geschmackseindrücke und Gerüche in Ihren Träumen. Bringen Sie Ihre Träume in eine Ordnung, die Ihnen sinnvoll erscheint. Versuchen Sie Ihre Träume in Schlagzeilen zusammenzufassen:

ANGST VOR NEUEM – UNTER BESCHUSS – FLIEGEN – es gibt so viele Möglichkeiten, wie es Träume gibt.

Die Hypnosetherapie liefert eine Möglichkeit, Träume noch einmal nacherleben zu lassen. Diese Träume geben den Therapeuten wertvolle Hinweise auf die Konfliktsituationen, außerdem kann im Nacherleben eines Traumes ein Konflikt gelöst werden.

Jede Gesellschaft hat Anschauungen und Mythen über die Träume entwickelt, die ihnen einen Platz im Dasein der Menschen geben. In manchen Kulturen deuten die Menschen ihre Träume täglich und machen die Welt ihres Schlafes zu einem wichtigen Teil ihres Wachseins. In anderen Kulturen, einschließlich der unseren, ist man dem Traum gegenüber eher gleichgültig und entwickelt die Kunst der Deutung unter besonderen Umständen, wie etwa der Psychoanalyse. Es gibt jedoch in wachsendem Maße auch experimental-psychologische Beweise dafür, daß Träume Informationen über einige Aspekte der menschlichen Persönlichkeit enthalten.

Einige der Freudschen psychoanalytischen Theorie zuneigende Forscher glauben, daß Träume durch Verdrängung dem Bewußtsein verloren bleiben. In Wirklichkeit hat Freud allerdings nie eine Hypothese des Nichterinnerns durch Verdrängung entwickelt. Er formulierte die Vorstellung, daß beim Aufwachen unsere inneren Abwehrmechanismen versuchen, bedrohliche Aspekte unserer Träume abzublocken. Aber sein Hauptinteresse richtet sich nicht darauf, ob sich ein Mensch oft an seine Träume erinnert, sondern darauf, zu verstehen, warum seine Patienten sich manchmal an Teile ihrer Träume erst erinnern konnten, wenn sie Teile, die sie sich leicht vergegenwärtigten, besprachen und von ihnen ausgehend, frei assoziierten. Freud gelangte zu dem Glauben, daß die zunächst vergessenen Elemente der Schlüssel zur Bedeutung eines Traumes seien, und er schloß, daß diese Teile, da sie die verräterischsten waren, ursprünglich verdrängt worden sein mußten. Unglücklicherweise sind viele Psychologen eher der landläufigen „Nichterinnerer-sind-Verdränger"-Doktrin gefolgt als Freuds feinerer Theorie. Auf der Grundlage dieses weit verbreiteten Glaubens sind zwei spezifische Hypothesen entstanden. Die eine besagt, daß Menschen, die sich selten an Träume erinnern, zum Verdrängen – besonders bei Träumen – neigen, die andere besagt, daß seelisch beunruhigende Erlebnisse vor dem Schlaf die Verdrängung fördern, und zwar besonders bei Menschen, die zum Verdrängen neigen. Das Ergebnis einer Reihe von Untersuchungen läßt ernsthafte Zweifel an der Richtigkeit bei der Hypothese aufkommen. Die Hypnose jedenfalls kann die verdrängten oder vergessenen Träume hervorholen, und aus ihrem Informationsgehalt kann der Therapeut auf die Konflikte schließen.

Ob im Traum oder in der Hypnose, Bilder die aufsteigen, werden von vielen Psychologen in ein festgefaßtes Schema gefaßt. Etwa so: Das große Lexikon der Träume – Jetzt können Sie selbst feststellen, was Ihre Träume bedeuten!

Das ist blanker Unsinn. Solche Thesen haben keinen echten Informationswert. Der Psychologe C. G. Jung sagt dazu:
„Übrigens wäre es töricht, an gebrauchsfertige systematische Anleitungen zur Traumdeutung zu glauben, als ob man einfach ein Nachschlagewerk kaufen und ein bestimmtes Symbol und seine Bedeutung heraussuchen könnte. Kein Traumsymbol kann von dem Menschen, der davon geträumt hat, abgetrennt werden; denn es gibt keine allgemeingültige Deutung für einen Traum. Es stimmt zwar, daß es typische und häufig auftretende Träume und Symbole gibt, wie etwa das Fliegen, Fallen, Verfolgtwerden und andere. Ein typisch infantiles Motiv ist ein Traum, in dem man winzig klein oder riesengroß wird, oder sich von einem Zustand in den anderen verwandelt. Aber ich muß nochmals betonen, dies sind Motive, die im Kontext des Traumes, nicht als sich selbst erklärende Chiffren gesehen werden müssen.
Der immer wiederkehrende Traum ist ein beachtenswertes Phänomen. Gewöhnlich stellt er einen Versuch des Unbewußten dar, eine mangelhafte Lebenseinstellung des Träumers zu kompensieren; er kann aber auch aus einem traumatischen Erlebnis kommen oder manchmal einem wichtigen Ereignis vorausgehen."
Träume dienen dem Zweck der Kompensation. Sie sind ein normales, psychisches Geschehen, das unbewußte Reaktionen oder spontane Impulse ins Bewußtsein überträgt. Viele Träume können mit Hilfe des Träumers gedeutet werden, der durch seine Assoziationen den Kontext des Traumbildes anreichern und belichten hilft.
Handelt es sich aber um quälende, oder stark emotionelle Träume, dann genügt oft die Assoziation des Träumers für eine zufriedenstellende Interpretation nicht. In solchen Fällen muß die Tatsache in Betracht gezogen werden, daß häufig Elemente im Traum auftauchen, die nicht aus persönlichen Erfahrungen des Träumers abgeleitet werden können. Diese Elemente, die Freud als archaische Überreste bezeichnet hat, sind geistige Formen, die dem menschlichen Geist offenbar angeboren sind.
Wie der menschliche Körper ein ganzes Museum von Organen darstellt, von dem jedes eine lange Entwicklungsgeschichte hinter sich hat, so können wir auch erwarten, daß unser Geist in ähnlicher Wei-

se organisiert ist. Er kann ebensowenig, wie der Körper, in dem er existiert, ein Produkt ohne Geschichte sein. Mit der Geschichte ist nicht die bewußte Beziehung unseres Geistes auf seine Vergangenheit in Sprache und anderen kulturellen Traditionen gemeint. Gemeint ist die biologische, prähistorische, unbewußte Entwicklung des Geistes im archaischen Menschen, dessen Psyche der des Tieres noch sehr ähnlich war."

Nach C. G. Jung bildet diese unermeßlich alte Psyche die Grundlage unseres Geistes, so wie die Struktur unseres Körpers auf dem allgemeinen anatomischen Muster des Säugetieres beruht. Das geübte Auge des Anatomen oder des Biologen findet in unserem Körper viele Spuren dieses ursprünglichen Musters. Der erfahrene Forscher der Seele erkennt in ähnlicher Weise die Analogien zwischen den Traumbildern des modernen Menschen und den Erzeugnissen des primitiven Geistes, seinen kollektiven Bildern und seinen mythologischen Motiven.

C. G. Jung schreibt in seinem Buch DER MENSCH UND SEINE SYMBOLE von den Archetypen, von den Bildern des kollektiven Unbewußten. Diese Dinge sind wichtig, wenn man sich mit Hypnose befaßt, denn genau wie im Traum, tauchen in der Hypnose Bilder aus dem Unterbewußtsein auf. Für den Hypnosetherapeuten ist es wichtig, die aktuellen Traumsymbole von den archetypischen zu unterscheiden.

Nach C. G. Jung kommt der Mensch nicht allein mit einer leeren Psyche auf die Welt. Jung schreibt:

„Die Psyche ist mehr als das Bewußtsein. Tiere haben wenig Bewußtsein, aber viele Impulse und Reaktionen lassen bei ihnen auf die Existenz einer Psyche schließen, und Primitive tun viele Dinge, deren Bedeutung sie bewußt gar nicht kennen.

Man wird viele zivilisierte Leute vergeblich danach fragen, woher eigentlich der Weihnachtsmann, oder der Osterhase kämen, und was sie bedeuten. Auch sie tun noch gewisse Dinge, ohne zu wissen warum. Ich neige zu der Ansicht, daß diese Dinge zunächst nur getan worden sind, und erst viel später hat man nach ihrem Sinn gefragt. Der Psychologe sieht sich ständig Menschen gegenüber, die sonst intelligent sind, sich zeitweise aber völlig unerklärlich benehmen und keine Ahnung von dem haben, was sie sagen, oder tun. Sie sind plötzlich unvernünftigen Impulsen unterworfen, für die sie selbst keine Erklärungen haben. Oberflächlich gesehen scheinen solche Reaktionen und Impulse ganz persönlicher Natur zu sein. Deshalb tun wir sie als abnormales Verhalten ab.

Tatsächlich aber beruhen sie auf einem vorgeformten und immer bereiten Instinktsystem, das für den Menschen charakteristisch ist. Gedankenformen, allgemein verständliche Gesten und viele andere Haltungen folgen einem Muster, das angeordnet wurde, lange bevor der Mensch ein reflektierendes Bewußtsein entwickelte."

Diese Zusammenhänge sind wichtig, will man sich Gedanken über die Träume, aber auch über die Hypnose machen. Und gerade die Hypnose vermag in die tiefen Schichten unserer Psyche vorzudringen, in der beispielsweise die Archetypen wirken. Ich selbst bin in einigen Hypnosesitzungen, so weit „weggewesen", daß ich mehreren Archetypen begegnet bin. Oft wird auch die Frage aufgeworfen, ob Träume etwas über die Zukunft aussagen können.

Jung vertritt die Meinung, daß zum Zeitpunkt des Traumes das Ereignis noch in der Zukunft liegen kann. Genauso wie unsere bewußten Gedanken sich mit der Zukunft und ihren Möglichkeiten beschäftigen, so tut es auch das Unbewußte und seine Träume. Man hat lange allgemein angenommen, die Hauptfunktion vom Träumen sei die Voraussage der Zukunft. Im Altertum und bis ins Mittelalter hinein spielten Träume bei der medizinischen Prognose eine Rolle. Mit einem modernen Traum läßt sich das Element der Prognose bestätigen, das sich in einem alten Traum findet, den Artemidorus von Daldis im zweiten Jahrhundert vor Christus zitiert:

„Ein Mann träumte, er sähe seinen Vater in den Flammen eines brennenden Hauses sterben. Nicht lange danach starb er selber an Phlegmone (Feuer oder hohes Fieber)." Der Patient eines Arztes der Gegenwart träumte, der Arzt käme bei einem Brand ums Leben. Der Patient, der nichts von einer Krankheit seines Arztes wußte, ahnte zu dieser Zeit nicht, daß der Arzt bereits im Krankenhaus lag. Drei Wochen später starb der Arzt.

Wie diese Beispiele zeigen, können Träume einen prognostischen Charakter haben, den man bei der Traumdeutung in Betracht ziehen muß, besonders dann, wenn ein offenbar bedeutsamer Traum keinen hinreichend erklärenden Kontext liefert. So ein Traum kommt oft aus heiterem Himmel, und man fragt sich, was ihn wohl verursacht hat. Wenn man seine versteckte Botschaft kennen würde, wäre natürlich auch die Ursache klar. Denn es ist nur unser Bewußtsein, das noch nicht weiß, das Unterbewußtsein scheint bereits informiert zu sein, und seine Schlußfolgerung ist im Traum ausgedrückt. Das Unbewußte ist also offensichtlich in der Lage, genau wie das Bewußtsein, Tatsachen zu untersuchen, und Schlüsse daraus zu ziehen. Es kann bestimmte Fakten benutzen, und deren Resultate vorwegnehmen, gerade weil wir ihrer nicht bewußt sind.

Jung:

„In den Jahren, als die Psychologie noch in den Kinderschuhen war, merkten wir, daß Träume eine gewisse Wichtigkeit hatten. Aber ebenso wie die Griechen sich einredeten, ihre Mythen wären bloße Ausarbeitungen der rationalen, oder „normalen" Geschichte, so kamen auch einige psychologische Pioniere zu der Auffassung, Träume bedeuteten nicht das, was sie zu bedeuten scheinen. Die dargestellten Bilder und Symbole wurden als bizarre Formen, in denen unterdrückte psychische Inhalte dem Bewußtsein erschienen, abgetan.

Ich stimme mit dieser Auffassung nicht überein.

Ich habe die Form der Träume genauso untersucht, wie ihren Inhalt. Warum sollten sie etwas anderes bedeuten, als ihr Inhalt anzeigte? Gibt es in der Natur etwas, was anders ist, als es ist?

Der Traum ist eine normale natürliche Erscheinung und bedeutet nichts, was er nicht selbst ist. Der Talmud sagt: 'Der Traum ist seine eigene Deutung'.

Verwirrung entsteht nur, weil die Trauminhalte symbolisch sind und deshalb mehr als eine einzige Bedeutung haben. Die Symbole weisen in eine Richtung, die wir mit dem bewußten Verstand nicht begreifen; sie beziehen sich auf etwas, das entweder unbewußt oder wenigstens nicht völlig bewußt ist.

Christen fragen oft, warum Gott nicht zu ihnen spreche, wie er es scheinbar früher zu den Menschen getan hat. Wenn ich solche Fragen höre, denke ich immer an den Rabbi, der gefragt wurde, wie es käme, daß Gott sich früher den Menschen so oft gezeigt habe, heutzutage ihn aber niemand mehr zu sehen bekomme. Der Rabbi antwortete: „Heutzutage gibt es niemanden mehr, der sich tief genug bücken kann."

Die Antwort trifft den Nagel auf den Kopf. Wir sind in unserem subjektiven Bewußtsein so gefangen und eingewickelt, daß wir die jahrhundertealte Tatsache vergessen haben, daß Gott hauptsächlich in Träumen und Visionen spricht."

In diesem Kapitel wurde auf die Bedeutung der Träume etwas näher eingegangen, weil die Träume in der Hypnosetherapie eine große Rolle spielen. Einmal, die Träume an sich, weil sie den Therapeuten Informationen über die Konflikte liefern können, zum anderen aber auch, weil einige Therapeuten bewußt projezierte Traumbilder in die Hypnosetherapie einbauen. Sie wenden eine Methode an, die sie kathatymes Bilderleben, oder auch die hypnagoge Bilderschau nennen. Dabei lassen sie Phantasiereisen ihrer Patienten durch Schichten der eigenen Persönlichkeit machen und bei einer anschaulichen Verkörperung seines Selbst ankommen zu lassen. In einem Augenblick, der sicher zu den aufregendsten im gesamten Bereich der Psychologie gehört, sieht und erlebt ein Mensch tatsächlich sein innerstes Wesen.

Die Heilsamkeit der Bilderschau ist enorm. Sie verkürzt die Psychoanalyse wesentlich und weist größere Heilerfolge auf, weil sie in tiefere Schichten des Unterbewußtseins vordringt. Viele wichtige unverarbeitete Kindheitserinnerungen tauchen dabei – fast regelmäßig – auf, und lassen sich in der Hypnosesitzung verarbeiten.

In der hypnagogen Bilderschau werden bestimmte Bilder vorgegeben, beispielsweise eine Wanderung auf dem Meeresgrund, oder eine Bergbesteigung. Der Patient erlebt die Dinge tatsächlich und bei diesen vorprojezierten Traumbildern begegnen ihm viele Gestalten, die Symbole für bestimmte Ereignisse und Menschen sind, denen man früher einmal begegnet ist. Als vor zweitausend Jahren die Goten die sturmbewegte Weite und die unergründliche Tiefe des menschlichen Herzens kennzeichnen wollten, wählten sie zum Vergleich die „wallende See“, die „sai-vala“, die dem deutschen Wort Seele wie dem englischen „soul“ den Namen gegeben hat. „Seele des Menschen, wie gleichst du dem Wasser“, hat auch Goethe schon gesagt.

Wenn einem Patienten die Meeresübung vorgegeben wird, so läßt ein bildhafter Weg in die Tiefe des Meeres erkennen, was im Grunde der Menschenseele vorgeht. Patienten, mit denen das kathatyme Bilderleben gemacht wird, erleben Märchenbilder und Begriffe einer kindhaft-archaischen Zauberwelt. Allerdings erleben Neurotiker auch oft siegreiche und befreiende Kämpfe, Dämonen tauchen auf, wie archetypische Gottesbilder, mit denen sie sich in der Tiefenentspannung auseinandersetzen müssen.

Im Bilderleben lernen die Patienten zunächst, den Gefahren und Schwierigkeiten in der Traumwelt, aber auch denen fürs reale Leben ins Auge zu sehen. Es gibt keine Flucht, kein Zurück, im Bilderleben. Alte Erlebnisse werden hervorgeholt und müssen neu verarbeitet werden, bevor sie wieder endgültig im Unbewußten verschwinden. Beispielsweise, wenn ein böses Tier, oder ein Ungeheuer den Patienten in der Traumhypnose angreifen will, dann gibt es kein Davonlaufen, dann muß er sich stellen. Meistens gibt man ihm in der Hypnose einen sogenannten Zauberstab, mit dem er diese furchterregenden Tiere und Dinge beseitigen kann. Diese Gestalten sind aber nichts als Symbole, und mit dem siegreichen „Bekämpfen“, mit dem Zauberstab oder anderer Hilfsmittel, verschwindet der Konflikt, den das Uneheuer, oder das Tier symbolisiert.

Krokodile, die sich im Schlamm wälzen, symbolisieren oft die Sexualität und die falsche Ansicht, Sexualität sei Schmutz. Wenn die Traumgestalten „bearbeitet sind“, löst sich der Konflikt, und der Therapeut ist in der Lage, nach der Hypnosesitzung mit dem Patienten nochmals über Sexualität und Schmutz zu sprechen, um die Dinge nun endgültig geradezurücken.

Aggressive Maßnahmen haben vor allem selbstmordgefährdete Neurotiker zu bestehen. Wahre Heldenkämpfe haben sie zu bestehen mit Drachen, Ungeheuern, Haifischen, Krokodilen oder Giftschlangen. Sie enden oft mit wiederholtem, meist blutigem Gemetzel, mit grausamen Marterungen, mit Foltern, mit Zerstückeln, Schlachten, Zerhacken, Aufspießen der jeweiligen Feinde. Gerade diese Aggressionshandlungen haben sich aber bei der Behandlung als ausschlaggebende Befreiung erwiesen. Solche Sitzungen sind immer heilsam!

Bei der Bergübung beispielsweise haben viele Patienten religiöse Erlebnisse. Nicht alle religiösen Erlebnisse sind christlich geprägt. Allgemeine Eindrücke der Größe, der Güte oder der Allmacht Gottes in Anbetracht der Weite der Schöpfung, die sich zu Füßen des Berges ausbreitet, sind ebenso vertreten, wie Erlebnisse sittlicher Läuterung, der Reinigung in einem Bergquell oder das Empfinden von Ehrfurcht, Demut und Dankbarkeit. Gerade diese Übungen können mit alten Schuldgefühlen aufräumen.

Viele sehen Bilder von verschiedenen Orten, die sie besser verkörpern. So erlebte ein junger Mann Abenteuer in einem Wald, auf einem schlammigen Hügel, in einem Wasserfall und dann auf einem Feld, bevor er fand, daß sein Selbst auf einem weiten sonnigen Strand residierte.

Noch andere mögen die Bilder in vergangenen Ereignissen finden, Szenen aus ihrer Jugend, neuere Episoden, Szenen aus Filmen, aus Träumen und Büchern – alle können sich zu einer Folge von Phantasien verbinden. Was auch immer Inhalt oder Weg der Reise sein mag, mancher wird sein Selbst wahrscheinlich als wunderschönen Ort empfinden, wo er einen wunderbaren Frieden fühlt, oder als helles weißes Licht, wie die Sonne.

Ein Mensch, der mit seinem inneren Selbst in Beziehung steht, fühlt sich im Einklang mit sich selbst. Im kathatymen Bilderleben kann mancher die ganze Skala seiner Gefühle und Wünsche kennenlernen – kann er verstehen, wie er ist, und wie er sein Leben führen möchte. Wenn ihm Fragen gestellt werden, kommen die Antworten aus seinem tiefsten Selbst. Die Antworten sind echt, ungetrübt von falschem Rollenverhalten. Die Psychologin Martha Crampton, die mit dieser Methode Pionierarbeit geleistet hat, hat ihre Patienten aufgefordert, das Bilderleben sich so vorzustellen, indem sie sich die oberste Schicht ihrer Persönlichkeit vor Augen führten. Sie bittet sie dringend, nicht logisch zu denken oder sich zu zensieren, sondern nur nach einem Bild Ausschau zu halten.

Wenn ein Patient dann auf der Reise ist, fragt sie ihn manchmal, was er bei einer bestimmten Schicht seiner Persönlichkeit empfindet, oder sie läßt sich ein Bild detailliert in allen Einzelheiten schildern, oder sie drängt ihn, zur nächsten Schicht weiterzugehen. Sie unterbricht nur selten mit einer Interpretation.

Als würde er von seinem Selbst angezogen, das entdeckt werden will, folgt der Reisende seinen Bildern zum Zentrum seines Wesens.

Sehen wir uns ein Beispiel so einer Reise an, das aus den Aufzeichnungen Dr. Cramptons stammt:

Schicht eins: Ein spiralförmiger Weg, der ins Innere führt. Zuerst sah ich eine Ansammlung von konzentrischen Metallringen. Jetzt sehe ich mich, wie ich auf einem Pfad durch einen Wald gehe. Das Sonnenlicht strömt durch die Bäume. Es scheint ein Erkundigungspfad zu sein, der nicht gut markiert ist. Aber ich scheine auf dem richtigen Weg zu sein.

Schicht zwei: Ich bin im Garten . . . sitze dort vor einem großen Zeichenbrett. Ich scheine an einem großen Plan des Universums zu zeichnen – ich versuche den Platz des Menschen im allgemeinen Aufbau der Dinge darzulegen.

Schicht drei: Eine Wolke, graublau. Jetzt wandelt sich die Farbe in eine weißliche, silbrige Farbe. All das scheint aus einem Vulkan hervorzuströmen, der gerade entstanden ist. Es gibt nur die Wolke, die diffus ist. Das Gefühl ist eine Art Verwunderung. Die Wolke scheint zu blitzen, oder zu blinken, als wären Lichtpunkte in ihrem Zentrum. Sie stellt vielleicht das ganze Universum kurz vor, oder direkt nach der Schöpfung dar; andererseits scheint es auch eine Art Warnung oder ein Anzeichen für ein Ereignis zu sein – eine Art Rätsel.

Schicht vier: Ein Adler mit ausgebreiteten Flügeln, als wollte er gleich losfliegen.

Schicht fünf: Derselbe Vogel im Flug – er steigt, als wolle er die Sonne erreichen. Der Vogel ist schwarz, auf seinen Flügeln spiegelt sich das goldene Licht der Sonne wider. Die Sonne hat eine tief goldene, oder orangegoldene Farbe.

Schicht sechs: Das ist jetzt schwer zu verstehen. Es ist, als schaue ich von einem Berg in eine weite sonnige Ebene hinein. Auf der Ebene ist eine Anordnung von geometrischen Figuren, die aus silbrigem Material zu bestehen scheinen. Dort ist ein Dreieck, bestehend aus zwei Schlangen und eine Kugel. Sie bilden eine Triade in der unteren linken Ecke. In der oberen rechten Ecke erstreckt sich ein purpurner Hintergrund mit einem weißen Schwan davor oder einem Silberreiher – ein Vogel mit langen Beinen, der aufrecht dasteht. Der Vogel stellt Frieden und Gelassenheit dar. Das Dreieck scheint die Wahrheit zu interpretieren. Die Kugel sehe ich als Schönheit, und die Schlangen sind Liebe und Güte, oder Weisheit, die beide verbindet.

Schicht sieben: Ein Kollege und ich treffen uns das letzte Mal an der Küste des Meeres. Über uns ist ein großes V-Zeichen, das sich wie die beiden Arme eines Regenbogens ausbreitet. Die Arme des Regenbogens zeigen, daß unser Werk nach oben und nach außen strahlt.

Schicht acht: Eine goldene Ebene oder Oberfläche. Diesmal existieren nur die Doppelschlangen aus Silber. Am Ende der Ebene ist die Sonne, jetzt goldener – die ihr Licht über die Schlangen ergießt, die ihrerseits einen Schatten werfen. Die Szene ist bewegungslos und zeigt den Aspekt der Ewigkeit.

Schicht neun: Ein grenzenloser Ozean – die Sonne glitzert auf seinen Wellen. Aus der Sonne entstehen verschiedene Silberspiralen, die als Korona die Sonne umgeben. In diesem Augenblick kommt die Silberwolke zurück, und das Glitzern auf den Wellen verschwindet. Die Sonne und die Wolke scheinen ineinander verschmolzen zu sein. Die Wolke ist jetzt heller, als sie vorher war – wie eine pulsierende Masse aus Licht, mit kleinen Punkten aus zusätzlichem Licht. – Die Farbe liegt zwischen Gold und Silber – mit der Wärme des Goldes und dem Licht des Silbers – ein perlfarbenes Gold. Jetzt existiert nur noch diese perlfarbene Wolke – jetzt ein wärmeres Gefühl . . . ein Gefühl der Freude!“

In der hypnagogen Bilderschau vergleichen die Patienten selbst ihren Weg nicht selten mit der Entdeckungsfahrt eines Unterseebootes, mit dem sie zielgerichtet, und unmittelbar selbständig die tiefsten Schichten in sich ansteuern. Zweifellos weisen sehr viele projezierte Träume Beziehungen auf, zu den zentralen Lebenskonflikten; doch ebenso sicher ergeben sich erhebliche Unterschiede in der Bedeutung und

Fruchtbarkeit des Traummaterials für die systematische Arbeit mit dem Patienten.

Die hypnagoge Bilderschau wird sich in Zukunft immer mehr durchsetzen, denn gerade sie kann in sehr kurzer Zeit Konflikte aufdekken. Der Patient lernt seine Konflikte neu zu bearbeiten, damit er endlich von ihnen befreit wird, oder er lernt, mit ihnen zu leben, ohne daß sie ihn belasten.

Die Sucht –
oder die Flucht aus der Wirklichkeit

„Es liegt ja nur daran, weil ich trinke", sagt mancher. Andere behaupten, das Übel ihrer Krankheit liege im Rauchen, Drogengenuß oder in der Tablettensucht.

Diesem Irrtum gilt es entgegenzutreten: Alle Süchte sind ihrer Natur nach Endergebnisse, keine Ursachen, wie so viele Menschen glauben.

Die Wurzel allen Übels liegt auch hier wie bei so vielen anderen psycho-somatischen Erkrankungen in der Kindheit. Süchtige Menschen sind meist nicht abgenabelt. Das könnte erklären, warum Willensstärke dem Süchtigen allein nichts nützt, um von seiner Sucht loszukommen. Wie soll auch einer mit seiner Sucht fertig werden, wenn er den Grund, die Ursache dazu nicht kennt? Alle Süchte, ob Eßsucht, Rauchsucht, Drogen- oder Tablettensucht, haben einen gemeinsamen Nenner: Dem Süchtigen fehlt es an Liebe!

Sicher könnte man sagen, daß Alkohol, Nikotin, oder andere Rauschmittel den Menschen süchtig machen, aber nur sekundär. In erster Linie macht der Mensch sich selbst süchtig. Er allein ist für sein Tun verantwortlich. Erst die Kombination Suchtmittel und Mensch wird zum Schaden.

Oder hat schon einmal jemand erlebt, daß eine im Regal stehende Schnapsflasche einen Schaden anrichtet?

Süchtige sind Neidhammel, eifersüchtige Zeitgenossen, behaupten die amerikanischen Seelenärzte Marguerite und Willard Beecher. In

ihrem Buch BESSER LEBEN OHNE NEID UND EIFERSUCHT heißt es:
„Neidische Typen sabotieren sich selbst, um Sympathie zu erregen, mit der sie ihr Ich aufblasen können. Sie lieben es, wenn man sie anfleht, ihre sinnlose Selbstzerstörung aufzugeben, und wenn man sie darauf hinweist, welch große Möglichkeiten sie hätten, und welche großen Dinge sie vollbringen könnten, würden sie nur ihre Aktivität der nützlichen Seite des Lebens zuwenden. Sie lieben es, sich von anderen mit Versicherungen und Schmeicheleien bestürmen und sich sagen zu lassen, was für Helden sie sein könnten, wäre nicht ihr unglückseliger Defekt, gegen dessen Behebung sie sich wehren. Das gibt ihnen das Gefühl, geschätzt und begehrt zu sein. Sie entdecken, daß sie mit ihrem Versagen mehr Aufmerksamkeit finden, als mit allen vorherigen Bemühungen. Dies ist das fatale Geheimnis, das jeder Süchtige entdeckt hat. Er hat herausgefunden, daß er durch das schäbige Mittel der Selbstzerstümmelung eine Sonderstellung und Macht über andere erlangen kann."
Bei der Behandlung durch Hypnose wird kein wesentlicher Fortschritt erzielt werden, solange die Menschen nicht erkennen, daß sich die Süchtigkeit für den Süchtigen bezahlt macht:
Mit großen Dividenden an sein Ich und mit großen praktischen Dividenden. Wir müssen uns gegenwärtig sein, daß wir dem Süchtigen, wenn wir ihn von seinem Machtsockel herunterholen, etwas als Ausgleich geben müssen, nämlich ein sinnvoll erfülltes Leben, in dem er seinen festen Platz hat.
Der amerikanische Verband 'Alcoholics Anonymous' fand schon vor langer Zeit heraus, daß es sinnlos ist, einen Alkoholiker zu behandeln, bevor er sozusagen ganz am Boden liegt. Kommt jemand zum Treffen der AA, wird der hinausgeworfen! Man weigert sich dort, kleine Kinder zu hüten. Und fragt man einen ehemaligen Süchtigen, was man mit einem rauschgiftsüchtigen Sohn machen soll, wird er raten, den Jungen hinauszuwerfen. Anderenfalls subventioniert man nur seine Neurose und fördert sie. Warum sollte er sich ändern, solange er für seine Sucht der Aufmerksamkeit der Mitmenschen sicher ist?
Eine Sucht ist der Trostpreis für ein zu kurz gekommenes Ich, den ein

Süchtiger sich auf Kosten anderer selbst zuerkennt. Da er es auf Kosten anderer tut, müssen wir ganz besonders auf die Rolle achten, die er spielt, um uns zu überlisten und zu erreichen, daß wir für ihn sorgen. Seine leichtesten Opfer sind die Eltern, besonders seine Mutter. Der süchtige Mensch behauptet immer, ein Opfer zu sein. Was bedeutet, daß er für sein Verhalten nicht verantwortlich ist. Er behauptet, ein Opfer und ein geborener Verlierer zu sein! Und er schlägt sich auf die Brust. Beides soll ihn von jeder Schuld und jeder Verantwortung am Geschehen befreien. Als Opfer kann er natürlich tun, was er will, da sein Verhalten – wie er behauptet – ja nicht seiner Kontrolle unterliegt.

Hat der Süchtige seine Märtyrerrolle aufgebaut, benutzt er sie als Brennstoff, um das Feuer des Selbstmitleids zu schüren, ohne welches er nicht weitermachen und die Ausbeutung der Menschen seiner Umgebung nicht vor sich selbst rechtfertigen kann. Seine Eifersucht verlangt von ihm, daß er anderen überlegen ist. Und vermag er das nicht auf legalem Weg durch einen nützlichen Beitrag zur Gruppe zu erreichen, kann er durch Selbstkreuzigung berühmt werden oder sein Ich aufplustern und so seinen Kopf über die Menge erheben. Sein Hauptziel ist persönliche Anerkennung, die er erheischt und die ihm ermöglicht, sein Ich aufzublähen.

Die Sucht stellt immer einen Fluchtweg des Menschen dar, dem es sozusagen in der Küche zu heiß für sein zartes Ich wird.

Unglücklicherweise ist der Ausdruck „Süchtiger" seit vielen Jahren ein Schreckenswort. Eltern werden ganz wahnsinnig, wenn sie entdecken, daß ihr Kind Alkoholiker geworden ist, oder Rauschmittel nimmt.

Niemand wird von außerhalb seiner selbst versklavt. Buddha hat einmal gesagt:

„Sei ein Licht bis zu deinen eigenen Füßen, schau nicht außerhalb deiner, dort gibt es nicht!"

Seit Eva im Paradies den ersten Bissen von der verbotenen Frucht nahm, schaut der Mensch um sich, um den Schuldigen für sein eigenes Verhalten zu suchen.

Der Mensch schaut nach weit außerhalb seiner, und sucht nach Dingen, denen er die Schuld zuschieben könnte, um der vollen Verantwortung für sein persönliches Verhalten zu entgehen. Gelingt ihm dies, prahlt er; scheitert er, schiebt er es ebenfalls auf Dinge außerhalb seiner. Es ist deshalb nicht ungewöhnlich, wenn man bedenkt, daß der Mensch seine ganze Geschichte hindurch nach etwas suchte, worauf er seine Fehler schieben konnte. Daß er die Schuld auf Rauschmittel schiebt, die den Schmerz seiner zu kurz gekommenen Kindheit lindern!

Süchtige ziehen sich aus dem Leben zurück. Ihre negativen Gefühle bewirken, daß sie anderen entgegenarbeiten. Sie sind einsame Menschen und suchen deshalb andere ihrer Art, um sich gegenseitig trösten zu können. Sie handeln, als gehören sie zu einem exclusiven Club mit beschränkter Mitgliederzahl.

In diesem Club festigen sie das gemeinsame Band, indem sie mit ihrem Verhalten prahlen und gemeinsame Front gegen jene machen, die versuchen, sie zu heilen. Darum ist auch die Hypnosetherapie völlig machtlos, solange so ein Mensch nicht aus eigenem Antrieb in die Behandlung kommt. Immer wieder passiert es, daß Angehörige mit Süchtigen in die Behandlung kommen. Das kann niemals zu einem Erfolg führen, solange der Süchtige nicht selbst will! Denn Hypnose kann nur dort helfen, wo die Suggestionen auch angenommen werden.

Wollen wir Süchtigen helfen, dann ist es unklug, wenn wir uns ihnen in der Rolle des Sonderbeauftragten Gottes nähern, der ausgeschickt wurde, um die Verdammten zu retten. Das weckt in ihnen nur Verachtung und Abwehr. Schließlich sind ja gerade die Helfer in der schwächeren Position. Sie erbitten eine Gunst von ihnen, wenn sie die Süchtigen beschwören, ihr bisheriges Tun aufzugeben und zu arbeiten!

Der beste Weg, den man einem Süchtigen bieten kann, ist die freundliche Hand, ihm aus seiner Isolation herauszuhelfen, zurück in eine freundliche, wohlgesinnte Gesellschaft. Der einzige, der zu einem Süchtigen überzeugend von seiner Sucht zu sprechen vermag, ist ein anderer Süchtiger, welcher selbst durch die „brennende Hölle“ ging. Aus diesem Grunde arbeiten Antialkoholikerorganisationen beispielsweise immer sehr erfolgreich mit ehemaligen Süchtigen. Ich kenne einen Redakteur einer großen deutschen Illustrierten, der selber von sich sagt:

„Ich war so weit unten, daß ich wie ein Schwein stank. Ich lief nur noch in Fetzen herum, meine Hose wurde von einem Strick gehalten, und nachts schlief ich in Katakomben und unter Brücken."

Heute ist dieser Mann wieder Redakteur, außerdem hat er eine höhere Position in einer Antialkoholikerorganisation, in der er sehr tatkräftig andere Süchtige unterstützt, um sie von ihrer Sucht zu befreien.

Die Wirksamkeit der Selbsthilfeorganisationen beruht auf der Tatsache, daß keiner, der bei dem Programm mitmacht, sich über einen anderen erhaben fühlen kann; keiner kann den Kopf höher tragen, als die anderen.

Auch der Berliner Nervenarzt J. H. Schultz sieht in der Sucht die Folge einer Verwöhnung in der Kindheit. Im Sprachgebrauch der psychiatrischen Medizin gilt die Sucht als chronische Vergiftung, als anlagebedingte Triebhaftigkeit oder Zwangshandlung. Tiefenpsychologisch gilt sie als Verwöhnungsfolge, fehlende Konfliktbewältigung und neurotische Kontaktschwäche. Psychologisch ist sie sowohl Fluchtreaktion als auch Willensschwäche.

Die Weltgesundheitsorganisation der Vereinten Nationen hat nach intensiver Gemeinschaftsarbeit sechs Kennzeichen als Wesen der Sucht herausgestellt:

„Sucht ist ein Zustand chronischer oder periodischer Vergiftung. Zu ihren charakterlichen Merkmalen gehören:

1. ein Verlangen oder Zwang, die Einnahme des Mittels unter allen Umständen fortzusetzen;
2. eine Tendenz, die Dosis zu steigern;
3. die psychische und manchmal physische Abhängigkeit von der Wirkung des Mittels;
4. meist das Vorliegen einer Euphorie;
5. Immunisierung gegen die eingenommene Dosis;
6. gelegentlich faßbare Veränderungen physiologischer Art.

Dagegen ist nach derselben Quelle Gewöhnung ein Zustand, der von wiederholter Anwendung eines Stoffes herrührt. Ihre charakterlichen Merkmale umfassen:

1. ein Begehren, aber kein Zwang, zur weiteren Einnahme, um das Gefühl des hierdurch gesteigerten Wohlbefindens zu haben;
2. geringe oder gar keine Tendenz zur Steigerung der Dosis;
3. eine gewisse psychische Abhängigkeit von der Wirkung, aber keine physische Abhängigkeit und damit keine Abstinenzsyndrome.

Damit unterscheiden sich Gewöhnung und Sucht voneinander. Es ist aber niemals auszuschließen, daß aus der Gewöhnung eine Sucht wird. Um das Problem der Klassifizierung zu umgehen, wird neuerdings empfohlen, statt „Sucht“ und „Gewöhnung“ nur noch den Begriff „Abhängigkeit“ anzuwenden.

Es wurde in diesem Zusammenhang auch der Begriff Abstinenzsyndrom verwendet. Zum Abstinenzsyndrom bei Abhängigkeit von Drogen des Morphiumstyps gehören beispielsweise:

Gähnen, Tränenfluß, Nasenkatarrh, Transpirieren, Pupillenerweiterung, Zittern, Gänsehaut, Appetitlosigkeit, Angstzustände, Unruhe, Übelkeit, Erbrechen, Durchfall, Hitzegefühl, Anstieg der Körpertemperatur, beschleunigte Atmung, Ansteigen des systolischen Blutdrucks, Magen- und Muskelkrämpfe, und Wasser-, sowie Gewichtsverlust. Diese Zeichen erreichen ihren Höhepunkt zwölf Stunden nach der letzten Dosis und klingen innerhalb einer Woche ab. Bekommt der Süchtige von seinem Arzt ein geeignetes Gegenmittel, so verschwinden seine Beschwerden meist innerhalb weniger Minuten.

Zigarettenraucher hören für Tage, Wochen, Monate und manchmal Jahre zu rauchen auf. Fangen sie wieder an, geschieht es gewöhnlich aus Langeweile oder Einsamkeit. Die Zigarette ist ein Kumpel in einer leeren Stunde. Ein Alkoholiker kann für unbestimmte Perioden mit dem Trinken aufhören, doch all seine Freunde sind Trinker, und er fühlt sich ohne ihre Gesellschaft einsam. Er vermißt ihre angenehme Stütze.

Sind Raucher süchtig? Wer am Nikotingenuß gebunden ist, zeigt deshalb keine abnormen Wesenszüge. Bei der Nikotinsucht fehlt der Rauschzustand. Medizinisch gesehen ist die Nikotinverträglichkeit verschieden. Sie nimmt mit dem Alter und der Gewöhnung zu und ist bei Männern größer als bei Frauen. Angenehme Geruchs-, Ge-

schmacks-, Tast-, und Wärmeempfindungen wirken mit der vegetativen Beruhigung zusammen. Andererseits sind Ätzwirkungen, Hustenreflex, Übelkeit, Brechreiz, Kopfschmerzen, Herz- und Magenbeschwerden, erhöhter Blutdruck alz Giftwirkungen unverkennbar.
Eine übliche Zigarette enthält weit mehr als die mittlere tödliche Nikotindosis von 50 mg, doch das meiste Nikotin schlägt sich im Stummel nieder oder geht im Rauch verloren. 4 mg Nikotin führen schon zu deutlichen Vergiftungserscheinungen.
Nun ist es überhaupt kein Problem, selbst einem starken Raucher durch Hypnose das Rauchen zu nehmen. Immer wieder kann man in verschiedenen Tageszeitungen von solchen „Erfolgen" lesen. Sind das aber wirklich Erfolge? Bei den meisten entwöhnten Rauchern stellt sich nach der Zigarettenentwöhnung ein neues, anderes orales Bedürfnis ein. Da werden mehr Süßigkeiten, mehr Schnäpse oder andere Dinge vertilgt.
So gesehen war dieser Hypnose-Erfolg nur ein Erfolg für den Hypnotiseur. Er hat ein paar hundert Mark mehr in der Kasse. Für den entwöhnten Raucher hat es nur eine Symptomverschiebung gegeben. Denn hinter der Rauchsucht stehen oft handfeste Konflikte, die beseitigt werden müssen.
Auch in einigen Büchern, die sich mit Hypnose befassen, wird berichtet, daß sich mit Hilfe der Hypnose manche Leute das Rauchen abgewöhnt haben. Unglücklicherweise wurde auch hier der Eindruck erweckt, daß man sich nur einmal hypnotisieren lassen muß und daraufhin sofort und für immer von jedem Bedürfnis zu rauchen befreit sei. Der Prozentsatz, bei dem das zutrifft, dürfte sehr gering sein.
Selbst mit Hilfe der Hypnose – und sie ist wirklich eine Hilfe, wird es der süchtige Zigarettenraucher keinesfalls leicht finden, seine Gewohnheit abzulegen. Die meisten Menschen, die das Rauchen aufgeben wollen, finden dies sehr schwierig, und haben eine unangenehme Zeit zu überwinden. Die meisten Leute, die sich das Rauchen abgewöhnen wollen, sind zu diesem Entschluß gelangt, weil sie diese Qualmerei, die viel Geld kostet, die die Gesundheit beeinträchtigt, endgültig lossein wollen. Die Überzeugung jedoch, daß man aufhören sollte, und der Wunsch aufzuhören, sind nicht dasselbe. In Wirklich-

keit wollen viele nämlich gar nicht aufhören. Sie wollen weiterrauchen und ihr orales Bedürfnis befriedigen. Ihr Wunsch ist rein verstandesmäßig begründet. Es vermischen sich Wunschdenken mit negativen Gedankengängen:

„Es wird schwer sein, das Rauchen aufzugeben. Eine lange Leidenszeit liegt vor mir, ehe das Rauchbedürfnis verschwunden ist."

Ein solcher Mensch zweifelt von vornherein an seinem Erfolg. Wenn er dann tatsächlich von dem Versuch Gebrauch macht, dann kommt es automatisch zu einem Mißerfolg. Resultat: „Ich schaffe es eben nicht!" sagen viele.

Manche, die das Rauchen aufgeben, sind in der ersten Zeit sehr reizbar. Anscheinend handelt es sich hier um das Gefühl der Auflehnung gegen die Unannehmlichkeiten des Nikotinentzugs. Oft beobachtet man auch eine gewisse Neigung zur Gewichtszunahme, da die Geschmacksnerven nicht mehr durch das Nikotin beeinflußt werden, und das Essen besser schmeckt. Vor allem aber, das orale Bedürfnis kann den neuen „Antiraucher" veranlassen, mehr zu essen.

Das Verlangen nach oraler Befriedigung äußert sich nun aber nicht nur in Eßlust. Und das macht die Rauchentwöhnung so schwer. Zigaretten, Zigarren oder Pfeife sollen die Annehmlichkeiten der Mutterbrust oder die Milchflasche, deren sich die Raucher von frühester Kindheit her unbewußt erinnert, ersetzen.

Der Grund, warum jemand gern ißt, oder gern raucht, geht sehr tief. Genau wie dicke Leute, sind Raucher noch nicht abgenabelt. Und solange dieser Prozeß nicht nachvollzogen wird, hat es wenig Sinn, sich das Rauchen abgewöhnen zu wollen. Vereinzelte schaffen es dadurch, daß sie zu einem anderen oralen Bedürfnis übergehen.

Wir wollen alle unsere Laster, Süchte und Neurosen loswerden, doch nur eine geringe Anzahl unter uns ist tatsächlich zu Opfern, Konzessionen und Unbequemlichkeiten bereit.

Dr. Thomas Brown, der berühmte englische Arzt, sagte um die Mitte des 17. Jahrhunderts:

„Wir alle arbeiten gegen unsere eigene Heilung."

Weil die meisten Raucher schon früher in ihrem Leben mit dieser Gewohnheit begannen, glauben andere, daß Minderwertigkeitskomplexe eine Rolle spielen. Der kleine Junge, der in Gegenwart anderer Knaben zu rauchen wagt, wird von einem Gefühl befallen, das ihm die Bedeutung seiner Persönlichkeit bewußt macht. Er tat das, was Erwachsene tun und was Kindern verboten ist. Es gibt nur wenige erwachsene Männer, die nicht die herrliche Rebellion empfunden haben, als sie die erste Zigarette rauchten – ganz gleich, ob es ihnen davon übel wurde, oder nicht.

Aber die meisten Menschen würden diesen ersten Schritt nicht getan haben, wenn ein Minderwertigkeitsgefühl sie nicht dazu geführt hätte. So sagen manche Psychologen.

Deshalb hat die Hypnosetherapie eine doppelte Aufgabe, will sie erfolgreich sein: Sie muß durch Rückführungen in die Jugend die Ursachen lokalisieren, und sie muß anschließend posthypnotische Suggestionen anwenden, um den Zwang zum Rauchen aufzuheben.

Arthur Ellen, der amerikanische Hypnotiseur, hat sehr oft festgestellt, daß die frühen Raucher körperlich sehr klein und zart waren, und ihre Väter ebenfalls Zigarren oder Zigaretten rauchten. Aber sie wurden in der Schule zu „Wortführern", weil sie die Mitschüler „unter den Tisch rauchten". Mark Twain sagte einmal über die Rauchentwöhnung:

„Das leichteste, was es auf der Welt gibt, ist für mich der Verzicht auf das Rauchen. Ich müßte es wissen, denn ich habe mir tausendmal das Rauchen abgewöhnt."

Im großen und ganzen ist es so, daß denjenigen Rauchern, die ihre Gesundheit bedroht sehen, oder ein anderes zwingendes Motiv haben, am besten mit der Hypnose geholfen werden kann. Welche Wirkungen sich mit der Hypnose erzielen lassen, berichtet Arthur Ellen in seinem Buch ICH HYPNOTISIERTE TAUSENDE: „Bei einem Aufenthalt in einem Hollywood-Nachtclub sagte mir eine sehr hübsche Freiwillige, sie möchte ganz vom Nikotin freikommen.

Ich sagte ihr, daß sie nach der Hypnose an ihren Tisch zurückkehren und sich eine Zigarette anzünden würde. Diese Zigarette würde wie verbrannter Kohl schmecken. „Sie werden sie ausdrücken und nicht mehr rauchen."

Sie gehorchte dieser Suggestion, und als sie die Zigarette in den

Aschenbecher geworfen hatte, hörte ich eine heisere Stimme rufen: „Das ist Schwindel, das ist Betrug!"
Der protestierende Herr stand vom Tisch auf – es schien so, als ob er der Begleiter der jungen Dame sei.
„Peggy", schrie er, „das ist zuviel des Guten. Ich gebe dir tausend Dollar, wenn du eine Zigarette rauchst."
„Aber ich möchte es nicht mehr", sagte sie verdrießlich.
„Ich kenne dieses Mädchen", schrie der Mann, „sie tut alles für Geld."
Aus seiner Tasche zog er eine dicke Rolle mit Banknoten und nahm ein Paket Zigaretten vom Tisch. „Hier Peggy, nimm eine, ich gebe dir zweitausend."
Ich verhielt mich ruhig. Ich wußte, daß kein Geldbetrag das Mädchen dazu bringen konnte, noch eine Zigarette zu rauchen. „Sei nicht so dumm", sagte das Mädchen. „Ich habe dir gesagt, daß ich keine Zigarette mehr rauchen werde."
Der Mann setzte sich wieder und murmelte nur: „Sie hat noch nie soviel Geld zurückgewiesen."
Anscheinend war der hohe Geldbetrag nicht stark genug, um meine Suggestion zu entkräftigen."
„Tabak schädigt den Körper, greift den Verstand an und macht eine ganze Nation stumpfsinnig." So vernichtend urteilte der französische Dichter Honoré de Balcac über den blauen Dunst. Heute muß sich namentlich der Zigarettenraucher noch massive Vorwürfe gefallen lassen. Unter ihnen wiegt der Vorwurf am schwersten, daß er – im Übermaß genossen – Krebs erzeugen könnte. Ein Grund mehr, das Rauchen aufzugeben.
Aber auch Nichtraucher sind mit betroffen. Wer an Allergien der Atemwege leidet, kann durch das Einatmen von Tabakrauch ernsthaft gefährdet werden. In einem Gutachten über die Gesundheitsschäden des Passivrauchens berichtet der Mannheimer Professor Ferdinand Schmidt, Vorsitzender des ärztlichen Arbeitskreises „Rauchen und Gesundheit", daß selbst Raucher ohne Allergien an vielerlei Folgen passiven Rauchens leiden: Von 250 Nichtrauchern klagen 69 Prozent über Augenbindehautreizung, 31 Prozent über Kopfschmerzen und 25

Prozent über Husten. Zwischen 5 und 10 Prozent der Nichtraucher gaben erschwertes Atmen, Halsschmerzen, Heiserkeit, sogar Übelkeit und Schwindelgefühle an. Schmidt meint dazu: „Jedem Bürger der Bundesrepublik steht nach dem Grundgesetz der Schutz seiner Gesundheit zu. Das Rauchen in geschlossenen Räumen ist nicht nur eine Belästigung des Nichtrauchers, sondern stellt eine vermeidbare potentielle Gefährdung dar, über deren volles Ausmaß noch weitere Untersuchungen erforderlich sind.

Es ist noch gar nicht so lange her, daß die Vorstellung, eine Arznei einnehmen zu müssen, bei den meisten heftiges Unbehagen ausgelöst hat. Komplizierte Manipulationen mit Pulvern und Fläschchen waren nötig und das Einnehmen selbst so unerfreulich, daß man nicht umsonst von einer bitteren Arznei sprach.

Die übermäßige Einnahme von Drogen aller Art, die heute lawinenartige Ausmaße erreicht hat, wurzelt vor allem in der Vorstellung, man könne eine Schädlichkeit damit gezielt ausschalten.

Die modernen Tabletten und ihre Luxusform, das Drageé, belästigen nicht mehr in Geschmack und Geruch, wirken sehr schnell, und sind rasch zu bekommen.

Diese Verlockung bringt es mit sich, bei allen unbehaglichen Zuständen, erst mal eine Eigenbehandlung zu versuchen. Solcherart können ernsthafte Erkrankungen aller Art verkannt und auch sonst katastrophale Wirkungen erzielt werden, denn die Medizin ist nicht aus den den Drogen beigelegten Prospekten zu erlernen. Weiterhin kann es geschehen, daß eine Droge, vor allem bei unzweckmäßigem Dauergebrauch diejenigen Beschwerden hervorrufen kann, zu deren Behebung sie dienen soll. Das klingt sehr seltsam, erklärt sich aber daraus, daß jedes Präparat Nebenwirkungen entfaltet.

Ein besonders augenfälliges Beispiel hierfür ist die übermäßige Einnahme von Schmerztabletten, welche Phenazetin enthalten. Solche Tabletten beheben wohl den Schmerz, setzen aber zugleich die Ursache für Gegenreaktionen des Körpers, die sich nach Abklingen der Tablettenwirkung ebenfalls in Schmerz äußern.

So schwerwiegend alles das ist, bedeutsamer wird es noch dadurch, daß es sich um den speziellen Fall innerhalb einer ganz allgemeinen Fehlvorstellung des heutigen Menschen vom Sinn einer Arznei überhaupt handelt.

Es ist recht, und menschengemäß, daß er krankmachenden Einflüssen heilende entgegensetzt.

Heute erliegt der Mensch aber allzuleicht der Versuchung, sich der Tabletten zu verdienen, um vor allem mit Lebensschwierigkeiten fertig zu werden.

Da muß ein Kind, obwohl es völlig gesund ist, Pillen und Tränklein zu sich nehmen, weil es ohne rote Backen der Mutter nicht gefällt. Ein anderes, das in der Schule nicht recht mitkommt, nicht weil es dumm ist, sondern weil es einfach faul ist, wird mit Vitaminen und „Gehirnnahrung" vollgestopft. Da werden Pillen gegen das Dickwerden geschluckt, oder Pillen müssen die Trinkfestigkeit untermauern. Wer unter Leistungsstreß steht, muß Tabletten gegen Müdigkeit nehmen, und der Zappel-Philipp braucht seine Beruhigungspille. Die scheinbar Schlafgestörten brauchen ihre Einschlafpille, und manche Damen erhoffen sich von den Pillen „ewige Jugend und Frische".

Manche hätten gerne etwas, was sie ihrem Mann ins Essen mischen können, das ihm die Rauchsucht nimmt oder die Potenz steigert. Zum Schluß meldet sich der Opa hinter dem Ofen, er habe gehört, es gäbe eine Tablette, mit der man hundert und mehr Jahre alt wird.

Alle diese Menschen stecken in der Zwangsjacke der Chemie. Sie geraten in einen immer größeren Teufelskreis und müssen gegen alles und jedes eine Tablette haben, bis ihr Körper überhaupt nicht mehr weiß, wie er reagieren soll.

Die Veränderung der Lebensbedingungen durch Drogen wird umso fataler, je intensiver sie das Gleichgewicht im menschlichen Dasein schwächen. Für das biologische Gleichgewicht, das in einer gesunden menschlichen Mundhöhle herrscht, für den natürlichen Rhythmus zwischen Leistung und Müdigkeit gibt es keinen Ersatz: Beides ist nicht verbesserungsfähig, beides wird mangelhaft, wenn man daran rührt. Die Menschen sind trotz des Fortschritts der pharmazeutischen Industrie nicht gesünder geworden. Manche Ärzte meinen, es könne gesünder sein, einem Menschen ein Medikament zu entziehen, als ein neues zu verschreiben.

Gegen Krankheit soll der Mensch angehen, aber er soll auch nicht vergessen und leugnen, daß sie zum Leben gehört.
Eine gesunde Lebensweise hat schon immer mehr ausgemacht, als alle Tabletten dieser Welt.
Gegen widrige Lebensumstände soll man aber nicht mit Tabletten angehen.
Nehmen wir ein Beispiel von Millionen: Ein Buchhalter, unverheiratet, mittleres Einkommen, in der letzten Zeit hat er Schwierigkeiten mit seinem Chef. Das beunruhigt ihn stark. Er liegt abends grübelnd wach.
Um am nächsten Morgen frisch zu sein, nimmt er irgendeines der vielen Schlaf- und Beruhigungsmittel. Es ist rezeptfrei, also meint er, daß es harmlos sein müsse.
Seine beruflichen Schwierigkeiten hat er zwar mit der Einnahme der Tabletten nicht beseitigt, aber er fühlt sich irgendwie wohler. Die Probleme drücken nicht mehr so sehr. Deshalb greift er jeden Abend zur Tablette.
Nach einiger Zeit wirkt sie nicht mehr so gut. Er erhöht die Dosis oder nimmt eine stärkere Tablette. Er wird schließlich süchtig!
Es handelt sich tatsächlich um eine echte Sucht, vergleichbar dem Alkoholismus. Die Droge, von der er abhängig ist, gehört zu den Nervengiften. Sie dämpfen die Funktion des Zentralnervensystems. Ist die Giftdosis zu hoch, wird das Zentralnervensystem völlig abgeschaltet – der Tod tritt ein!
Es ist heute die häufigste Form des Selbstmordes.
Eine ständige Einnahme des Giftes unterhalb der absolut tödlichen Dosis führt zu schweren körperlichen, geistigen und seelischen Schäden. Das bekannteste dieser Nervengifte ist die Barbitursäure. Schlaf- und Beruhigungsmittel mit Barbituraten sind schwere Geschütze, mit denen man behutsam umgehen sollte.
Daneben gibt es die freiverkäuflichen Mittel mit dem Wirkstoff Bromureid. Diese bromhaltigen Medikamente gelten als problemlos. Manche Apotheker verkaufen sie ohne Bedenken in größeren Mengen an Kunden, obwohl ihnen die Erfahrung sagen müßte, daß hier ein Suchtfall vorliegen könnte.

Wer bromsüchtig ist, verschleiert das allerdings oft vor sich selbst und den anderen: Er kauft bei dieser und mal bei jener Apotheke.
Vor dem Einschlafen schluckt er nur zwei oder drei Tabletten, doch er wacht nachts mehrmals auf, um automatisch weitere Tabletten zu nehmen.
Es gibt Schlafmittelsüchtige, die auch am Tag ihre Tabletten brauchen, die völlig die Kontrolle verloren haben und dem Arzt beim besten Willen nicht sagen können, wieviele Tabletten sie am Tag wirklich schlukken. Ihre Bewegungen sind verlangsamt, sie sind körperlich und geistig gehemmt, seelisch abgestumpft. Sie schieben die Schuld dem schlechten Schlaf zu. Damit haben sie die Entschuldigung, immer mehr Tabletten zu schlucken.
Familiäre und berufliche Schwierigkeiten sind in solchen Fällen unwahrscheinlich. Für den Süchtigen ist dies wiederum ein Anlaß zu erhöhtem Tablettenkonsum.
Endstation sind die neurologischen Kliniken. Da viele Patienten ihren Bromverbrauch verschwiegen, und die Bromwirkung lange anhält, glauben die Ärzte zuweilen an multiple Sklerose, fortschreitende Nervenlähmung, einen Hirntumor und andere Erkrankungen. Oder sie halten ihre Patienten für Alkoholiker, da manche Anzeichen sich ähneln.
Schlafmittel fordern im Augenblick mehr Opfer als alle Drogen, wie Haschisch, Heroin und LSD.
„Wir werden uns noch in den Tod hinein beruhigen", erklärte kürzlich ein Arzt angesichts der gegenwärtigen Schwemme hochwirksamer Tranquilizer. Jeder weiß, welchen Segen diese Arzneimittel für hunderttausende von Menschen hinaus haben. Was die Psychopharmaka darüberhinaus vermögen, ist weniger bekannt. Sie können die Persönlichkeit eines Menschen verändern, sein Verantwortungsgefühl, sein Pflichtbewußtsein, sein Gefühl für Schuld und Sühne beeinflussen – was das Unheimlichste ist: sie können dies schleichend tun, unbewußt für den Betroffenen, daß er unschuldig schuldig werden kann.
Es hat einen Fall gegeben, in dem ein Arzt wegen Abtreibungen verurteilt wurde, dann aber im Gutachten eines Psychiaters gezeigt werden konnte, daß der Mann Jahre zuvor – medizinisch zu Recht – re-

gelmäßig bestimmte Arzneien zu nehmen begonnen hatte. So hatte sich seine Persönlichkeit allmählich verändert, ohne daß ihn dafür ein Schuldvorwurf treffen konnte. Auch zur Tatzeit war er damit für seine Handlungen nicht mehr verantwortlich zu machen.

„Die chemische Keule und die chemische Krücke", unter diesem Titel veröffentlichte die psychologische Zeitschrift WARUM im September 1977 einen Artikel.

Der Münchner Psychotherapeut Dr. Reinhart Stahlmann sagt darinnen:

„Von der Keule wird neuerdings häufig gesprochen, meist in Verbindung mit heftigen Ausfällen gegen die Psychiatrie. Von der Krücke dagegen ist weniger die Rede, denn die betrifft die übrige Ärzteschaft.

Unter der Keule versteht man die massive Anwendung von Psychopharmaka in psychiatrischen Anstalten oder Nervenkliniken. Unter ihren Wirkungen sitzen oder schlurfen die Patienten mit verquollenen Augen und stumpfem Gemüt auf ihren Stationen herum. Kein schöner Anblick, dennoch ein enormer Fortschritt gegenüber der Zeit der Gitterfenster, Zwangsjacken und Beruhigungszellen, und vorläufig sehe ich bei einem akuten Fall von beispielsweise paranoider Schizophrenie keine andere Möglichkeit, dem Kranken die Hölle des psychotischen Schubs zu erleichtern. Was freilich danach in Sachen Medikation geschieht, darüber müssen sich die Psychiater Rechenschaft ablegen. Friede ihrer Nachtruhe, sie habens nicht leicht.

Die chemische Keule ist schlimm. Schlimmer aber ist die chemische Krücke, deren sich immer mehr „normale" Menschen bedienen, um ihr gemeinsames Elend in Form von Ängsten, Depressionen und sonstigen Zivilisationsfolgen besser ertragen zu können. Denn jene sanften bis schwerkalibrigen Pillen zur Aufhellung psychischer Grauschleier sind keine Heilmittel, und jeder Arzt, der sie als solche verordnet, ist entweder ein Ignorant oder ein Scharlatan.

Psychopharmaka kurieren nicht, sondern decken zu, nämlich die Symptome und damit auch deren psychische Ursachen. Sie sind die Krücken, an denen der Leidende durchs Dasein humpelt, und je länger er sie benutzt, desto mehr atrophiert das kranke seelische Bein.

Nach meiner Erfahrung ist jeder dritte Patient, der zum Psychotherapeuten kommt, monate-, oft jahrelang an diesen Krücken gelaufen. Dabei handelt es sich selten um wirklich schwere Fälle. Oft genügen wenige Therapiestunden, um das ursächliche Problem zu finden, und dessen gemeinsame Bearbeitung zu beginnen.

Man fragt sich, warum denn solche Leute nicht geradewegs zum Psychotherapeuten gehen. Dafür gibt es mehrere Gründe:

1. Bei den meisten Patienten herrscht eine stupende Unkenntnis über moderne Formen der Psychotherapie und deren Möglichkeiten.
2. Viele Menschen scheuen noch immer den Weg zum Psychotherapeuten aus Angst, man könne sie für „verrückt" halten.
3. Die Zahl der bei den Ersatzkassen zugelassenen Psychotherapeuten ist so gering (etwa 1000 gegenüber 5000 Nichtzugelassenen), daß der Patient Wartezeiten von ein bis zwei Jahren in Kauf nehmen muß.

Ein psychisch belasteter Mensch wird spätestens nach der dritten telefonischen Abweisung seinen mühsam zusammengerafften Mut verlieren und auf die chemische Krücke zurückgreifen, die ja so leicht zu haben ist.

Es wirft die Frage auf, ob denn die nichtzugelassenen Psychotherapeuten etwa schlechter seien als die zugelassenen. Das ist selbstverständlich nicht der Fall, denn es handelt sich um Diplompsychologen mit einer qualifizierten Ausbildung in modernen psychodiagnostischen und -therapeutischen Verfahren. Aber sie sind Psychologen und keine Mediziner!

Man sollte annehmen, daß das Studium der Psychologie für einen Psychotherapeuten sinnvoller ist als das der Medizin. Das wird auch zugegeben, doch die Kassen ziehen sich auf den juristischen Standpunkt zurück, daß sie Verträge nur mit Ärzten machen dürfen, und daß der klinische Psychologe ja nicht mal als Heilberuf anerkannt sei. (Eine Ausnahme bilden die etwa 300 psychologischen Psychoanalytiker. Sie können von Medizinern delegiert werden, sozusagen als Hilfspersonal. Ein etwas demütigendes Verfahren!)

Wer ist für dieses Verfahren nun zuständig? Ohne Zweifel das Gesundheitsministerium und – als gesetzgebende Körperschaft – der Bundestag. Indessen mahlen nicht nur Gottes Mühlen, sondern auch die unserer Gesetzgebung ungemein langsam. Man läßt sich gerade in dieser Sache viel Zeit. Psychisch Kranke demonstrieren nicht und sie legen auch keine Bomben. So werden sich die Hilfsbedürftigen mit kleinem Portemonnaie noch lange in Geduld fassen müssen. Inzwischen wird das drängende Problem weiterhin durch die seelische Krücke gelöst, indem man tonnenweise die Tröstungspillen unter das Volk streut, wohl wissend, daß sie nicht dem Patienten nützen, sondern allenfalls der Pharma-Industrie ..."

Wir fragen uns heute, warum der moderne Mensch von Neurosen geplagt wird und versuchen Erklärungen dafür zu finden. Doch würden wir wenig gewinnen, wenn wir diesen Menschen das „Zurück zur Natur" empfehlen wollten. Denn die natürliche Lebensweise läßt unser technisches Zeitalter kaum mehr zu.

Zu den häufigsten Schmerzen, mit denen sich der zivilisierte Mensch herumplagen muß, gehört das Kopfweh. Auch Kopfschmerzen sind keine Krankheit an sich, sondern nur ein Symptom für einen Krankheitsherd im Körper.

„Kopfschmerzkandidaten" sind neben wetterempfindlichen Menschen der junge Familienvater, der sich um eine wachsende Kinderschar sorgt und zugleich einer unbefriedigenden Arbeit nachgehen muß. Gefährdet sind alle Leute, die unter Zeitdruck arbeiten müssen, ebenso wie Leute, die bei der Arbeit konzentriert mit den Augen „arbeiten" müssen. Schließlich gehört die nervöse Hausfrau zu dieser Gruppe, wenn sie sich nach einem arbeitsreichen Tag noch um eine lärmende Kinderschar kümmern muß. Es gibt so viele Ursachen für den Kopfschmerz, durch eine Tablette fürs erste zu beseitigen, leistet leider jener Laxheit Vorschub, die sich nicht weiter um vielleicht ernste Ursachen kümmert. Dabei kann selbst die Tabletteneinnahme gefährlich werden. Wie unzweckmäßig es ist, häufig wiederkehrende Kopfschmerzen etwa mit phenacetinhaltigen Kopfschmerzmitteln zu bekämpfen, ist leider nur wenig bekannt.

Leider verführt der bequeme Griff zur Tablette auch immer wieder zum Mißbrauch, und dieser Mißbrauch, die massenweise und auch wahllose Einnahme von Schmerzmitteln und anderen Medikamenten, hat in manchen Ländern bedenkliche Formen angenommen. Eindringliche Worte dazu hat der Züricher Pharmakologe Professor P.G. Waser gefunden.

Die Öffentlichkeit, gab Waser zu bedenken, werde heute mit einer Vielzahl gleichartiger Mittel überschwemmt, und es werde ihr damit ein schlechter Dienst erwiesen. Früher sei es Privileg des Arztes und Apothekers gewesen, Medikamente abzugeben. Heute würden die Medikamente schon in Drogerien und Hotels, an Tankstellen und Kiosken offen oder unter der Hand vertrieben.

Ohne Kaffee keine Arbeit, oder wenigstens nicht jene unablässige Arbeit, der sich Balcac verschworen hatte. Nebst Papier und Feder nahm er überallhin als drittes Arbeitsutensil seine Kaffeemaschine mit. Genauso wie der französische Dichter, leben viele Mitmenschen heute aus der Kaffeekanne.

Ähnlich anregend, doch von anhaltenderer Wirkung als das Coffein, ist eine Gruppe synthetisch erzeugter Verbindungen mit der chemischen Bezeichnung Phenylalkylamine. Ihre Hauptvertreter sind Benzedrin und Pervitin. Sie werden auch Weckamine, Aufputschmittel und Psycho-Erzeuger genannt. In Amerika sagt man schlichtweg Pep-pills. Und auch hier liegt der Teufel im Argen. Nachts werden Schlafmittel genommen, tagsüber müssen es Weckamine sein. Kein Wunder, wenn der menschliche Körper durcheinander gerät. Tablettensucht ist eine große Gefahr für den einzelnen Menschen. Ich habe von einem Fall gehört, da nahm eine Frau bis zu neunzig! Pillen pro Tag. Längst schon sprechen Ärzte von einer Pillensucht.

Außer den bereits beschriebenen Schlafmitteln und den Medikamenten gegen Schmerzen aller Art, gibt es die Weckamine, die Tranquilizer, es werden Medikamente gegen Lampenfieber und Examensangst genommen. Es gibt kaum ein menschliches Problem, für das es nicht auch eine Pille gäbe.

Anstatt sich mit Pillen vollzupumpen, sollten die Zeitgenossen sich mit dem autogenen Training befassen, oder sich zu einem Hypnosetherapeuten begeben. Denn durch Hypnose lassen sich ebensolche Entspannungszustände erreichen, wie sie beispielsweise die Beruhigungspillen bieten. Schmerzen kann man durch Hypnose beseitigen, und man kann auch müde Menschen munter machen. Nur – und das ist wichtig: Es hat auch in der Hypnose wenig Sinn, nur die Symptome beseitigen zu wollen. Dafür lohnt sich der Gang zum Hypnosetherapeuten nicht. Wer glaubt, mit einer Symptombehandlung erfolgreich zu arbeiten, der irrt. Schon bald würden derart behandelte Menschen wieder zur Pille greifen. Hinter all diesen Symptomen stecken ernsthafte psychische Störungen und oftmals auch handfeste Organneurosen.

Auch beim Alkohol gibt es fließende Übergänge zwischen harmlosem, gelegentlichem Genuß und exzessiver Sucht. Die gesundheitlichen Schäden aber sind ernster, wegen der großen Suchtgefährdung, des persönlichkeitsverändernden Rausches und der chronischen schweren Vergiftungszustände.

Dr. Klaus Thomas schrieb in seinem Handbuch für Selbstmordverhütung:

„Bei 147 unter den ersten 3000 Ratsuchenden fand sich Trunksucht als Ursache, Begleiterscheinungen und Folge von Verzweiflung und Selbstmordgefahr und nicht nur bei ihnen selbst, sondern oft auch bei ihren Angehörigen. Wie alle Trinker haben sie einmal angefangen mäßig zu trinken – aber die Gefahr, daß der mäßige Alkoholgenuß zum übermäßigen wird, ist erheblich. Schon diese einfache, bedeutsame Aussage stellt die Frage, was steht hinter der Alkoholsucht."

Statistiker haben herausgefunden, daß die Ursachen des Trinkens:

bei 6% unbekannt waren,
bei 10% im Schwachsinn lagen,
bei 9% waren es Psychosen,
bei 24% waren es Neurosen
bei 54% war die Ursache Psychopathie.

Hinter diesen Zahlen stehen handfeste Schicksale. In einem Handbuch der Psychiatrie heißt es weiter:

46% berichteten aus ihrer Kindheit schwerstes Elend;
90 % gaben schwere Störungen des häuslichen Milieus aus der Kindheit an;
83% zeigten homosexuelle Neigungen;
77% wechselten dauernd den Sexualpartner;
55% zeigten Sexualstörungen im Sinne von Impotenz und Frigidität.

Unter Alkoholeinwirkung sinkt die Muskelkraft. Sämtliche Sinnesorgane (Gesicht, Gehör, Tastsinn, Gefühl, Schmerz und andere) zeigten wesentlich verminderte Leistungen schon nach geringen Alkoholdosen. Das Assoziationsvermögen läßt immer mehr nach und hört schließlich auf.

Die Alkoholwirkung unterscheidet vier Stadien:

Im ersten Stadium fallen die Hemmungen fort. Wer trinkt, wirkt daher angeregt. Die Erlebnisse machen froh und entspannt. Künstler und Dichter haben in diesem Stadium gute Einfälle. – Scheinbar leisten sie mehr – in Wirklichkeit arbeiten sie ungehemmter und kritikloser. Affekte wechseln schnell. Eben wird heiße Freundschaft beteuert und „Brüderschaft" getrunken, doch im nächsten Moment können Eifersucht, Zorn oder Wut die Stimmung umschlagen lassen. Wo eben noch fröhlich gelacht wurde, können im nächsten Augenblick bittere Tränen fließen.

Die scheinbar anregenden Stimuli im „Kampf" der Geschlechter sind bekannt. Mancher glaubt, erst mit einem kleinen Rausch käme seine Potenz in Höchstform. Das ist glatter Selbstbetrug! Die Wissenschaftler wissen längst, daß Alkohol in größeren Dosen impotent macht. Der Alkohol beseitigt gerade in der Sexualität die Hemmungen, baut Barrieren ab, und in solchen Situationen geschehen häufig die Sexualdelikte, die dann von den Juristen geahndet werden müssen.

Im zweiten Stadium wird das Zentralnervensystem immer mehr geschädigt. Bewegungen lassen sich nicht mehr genau steuern. Sinneswahrnehmungen werden undeutlich. Wenn die Augenmuskeln gelähmt sind, entstehen die Bilder, in denen der Betrunkene alles „doppelt" sieht. Das Gleichgewicht ist gestört, und der Betrunkene torkelt, statt aufrecht zu gehen. Man kann die Zunge nicht mehr im Zaun halten und lallt nur noch zusammenhangloses Zeugs vor sich hin. Das Denken ist blockiert. Innere Organe werden in Mitleidenschaft gezogen. Der genossene Alkohol reizt die Magenschleimhäute und regt die Salzsäureproduktion an. Unter Umständen kann es zu länger andauernden Magenerkrankungen kommen.

Im dritten Stadium beherrscht der Mensch sich aufgrund einer noch weiterreichenden Vergiftung nicht mehr. Er kippt um, pinkelt in die

Hose und schwere Krankheitserscheinungen wie alkoholische Krämpfe, Delirium tremens und andere Halluzinationen treten auf. Wahnvorstellungen, ausgedehnte Nervenentzündungen, Leberleiden treten in diesem Stadium des fortgesetzten Alkoholismus auf.

Das vierte Stadium bringt Bewußtlosigkeit. Wer nicht mehr zu wecken ist, schwebt bereits in Lebensgefahr. Es kann zu Atemlähmungen und Tod kommen!

Eingehende medizinisch-psychologische Erschließung läßt nach unseren Erfahrungen ausnahmslos erkennen, daß alle Schwersüchtigen in der Frühkindheit Verwöhnungsschäden außergewöhnlicher Art erlitten haben. Sie wurden mit Liebe in den ersten sechs Lebensjahren „überschüttet". Aus solchen Gründen leiden mehr als die Hälfte der Trinker unter einer gewohnheitsbedingten Randneurose. Doch auch schichtneurotische Störungen aufgrund fehlender oder unzureichender Erlebnisverarbeitung haben einen bedeutsamen Anteil.

Nicht selten erscheint eine immer wiederkehrende, unwiderstehliche Gier nach alkoholischen Getränken als Symptom von Depressionen ..."

„Mein Problem ist der Alkohol", sagt jeder Trinker. Und er glaubt, dieses Problem müsse er überwinden. Die meisten Menschen sind seiner Ansicht; sie meinen, man müsse den Dämon Alkohol ausrotten, wenn dem starken Trinker geholfen werden solle. Amerikanische Wissenschaftler fanden heraus, daß das Problem der Alkoholiker die Eifersucht, der Neid ist. Eine Behandlung würde nur dann Erfolg versprechen, wenn Neid und Eifersucht, wenn das Gefühl nicht genügend vom Leben zu bekommen, beseitigt werden.

Bezweifelt jemand, daß es so ist, dann sollte er einmal Entziehungsanstalten besuchen und sich die Prahlereien der Trinker einmal anhören. Jeder behauptet, er sei daheim in seiner Eckkneipe der größte Säufer unter der Sonne gewesen. Meist übertreibt jeder so schamlos, daß die anderen sogar über seine Großsprechereien lachen. Keiner will zugeben, daß der andere noch mehr „vertragen" könne, als er selbst. Je besser man die Alkoholiker als Gruppe kennenlernt, desto deutlicher zeigt sich, daß jeder das bevorzugte Kind sein will. Jeder Alkoholiker sieht alle Situationen so, als sei er anderen überlegen, oder unterlegen. Niemandes Gefühle werden so schnell verletzt wie seine. Und werden sie verletzt, schüttet er Alkohol drauf. Dieses Betäubungsmittel lindert den Schmerz, bis er ein wenig Selbstachtung zurückgewonnen hat. Der ganze Teufelskreis beginnt mit dem eifersüchtigen Vergleichen. Geht sein maßlos ehrgeiziges Streben, an der Spitze zu stehen, nicht in Erfüllung, wird der Alkoholiker verkrampft und fühlt sich gedemütigt und herabgesetzt. Das treibt ihn dazu, einen Ausweg zu suchen. Alkohol in großen und kleinen Mengen läßt den Menschen langsamer werden. Wird ein Mensch langsamer, fällt er aber auch im Rennen um den Vorzugsplatz in der Gemeinschaft zurück, in welcher er lebt. Läßt die Wirkung des Betäubungsmittels nach, muß der Alkoholiker feststellen, daß er weit hinter den anderen zurückliegt. Wieder erwacht seine Eifersucht und spornt ihn zum Kampf um den verlorenen Platz an.

Trachtet er seine Lage durch ehrliches Bemühen zu verbessern, werden seine Gefühle sehr rasch wieder gründlich verletzt. Er gerät in einen Zustand, den die Alkoholiker unter sich als „kaltes Zittern“ bezeichnen. Die schnellste Hilfe dagegen ist seiner Erfahrung nach ein alkoholisches Getränk. Nur ein einziger Drink, so hofft er. Gewöhnlich aber werden es zwei und mehr. Jeder Alkoholiker weiß, daß ein Drink, und noch ein Drink, nicht zwei ergeben. Er hat die betrübliche Erfahrung gemacht, daß aus einem Drink, und noch einem Drink elf, zwölf oder mehr werden. Und schon ist er mitten in der nächsten Sauftour. Dieser Vorgang wiederholt sich. Von neuem wachsende Mutlosigkeit treibt den Alkoholiker immer schneller durch den Teufelskreis.

Wenn man diese Fakten alle bedenkt, so leuchtet es ein, daß Hypnosetherapeuten, die nur mit posthypnotischen Suggestionen arbeiten, einem Alkoholkranken nicht helfen können. Die Suggestionen wie: „Alkohol ist völlig unwichtig . . .“ oder: „Jeder Tropfen Alkohol schmeckt wie Petroleum . . .“, oder: „Sie sind frei von jeder Trunksucht . . .“ helfen höchstens den Therapeuten, die dicke Honorare für so einen Unsinn kassieren. Dem Alkoholiker ist nur geholfen, wenn die krankmachenden Konflikte aufgedeckt werden. Ein Alkoholiker muß medizinisch betreut werden, und als Unterstützung kann eine Hypnosetherapie von großem Nutzen sein.

Professor J.H. Schultz hat in einigen Arbeiten eingehend dargestellt, wie die Kranken sorgfältig psychisch vorbereitet und in die Haltung des aktiven Mitarbeiters an der körperlichen Gesundheit gebracht werden. Nur völlige Enthaltsamkeit bewahrt vor Siechtum. An die Stelle der Abhängigkeit von der Umwelt und das Ausgeliefertsein an den Alkohol kann Hypnose eine automatische dauernde Selbstkontrolle in individuell sorgfältig gewählten Formulierungen eingearbeitet werden. Parallel mit der in Einzeltherapie durchgeführten, sofort wirkenden Fremdhypnose kann und sollte eine Gruppentherapie mit autogenem Training als Selbsthypnose treten. Sie gewährt einen großen Teil der bekannten Vorteile der Gruppentherapie, führt die Trinker aus ihrer Isolierung heraus und läßt sie auch zu Hause in verstärktem Maße an ihrer Heilung mitwirken. Sie fordert von Arzt und Patient nur einen geringen Zeitaufwand. Wenn die Umschaltung sicher beherrscht wird, bauen die Teilnehmer die individuellen hypnotischen Formeln für ihre alkoholfreie Lebenshaltung als wirksame Vorsätze in ihr Training ein, so daß sie dadurch vom Arzt und sonstiger Betreuung fortlaufend unabhängiger werden. Bei Alkoholkranken in jedem Stadium unterstützt das Training entscheidend die Therapie.
Unabhängig von den hypnotischen Formeln muß die medizinisch-psychologische Klärung der Lebens-, und Krankheitssituation erfolgen mit dem Aufdecken und Beheben tieferer neurotischer Ursachen seines Alkoholmißbrauchs.
Einige Ärzte bedienen sich dabei des kathatymen Bildersehens, einem Hypnoseverfahren, das der Psychoanalyse ähnlich ist, aber weniger Zeit erfordert.
Wie bedeutsam die Behandlung von Alkoholikern ist, geht aus der Tatsache hervor, daß Trinker immer ihre Umwelt in Mitleidenschaft ziehen. Ihre Hemmungen werden samt und sonders geringer, das Gefühl für Takt, für Anstand, für Ehrlichkeit und für Scham gehen verloren. Dafür zeigt sich ein krasser, durch nichts zu überbietender Egoismus.
Der Trinker opfert schließlich alle Menschen seiner Sucht. Weil er so gut wie nie wirtschaftlich unabhängig ist, sinkt er sozial ab und verliert auch das Vermögen, sich in der rechten Weise unter den Mitmen-

schen zu bewegen. Die Familien von Trinkern machen oft ein wahres Martyrium durch. Die meisten Trinker werden vor allem ihren Familienmitgliedern gegenüber gewalttätig, weil diese die Schwächeren sind und es auch aus Angst, sowohl vor dem Trinker als auch vor dem Gerede der Nachbarn unterlassen, sich mit allen Kräften zu wehren.

Der Trinker im akuten Stadium ist uneinsichtig und läßt meist nicht freiwillig von seinem sich und seine Familie schädigenden Verhalten ab.

Welch teuflische Macht dem Alkohol innewohnt, schildert eine arabische Sage:

Eines Tages erschien Satan einem braven Manne und kündigte ihm an, er werde sterben, es sei denn, er nähme eine der drei folgenden Bedingungen an: entweder er müsse seine Mutter erschlagen – oder seinen Vater umbringen. Als letzte Möglichkeit solle er Wein trinken. Um das geringste Übel zu wählen, entschloß sich der Mann für Wein. Er trank und berauschte sich, mißhandelte dann seine Mutter, als sie ihn ermahnte, und erschlug seinen Vater, der ihn daran hindern wollte.

In der Nähe des Moselstädtchens Trier hat es einen Winzer gegeben, der im Alkoholrausch den Teufel mit zwei grün berockten Waidmännern auf sich zukommen sah und sprechen hörte: „Ich will dein Leben und deine Seele, oder die Finger deiner linken Hand."

Der entsetzte Mann hat sich daraufhin mit einem Beil auf einem Holzklotz einen Finger nach dem anderen seiner linken Hand abgeschlagen. Als man ihn fand, war er nahezu verblutet.

Solche grauenhaften Vorfälle sind natürlich Ausnahmen, und wer die im Alkoholrausch begangenen Taten verfolgt, der weiß auch, daß nur ein bestimmter Menschentyp zur Selbstzerstümmelung neigt. Eines ist aber wichtig: Alkohol ist nicht nur ein Schaden für die Betroffenen, er ist ein Schaden an der Allgemeinheit. Man denke nur an diejenigen, die sich ans Steuer ihres Wagens setzen und so zu einer tödlichen Bedrohung ihrer Mitmenschen werden. Eines aber sollte trotzdem nicht vergessen werden. Alkoholiker sind Kranke! Und sie gehören in eine psychotherapeutische Behandlung.

Sie sind ein Vater oder eine Mutter, und Sie sind besorgt. Tag für

Tag, so will es Ihnen scheinen, hören sie Neues über Rauschmittelmißbrauch bei Kindern und Jugendlichen. Das Alter der Menschen, die zu Drogen greifen, scheint immer mehr abzunehmen. Wie kann ich – fragt sich mancher – mein Kind so erziehen, daß es gegen derartige Versuchungen gefeit ist? Und wann muß ich damit anfangen?
Sie können nicht früh genug damit anfangen!
Eine alte psychologische Erkenntnis sagt, daß ein Kind in den Jahren, ehe es in die Schule kommt, bereitwillig von den Eltern die Gewohnheiten und Ansichten übernimmt, die darüber entscheiden, wie es sich später in den Prüfungen des Lebens verhält. So wie Sie ihm Sauberkeit, Vorsicht vor Gefahren und Rücksicht auf andere beibringen, können Sie ihm Umgang mit Medikamenten beibringen.
Schreibt zum Beispiel der Arzt für Sie oder eines Ihrer Kinder ein Rezept aus, so machen Sie es darauf aufmerksam, daß er stets genau angibt, wie die Arznei zu nehmen ist – wieviel, wie oft, wie lange. Erklären Sie den Kindern, daß man für die meisten Medikamente ein Rezept haben muß, weil ein wahlloser Gebrauch ernste Folgen haben kann. Setzen Sie ihnen auseinander, daß einige Medikamente nur darum ohne Rezept erhältlich sind, weil sie kleinere Leiden gefahrlos lindern können – und daß selbst sie kleine Anweisungen für den Gebrauch tragen müssen, weil sie ebenfalls Schaden anrichten können, wenn sie zu oft, oder in zu großen Mengen genommen werden. Lesen Sie die Anweisungen vor, und betonen Sie dabei die Stellen, die mit „Achtung“ oder „Vorsicht“ anfangen. Erläutern Sie Sätze, wie „Die empfohlene Dosis darf nicht überschritten werden“, oder „bessert sich Ihr Zustand nicht, so stellen Sie den Gebrauch ein und fragen Sie den Arzt . . .“ Geben Sie vor allem dann ein gutes Beispiel, wenn Sie selbst eine Medizin nehmen. Lassen Sie die Kinder sehen, daß Sie alle Anweisungen auf dem Etikett genau durchlesen, bevor Sie den Verschluß öffnen. Lassen Sie auch sehen, wie Sie die vorgeschriebene Dosis abmessen, oder abzählen.
Wechseln die Kinder vom schützenden Kokon der Familie in die Wettbewerbswelt der Schule über, werden sich Streßsituationen einstellen. Bemüht, in der Schule zu bestehen, können Kinder vor Prüfungsarbeiten in panische Angst geraten. Es kann sie in ein seelisches Chaos

stürzen, wenn sie von den anderen nicht akzeptiert werden. In solchen Fällen wird die Hoffnung, durch angebotene Drogen Selbstsicherheit und innere Ruhe zu finden, zu einer fast unwiderstehlichen Versuchung. Aber Sie können sie schon in den Jahren vor der Schulzeit gegen solche Versuchungen immun machen, indem Sie ihnen wirksame Wege zeigen, mit den vom Streß entfesselten Gefühlsstürmen fertig zu werden.

Manche Kinder reagieren auf Enttäuschung mit Wutausbrüchen. Andere lassen ihre Gefühle nicht laut werden und schmoren im „eigenen Saft". Um Ihre Kinder von jeder selbstzerstörerischen Überreaktion fernzuhalten, müssen Sie ihre Angst, ihre Wut und ihre Verstimmung ernst nehmen. Machen Sie ihnen klar, daß auch Erwachsene solchen Gefühlsstürmen ausgesetzt sind und zeigen Sie ihnen, daß man damit fertig werden kann, indem man sie in weniger schädliche Bahnen lenkt. Man muß Kindern immer wieder zeigen, wie man seinen Gefühlen unschädlich freien Lauf läßt, dann werden sie diese Wege auch selbst gehen – und eigene dazuerfinden – wenn sie gegen starke Gefühlsspannungen anzukämpfen haben. Und mit dieser schon vor dem Schulantritt verankerten Haltung werden sie sich auch vor ernsten Problemen kaum in Illusionen flüchten – das Einzige, was Drogen bieten können.

In der Schule werden Ihre Kinder von Klassenkameraden oder älteren Schülern immer wieder hören, Drogen seien keineswegs schädlich, sondern führen in eine herrliche, sorgenfreie Welt gesteigerter Talente und Gefühle. Mit neun oder zehn könnte ein nicht dagegen gewappnetes Kind solchen Phantastereien leicht zum Opfer fallen. Deshalb ist das die richtige Zeit, das bisher Erreichte zu festigen. Am besten gehen Sie gemeinsam mit den Kindern den Auswirkungen des Drogenmißbrauchs auf den Grund. Dazu müssen Sie sich selbst zunächst über Drogen informieren, damit Sie beispielsweise nicht von Haschisch erzählen, es bringe dieselben Wirkungen hervor, wie Heroin. Das würde mit einiger Sicherheit dazu führen, daß Ihnen die Kinder überhaupt nichts mehr glauben. Lesen Sie ruhig ein paar Bücher über Rauschgiftprobleme, und regen Sie Ihre Kinder an, dasselbe zu tun.

Vermutlich werden Ihnen die Kinder ohne weiteres zustimmen, wenn sie von den ernsten Gefahren bei LSD und Heroin sprechen. Schwieriger wird es bei Haschisch. Sie werden ihnen entgegenhalten, daß Millionen es rauchen, niemand jedoch nachweisen konnte, daß es süchtig macht oder die Raucher immer größere Dosen brauchen um „high" zu werden. Sie sollten das zugeben. Nur müßten Sie dann auch erwähnen, daß Menschen, die im Haschisch immer wieder Wohlbehagen suchen, in psychische Abhängigkeit geraten können, die beinahe ebenso schwer abzuschütteln ist, wie eine Sucht.
Bringen Sie aber nicht allzuviel unbeweisbare Gefahren für Haschisch aufs Tapet. Ihre Kinder können sonst das Gefühl haben, sie werden angelogen, vor allem, wenn Freunde es ein- oder zweimal probiert und das Ganze ziemlich interessant gefunden haben. Die Kinder kommen dann unter Umständen zu dem Schluß, die Risiken aller Drogen würden übertrieben, und machten den gefährlichen Versuch, selber auszuprobieren, was an den anderen Giften dran ist.
Wie erfolgreich Sie immer gewesen sein mögen, es wird Zeiten geben, in denen das Verhalten Ihrer Kinder den Gedanken nahelegt, sie könnten vielleicht doch mit Drogen experimentieren. Das sonst vergnügte und mitteilsame Kind wird übellaunig und verschlossen. Die Noten des begabten Kindes werden schlecht, oder das lebhafte Kind wird plötzlich lethargisch. Bevor man daraus auf Symptome von Drogenmißbrauch schließt, sollte man daran denken, daß Pubertät und sogar Vorpubertät Zeiten tiefgreifender hormonaler Veränderungen sind, die bei manchem Jugendlichen von eben den Symptomen begleitet werden, die ihnen Sorgen machen.
Sollten Sie entdecken, daß Ihr Kind ein- oder zweimal Haschisch geraucht hat, so werden Sie nicht nervös. Solche Versuche sind selbst bei einem gesunden Kind kein Anlaß zur Aufregung. Es muß nur verhindert werden, daß das Kind sich nun für einen „ausgepichten" Rauschgiftkonsumenten hält, der jetzt alles probieren müsse.
Stellen Sie aber fest, daß Kinder regelmäßig Drogen nehmen, dann sind Schelte und Drohungen schlimmer als nutzlos. Es wäre ja denkbar, daß es selbst große Angst vor dem hat, was die Mittel bei ihm anrichten, so verzweifelte Angst, daß es sich unbewußt wünscht, es möge ent-

deckt und gehindert werden. Vergessen Sie nicht: Ihr Kind ist darum weder ein Verbrecher, noch undankbar. Es ist krank und braucht Hilfe, die ihm seine Eltern allein nicht geben können. Die beste Hilfe kommt von einem drogenerfahrenen Arzt. Wie weit die Hypnosetherapie helfen kann, darauf werde ich noch kommen.

Vor allem aber: Sehen Sie in Ihrem, den Drogen verfallenen Kind keinen hoffnungslosen Fall. Es kann wie tausend andere Jugendliche durch rasche Behandlung geheilt werden und sich durchaus zu einem aufrechten, klardenkenden und leistungsfähigen Erwachsenen entwikkeln.

Ist ein Mensch dann tatsächlich einmal süchtig geworden, dürfen wir nicht annehmen, daß der Süchtige nur tragisches Opfer irgendeines süchtigmachenden Mittels geworden ist, das ihn gegen seinen Willen unbarmherzig versklavt. Wir müssen uns fragen, was schon vor dem Drogenkonsum nicht stimmte. Die Fakten der Rauschmittelsucht oder jeder anderen Sucht bezeugen: die Sucht ist die Unfähigkeit, ist eine absichtlich herbeigeführte Untauglichkeit, die zum Zweck der Befreiung von normalen Verantwortungen beharrlich beibehalten wird. Sie ist nicht auf Willensschwäche an sich zurückzuführen, wie die meisten Menschen früher dachten. Im Gegenteil: der Süchtige schafft sich seine Sucht und hält an ihr fest, obwohl andere Leute große Anstrengungen machen, ihn davon abzubringen. Er klammert sich mit der Entschlossenheit eines Kindes daran, das gerade ein Rasiermesser gefunden hat, und es nicht hergeben will. Äußerer Druck steigert seinen Widerstand nur. Er bringt Kräfte auf, die dem familiären oder gesetzlichen Zwang ebenbürtig sind und ihnen entgegenwirken. Verstärkte Druckmittel oder Strafen treiben ihn nur an, die äußere Autorität auf noch verschlagenere Weise zu hintergehen. Hinter seinem Lieblingsmittel verschanzt, trotzt er allen Forderungen, die an ihn gestellt werden. Er wird ein König, der seine Umgebung beherrscht und ausbeutet, indem er seine angebliche Schwäche als Waffe einsetzt und von seinen Mitmenschen Waren und Dienstleistungen fordert.

Süchtigkeit erwächst unmittelbar aus Eifersucht der Umwelt gegenüber. Sie ist eine Nebenvorstellung zu der man Zuflucht nimmt, wenn man übermäßig von anderen beeindruckt ist, die im Hauptzelt des täglichen Lebens eine glänzende Show geben. Der neidische Mensch vergleicht sich unaufhörlich mit anderen und bewertet diese höher, als sich selbst. Infolgedessen fühlt er sich klein und wertlos. Wie Alfred Adler zu sagen pflegte:

„Die ganze Zeit emporzuschauen ermüdet den Nacken.“

Ständig zu anderen aufzuschauen, erzeugt schmerzliche Gefühle der Minderwertigkeit, der Unzulänglichkeit und der selbst zugefügten Demütigung, die sozusagen die angeborene Qual der Eifersucht ist.

Um solch selbsterzeugten Minderwertigkeitsgefühlen zu entfliehen, zieht der eifersüchtige Mensch eine Gegenshow ab, mit der er sein angeknackstes Selbstbewußtsein aufzumöbeln versucht. Da er sich nicht in der Lage fühlt, es mit dem Menschen aufzunehmen, den er beneidet, wählt er irgendeine bizarre Aktivität, bei der er sicher ist, die Aufmerksamkeit seines Feindes zu erregen und auf sich zu fixieren. Die Selbstsabotage erfüllt diesen Zweck vollkommen. Er wählt sie wegen ihres dramatischen Effekts – wie die Bettler in Indien, die sich auf ein Nagelbrett legen, um Aufmerksamkeit und Mitgefühl zu erregen.

Neidische Typen sabotieren sich selbst, um Sympathie zu erregen, mit der sie ihr ICH aufblasen können. Sie lieben es, wenn man sie anfleht, ihre sinnlose Selbstzerstörung aufzugeben, und wenn man sie darauf hinweist, welche großen Möglichkeiten sie hätten und welche großen Dinge sie vollbringen könnten, wenn sie nur ihre Aktivität der nützlichen Seite ihres Lebens zuwenden. Sie lieben es, sich von anderen mit Versicherungen und Schmeicheleien bestürmen und sich sagen zu lassen, was für Helden sie sein könnten, wäre nicht ihr unglücklicher Defekt, gegen dessen Behebung sie sich wehren. Das gibt ihnen das Gefühl, geschätzt und begehrt zu sein. Sie entdecken, daß sie mit ihrem Versagen mehr Aufmerksamkeit finden, als mit allen vorherigen Bemühungen.

Dies ist das fatale Geheimnis, das jeder Süchtige entdeckt hat. Er hat herausgefunden, daß er durch das schäbige Mittel der Selbstzerstörung eine Sonderstellung und Macht über andere erlangen kann. Warum sollte er auf einen so leichten Sieg über seine imaginären Konkurrenten verzichten, die er beneidet? Sie müssen Beiträge leisten und mitarbeiten, um ihre Gewinne zu erzielen. Er aber behält seine begehrte

Vorrangstellung, indem er andere zwingt, sich mit seinen selbstersonnenen Unfähigkeiten zu beschäftigen.

Bei der Behandlung der Sucht wird kein wesentlicher Fortschritt erzielt werden, solange die Menschen nicht erkennen, daß sich die Süchtigkeit für den Süchtigen bezahlt macht: mit großen Dividenden an sein ICH. Wir müssen uns der hohen Dividenden gegenwärtig sein, die sein ICH erhält! Diese sind ihm wichtiger, als sein Leben. Wer das bezweifelt, möge versuchen, einen Süchtigen von seiner Sucht abzubringen, solange es sich für ihn noch bezahlt macht, seine Sonderprivilegien zu bewahren.

Kein Süchtiger kommt ohne eine traurige Geschichte aus, die er erfindet, um Sympathie für seine mißliche Lage zu erwecken. – Und die Menschen besser ausbeuten zu können.

Die Suchtgefahr ist nicht zu verkennen. Im vergangenen Jahr starben in unserem Land 506 junge Menschen am Rauschgift, die meisten an Heroin. Eine amtliche, offizielle – eine entsetzlich hohe Zahl. Das Beispiel, daß ich jetzt bringe, handelt von einem, der früher oder später ebenfalls an harten Drogen zugrunde gehen wird, wenn er sich nicht aufrafft, endlich von der Sucht freizukommen.

Nennen wir ihn Walter B. Natürlich heißt er anders, aber es gibt ihn wirklich. Er lebt in einer großen Stadt, mitten unter uns. Sechs Entziehungskuren hat er schon hinter sich, doch noch immer gibt es für ihn nur ein Ziel: den nächsten „Schuß“. Und jeder Schuß kann tödlich, kann der letzte sein! Das Leben des 28jährigen Walter B. neigt sich dem Ende zu. „Ein Wrack ohne Wiederkehr“, so nennen Mediziner einen Menschen wie ihn. Zwar sieht sein Körper äußerlich noch recht stabil aus, aber im Innern nistet schon der Tod. Seit langem schon ist seine Leber entzündet, und ständig droht dem jungen Mann eine Zirrhose, jene tödliche Verhärtung und Schrumpfung der Leber. B. ist rauschgiftsüchtig. Seine Augen, seine Haut und seine Hände verraten ihn. Die Augen blicken glanzlos und unstet, die Gesichtshaut ist von einem fahlen Gelb, und die Hände zittern ihm ganz erbärmlich. Nur ein Schuß Heroin – und deshalb schießt Walter B. weiter – kann ihn ruhig machen. Doch jeder Schuß bringt ihn einen Schritt weiter ans Grab heran.

Walter B. ist schon ein Verlierer von Geburt an. Einer, der zu früh, und zu häufig getreten wurde; jedoch auch einer, der nie selbst den Willen aufbrachte, sich aus dem Elend zu ziehen.
Als er sechs war, bekam er von seinem Vater laufend Prügel. Einmal sagte sein Vater: „Hoffentlich fährt dich ein Auto tot."
Walter B. fand nie die Kraft, sich aus seinem Elternhaus zu lösen. Trotz aller Demütigungen bleibt er in dem Haus, in dem sein kalter Vater lebt. Immer noch versucht er seine Aufmerksamkeit zu erringen, heute mit Drogen!
„Du gehörst auf den Misthaufen", sagt der Vater heute, und Walter B. beweist ihm mit jedem neuen Schuß, wie hoch er „über dem Vater steht".
Zu seiner Mutter sagt er oft: „Mutti, wenn ich das Zeugs nehme, dann bin ich lustig und habe keine Angst . . ."
Walter B. hat nie die Kraft aufgebracht, sich aus dem Elternhaus, von dem tyrannischen Vater zu lösen, er hat nie versucht, eigenverantwortlich zu handeln, sich einen Beruf aufzubauen, um aus dem „Elend der Familie" herauszukommen.
Mit 14 Jahren nach der Volksschule begann er zaghaft, sich gegen den Vater aufzulehnen. Er ließ sich die Haare lang wachsen und hörte heimlich Beatplatten. Ein bestimmtes Berufsziel hatte er nie. Irgendwas Künstlerisches. Musik vielleicht, so schwebte es ihm vage vor. Auf Drängen der Mutter lernte er Tapezieren. Er hatte keine Freude an der Arbeit, sie sagte ihm nicht zu.
Der falsche Beruf, aber nicht den Mut, selbst zu entscheiden, was er tun wollte. Freunde hatte er keine, man hielt ihn für einen Spinner. Nach der Lehrzeit riß er aus, und schloß sich Hippiegruppen an. Hier, unter den bereits Ausgeflippten, da galt er etwas, da war er wer! Sie nahmen alle Drogen, und sie fühlten sich alle in dieser Rolle als Außenseiter wohl. Irgendwann kam er auf LSD. Ungezählte Trips folgten. Eines Tages holte ihn das Elternhaus in einem Drogenrausch ein: „Da ich meinem Vater äußerlich sehr ähnlich war, hatte ich Angst, so zu werden wie er. Auf einem Horrortrip sah ich ihn als wildes Tier, meine Mutter dagegen als ältere Dame in Schwarz."
Er nahm das Gift weiter, trotz aller Schreckensbilder. Immer häufi-

ger, in immer stärkeren Dosen. Sein Körper verlangte längst danach. Walter B. bewegt sich heute in einem Teufelskreis. Mal jobbt er als Fassadenmaler, mal jobbt er in einer Gärtnerei. Er jobbt für Heroin! Mal ist er auf Tour, mal zu Hause, mal in einer Entziehungsanstalt. Geholfen hat dem Süchtigen noch keine Kur; oft handelten die Patienten auch in der Klinik noch mit Rauschgift. Und alle seine Bekannten sind Fixer! Ein Fixer wird halt nur unter Fixern geduldet. So schließt sich der Kreis scheinbar auf ewig.

Es liegt klar auf der Hand, warum Walter B. nicht geholfen werden kann. Walter braucht erst einmal eine psychosomatische Behandlung. All die Erlebnisse der furchtbaren Kindheit müssen psychotherapeutisch bearbeitet werden. Die Stabilisierung muß von innen kommen. Woher soll er denn sonst die Kraft nehmen, sein Lebensschiff in eine andere Bahn zu bringen?

Hypnose kann gerade bei Drogensüchtigen eine gute Stütze sein, denn durch Hypnose lassen sich ähnliche Rauschzustände erzeugen, wie sie die Drogen bringen. In Hypnose lassen sich ähnliche Traumbilder hervorrufen, wie sie unter Drogeneinwirkung erlebt werden. Allerdings, Hypnose allein wird kaum helfen können. Unter medizinischer Aufsicht muß der Süchtige entwöhnt werden. Hypnose kann immer nur eine unterstützende Therapie sein. Allerdings eine sehr wirkungsvolle. Die Hypnose arbeitet an den neurotischen Ursachen, läßt dem Suchtkranken seine Kindheit nacherleben, und neu verarbeiten, sie stabilisiert ihn seelisch. Ich kenne einige Therapeuten, die mit der Hypnose bei Drogensüchtigen gute Erfolge erzielen konnten.

Das Schlimme ist nur, alle Süchtigen wollen ihr Laster los werden, doch nur eine geringe Anzahl von ihnen ist zu Opfern, Konzessionen oder auch nur kleinen Unbequemlichkeiten bereit.

Einige Rauschmittel, die zum Mißbrauch führen können

Offizielle Bezeichnung	*Umgangssprache*	*Einnahmemethode*	*Wirkung und Gefahren*
Marihuana	Pot, Gras	rauchen, essen	Euphorie, erhöhter Puls, bei hohen Dosen Müdigkeit, enthemmtes Verhalten, Angst.
Haschisch	Hasch, Kif, Shit	rauchen, essen	Wie bei Marihuana, aber sechsmal stärker, bei hohen Dosen psychotische Veränderungen.
LSD Mescalin Psilocybin	Acid, Sugar	schlucken in Kapseln, in Flüssigkeit, auf Zuckerwürfeln	Halluzinationen, außergewöhnliche Fröhlichkeit, starke Angst. Trugbilder, länger dauernde psychotische Reaktionen.
Kokain	Koks, Schnee	Schnupfen oder injizieren	Überaktivität, Wahnvorstellungen, manchmal Muskelzuckungen
Heroin	Horse, Junk	Schnupfen, injizieren	Euphorie, dann Müdigkeit, starke physische Abhängigkeit mit quälenden Entziehungserscheinungen. Tod bei Überdosen.

Menschen in Ketten

Ein Grundübel vieler Neurosen und seelischer Störungen ist die Einsamkeit. Das Vorhandensein oder Fehlen gesellschaftlicher und körperlicher Kontakte beeinflußt auch die Art, wie die Menschen sich auf der Erde bewegen. Ein erfahrener Beobachter kann einsame Menschen schon daran erkennen, wie sie die Straße entlanggehen und die Menschen und Dinge um sich herum betrachten.
Sozialer Kontakt ist schon für Kinder wichtig, damit sie gesund, kräftig und mit wachem Geist heranwachsen. Sozialer Kontakt ist aber auch im späteren Leben wichtig, damit diese Eigenschaften nicht verlorengehen. Infektionskrankheiten und Unterernährung sind die großen Mörder auf der Erde, und der körperliche Kontakt hilft, sie zu bekämpfen und zu besiegen; – wenn man hier überhaupt noch eine Wahl hat. Die freundliche Berührung einer Hand kann ihren wohltätigen Einfluß auf den ganzen Körper ausdehnen und im Kranken den Wunsch wekken, zu kämpfen, zu essen und zu leben. Auch in Fällen, in denen Hilfe schon nicht mehr möglich scheint, kann sie noch Wunder wirken. Nichts hilft mehr, als ein Mensch, der sich einem Kranken freundlich nähert und ihm Linderung, Heilmittel und Nahrung bringt. Hat die Gesundung bereits eingesetzt, haben liebevoll hergerichtete Präsentkörbe sogar noch stärkere Wirkung. Es gibt keine Neurose, in deren Zentrum nicht ein „Quell der Einsamkeit" sprudelt. Ein Mensch kann von tausend Leuten umgeben sein und sich dennoch total einsam und verlassen fühlen. Seine Einsamkeit rührt nicht aus dem Fehlen von Menschen her, an die er sich anschließen könnte. Sie geht auf mangeln-

de Schulung von Geben und Nehmen zurück und auf eine daraus resultierende Unfähigkeit, sich anderen nahe zu fühlen.
Alle Menschen, die über Einsamkeit klagen, erklärten einhellig, sie hätten so gerne Freunde, wenn sie nur wüßten, wie man welche findet. Sie behaupten, sie würden „versuchen", Freunde zu gewinnen, als gehöre dazu ein besonderes Geschick. Dabei müßten sie lediglich nur eins tun: nämlich ihre Abwehrhaltung anderen gegenüber aufgeben.
Sondern wir uns von anderen ab, so halten auch sie sich von uns fern. Der Grund dafür ist, daß wir in unseren Mitmenschen statt freundliche Mitbürger, nur Konkurrenten sehen. Von diesem Standpunkt muß der Einsame herunterkommen, wenn das zwischenmenschliche Problem gelöst werden soll. Alle, die als große Lehrer der Menschheit akzeptiert sind, wie Buddha, Jesus, Ghandi – haben eines gemeinsam: sie kamen den Menschen mit Liebe entgegen, sie öffneten sich ihnen!
So ziemlich jeder Mensch hat sich schon einmal gewünscht, auf einer einsamen Insel zu sitzen und vom ganzen Getriebe der Welt nichts mehr sehen und hören zu müssen. In jedem steckt so ein kleiner Robinson Crusoe – meint mancher. Und irrt sich ganz gewaltig! Die wenigsten würden es ganz allein lange aushalten und wer weiß was dafür geben, schnellstens wieder in menschliche Gesellschaft zu kommen.
Der Mensch ist als Gemeinschaftswesen angelegt. Das bezieht sich nicht allein darauf, daß der Mann zur Frau – und die Frau zum Mann strebt. Nur ganz junge Liebespaare glauben, Zweisamkeit genüge. Jeder braucht eine Gruppe – am meisten diejenigen, denen es schwerfällt, Anschluß zu finden, Beziehungen anzubahnen.
Von der Wiege bis zur Bahre kommt der Mensch nicht von der Gemeinschaft los. Selbst der entschiedenste Individualist, der verschlossenste Eigenbrötler, hat zwangsläufig Berührung mit der Umwelt. Überhaupt: ein Wesen ohne Kontakt zu irgendwelchen anderen Wesen ist auf der Erde nicht einmal vorstellbar. Sogar wenn es ein Tier wäre, von dem nur noch ein Exemplar existiert, es hätte doch zu anderen Tieren eine Beziehung, indem es sie frißt, und ständig auf der Hut sein muß, um nicht gefressen zu werden. Und wenn es im Zoo wäre, so hätte es Beziehungen zu Menschen, die es füttern, oder anschauen oder untersuchen.

Dem Menschen geht es nicht einen Deut anders. Ja, was alles an Beziehungen für sein Leben bereits festgelegt ist, ehe er das Licht der Welt erblickt. Schon die Eltern kann sich niemand aussuchen.

Als Einzelwesen ist der Mensch nicht lebensfähig. Das gilt nicht nur für Babys, die zur Befriedigung ihrer Grundbedürfnisse die Hilfe der Umwelt brauchen. Wenn man ein Kind in diesem Alter völlig von der Umwelt abschlösse, ihm nur Nahrung hinstellte, und sonst jede Beziehung unterbände, so würde aus diesem Kind niemals ein vollwertiger Mensch. Es würde nicht sprechen lernen, nicht rechnen, nicht schreiben, bestimmte Gefühle würden in ihm nie erwachen.

Mancher hat vielleicht den Namen Kaspar Hauser schon gehört. Wer der Junge wirklich war, wird immer ein Geheimnis bleiben. Fest steht nur: Er wurde viele Jahre lang ohne Verbindung zu anderen Menschen in einem Kerker gefangen und verborgen gehalten. Und das offenbar schon von einer Zeit an, als er noch ein kleines Kind war. Als er 1828 entdeckt und befreit wurde, war er etwa sechzehn Jahre alt und hatte mit einem Menschen nur die Gestalt gemein.

Der Mensch bedarf des Mitmenschen, um ein Mensch zu werden. Und es hängt oftmals von der Gruppe ab, was für ein Mensch er wird!

Wer als Gummizapfer im Amazonas Urwald oder als Goldsucher in Alaska lebt, für den kommt es vielleicht nicht darauf an, welches Verhältnis er zu seinen Mitmenschen hat. So ein Mensch schneidet eben die Gummibäume ab, oder er siebt den Sand, um Gold zu finden. Solche Mitmenschen liegen dann abends in der Hütte und träumen davon, eines Tages als reicher Mann in die Gesellschaft zurückzukehren, um den Leuten zu zeigen, was für tolle Kerle sie sind. Wir aber sind keine Goldsucher oder Gummizapfer, wir brauchen die Mitmenschen, um glücklich und einigermaßen zufrieden zu leben.

In welchem Teil der Welt wir uns auch immer befinden, überall stellen wir fest, daß viele Menschen ein auf Äußerlichkeiten beschränktes Leben führen.

Es ist aber die Welt unseres Innenlebens, unserer Gefühle und Vorstellungen, welche die äußere Welt erschaffen. Darum muß auch jeder Wandel im Leben von innen kommen. Es hat wenig Sinn, einen Wandel der äußeren Umstände mit äußeren Mitteln herbeizuführen. Um

inneren Zwist, Verwirrung, Entbehrungen und alles andere, was das Lebensgefühl beeinträchtigt, aus der Welt zu schaffen, müssen wir das Problem an der Wurzel packen, das heißt: das bewußte Denken völlig umstellen und unsere Gedanken, unsere Vorstellungen in eine völlig neue Ordnung bringen. Das kann vor allem durch Hypnosetherapie geschehen, schon allein deswegen, weil viele Menschen es einfach allein nicht schaffen, aus ihrer Isolation herauszukommen. Sie bekommen den Dreh nicht, ihr Lebensschiff in eine andere Bahn zu lenken. Der Amerikaner Dr. Joseph Murphy sagt:
„Das Unterbewußtsein reagiert mit der Empfindlichkeit eines Präzisionsinstrumentes auf jeden Gedanken. Das bedeutet aber, daß die unser Unterbewußtsein durchströmende unendliche Weisheit und Lebenskraft und Energie durch unsere Gedanken geprägt werden und feste Form erhalten."
Das heißt, es sind unsere eigenen Gedanken, die uns in Krankheit, Isolation und Lieblosigkeit bringen.
Einen wesentlichen Anteil an der Entstehung der seelischen Not vieler Menschen hat das große Reizangebot, dem wir alle, namentlich die Großstadtbewohner ausgesetzt sind. Noch vor wenigen hundert Jahren lebten wir vorwiegend in und mit der Natur, in der uns Ruhe und frische Luft umgaben. In den letzten Jahrzehnten sind wir aber – aus der Zeit der Pferdedroschke und Ölfunzel – förmlich hineinkatapultiert worden in eine technische Umwelt mit Klimaanlagen, schnellen Autos, Atomreaktoren, Überschallflugzeugen und Elektronenrechnern, die uns selbst schon einen großen Teil der geistigen Arbeit abnehmen. In unseren großen Städten überschütten uns die Lichtkaskaden der Leuchtwerbung bis tief in die Nacht, dröhnt der Verkehrs- und Baustellenlärm und atmen wir eine von Abgasen erfüllte Luft.
Neben solchen äußeren Einflüssen, die an unseren Nerven zerren, machen uns in zunehmendem Maße unsere inneren Probleme zu schaffen. Viele Nervenärzte sind davon überzeugt, daß der neurosenbereite Mensch unserer Zeit ein Produkt seiner inneren Leere sei. Wäre diese Leere nicht, so sagen sie, dann hätte zum Beispiel der heute so umfangreiche Vergnügungs- und Zerstreuungsbetrieb bei weitem nicht jene Chancen, uns in seinen Bann zu schlagen.

Sieht man sich diesen Betrieb näher an, so zielen seine Praktiken darauf ab, uns zu beschäftigen und zu unterhalten, und er kann bei ungezählten Menschen eine starke innere Bereitschaft – sprich Leere – dazu ausnutzen. Es sei unterstellt, daß uns manche der gebotenen Abwechslungen auch zu eigener geistiger Arbeit anregen, doch scheint dies mehr ein ungewolltes Nebenprodukt der Unterhaltungs-Industrie zu sein. Denn die wichtigste Voraussetzung für das Geschäft ist die Passivität des Menschen.

Charakteristisch für die innere Leere vieler ist die Sonntagsneurose. Wer sie einmal erlebt hat, weiß, wie qualvoll und lähmend sie sein kann. Auch die Sonntagsneurose befällt vor allem solche Menschen, die sich nicht selbst beschäftigen können. Sie ist ein Gefühl der eigenen Nutzlosigkeit, der Sinnlosigkeit des Lebens, das fast schlagartig bei Feierabend des letzten Werktages mit Depressionen einsetzt und anhält, bis die Arbeit am Montag früh wieder beginnt. Mancher Selbstmord kommt auf das Konto dieser gefürchteten Stimmung. Selbstmorde, denen meist keine schweren Konflikte vorangingen.

Eigentlich ist es verwunderlich, einsame Menschen gerade dort zu treffen, wo man sie am wenigsten vermutet, nämlich mitten im dichten Mitbürger-Gewimmel.

Mitschuldig an der inneren Leere und der Einsamkeit vieler ist der moderne Sport- und Spielbetrieb, dessen Stätten sich zu Arenen des Ehrgeizes und der Rekordjagd gewandelt haben, statt der körperlichen Übung weiter Kreise zu dienen, oder wenigstens den Anreiz für eine breitere Sportbetätigung zu sein. Immer mehr Menschen werden angesichts der erregenden Wettkämpfe aus einer vielleicht einst aktiven Rolle, in die passive des Zuschauens gedrängt. Damit staut sich ein unbefriedigter Betätigungsdrang in ihnen auf, der zu seelischen Spannungen führt. Aufgabe jeder Hypnosetherapie wird es deshalb immer bei isolierten Menschen sein, sie in die Gruppe anderer Menschen zu führen, sie vor allem aktiv am Leben teilnehmen zu lassen, anstatt passiv zuzuschauen, wie andere ihr Leben positiv ausfüllen. Nicht am Rande als Zuschauer soll der Mensch stehen, sondern aktiv mitten im Lebensgeschehen, unter Gleichgesinnten, unter Freunden – nur so kann positives Leben gedeihen.

Daß wir in der Kindheit von einem Einsamkeitsbewußtsein im eigentlichen Sinne noch nicht sprechen können, ist verständlich. In dieser Frühzeit menschlichen Erlebens ruht das Kind noch in sich. Ein seiner Einsamkeit bewußt gewordenes Kind wäre schon kein Kind mehr. Viele junge Mütter sorgen sich, ihr frischgeborener Säugling könne unter Einsamkeit leiden, wenn man sich nicht ständig um ihn kümmere. In den ersten Monaten nach der Geburt befindet sich der Säugling in einem, man könnte fast sagen, Dauerschlafzustand, der nur unterbrochen wird, durch Nahrungsaufnahme und durch Säuberung. In dieser Zeit fühlt ein Säugling sich äußerst wohl. Säuglinge sind oft allein, aber wohl kaum einsam. Je mehr ein Kind dem unmittelbaren Schutz der Familie entwächst, umso häufiger erlebt es dann die ihm anfangs völlig unbekannte Fremdartigkeit der Welt. Es begegnen ihm Widerstände, die in ihrer Eigenart einen unauflöslichen Gegensatz zum eigenen Wesen enthalten. So haben die ersten Tage, ja Wochen im Kindergarten häufig das Bedrückende an sich, daß das neu aufgenommene Kind keinen Anschluß findet. Weil es in der ungewohnten Umgebung unsicher ist und fremd unter all den vielen spielenden Kindern umhersteht, wird es von ihnen vernachlässigt und gemieden. Zur Rede gestellt, warum es denn nicht einfach hingehe und spiele, antwortet es resigniert: „Denn gehen sie doch weg!"

Einsamkeitserlebnisse dieser Art hinterlassen zunächst noch keine Spuren. Der kindliche Optimismus ist noch viel zu groß, als daß er sich dadurch entmutigen ließe.

Anders ist es im beginnenden Schulalter. Gerade in den ersten Schuljahren erleben Kinder oft, daß sie nun etwas leisten müssen, und mit dieser Leistung, die vor ihnen liegt, allein auf der Welt zu sein scheinen.

Wenn die Kinder dann heimkommen, und es findet sich kein Erwachsener, der Zeit für sie hat, dann kann hier schon die Wurzel für eine beginnende Einsamkeit liegen, die sich wie ein roter Faden durchs ganze Leben zieht.

In einer Zeit der Lebensunsicherheit und der gesellschaftlichen Katastrophen, in der die Ehe ihren tieferen Sinn verliert und der Familiensinn schwindet, müssen viele Kinder ohne Schutz und Wärme eines liebreichen Elternhauses aufwachsen. Als unerwünschte oder umstrittene Kinder, als Waisen, oder als uneheliche Kinder stehen sie oft vereinsamt außerhalb der familiären Ordnung oder führen sogar als Verwahrloste oder Vernachlässigte ein einsames Leben.

Einen solchen Fall schildert A. Strindberg in einer seiner Biographien: Ein durch Vernachlässigung von seiner vergnügungssüchtigen Mutter vereinsamtes 5jähriges Kind wird hier in einer Situation geschildert, in der es keinen anderen Ausweg sieht, als Selbstmord:

„... Da stand das Kind ..., von zwei Seiten ausgewiesen, zurückgestoßen, durfte nirgendwo sein. Das Mädchen sah aus wie ein verzweifeltes Kind, ohne Tränen, aber mit dem ganzen Entsetzen des Einsamen in seinem Gesicht. Stumm, versteinert, als gäbe es auf der ganzen Welt keinen Platz für sie. Als wolle niemand sie haben, ohne daß sie wußte, warum nicht. Sie stand einen Augenblick wahrhaft auf der Schwelle des Lebens, denn plötzlich leuchtete sie auf und näherte sich dem offenen Fenster, das hoch über der Erde war ...“

Die Statistik der Kinderselbstmorde beweist, daß der geschilderte Selbstmordversuch kein Einzelfall war, sondern daß eine verhältnismäßig große Zahl von Kindern sich selbst als überflüssig aus dem Wege räumt. Dies ist ein Alarmzeichen dafür, wie groß die Zahl der durch gesellschaftliche Mißstände vereinsamten Kinder gegenwärtig sein mag. Eine frühe Form von Kindereinsamkeit ist die strafweise Ausschließung aus der geordneten Familiengemeinschaft.

Das ist beispielsweise der Fall, wenn ein Kind sich in die Ecke stellen muß, in einen abseitigen Wohnteil oder in den Keller gesperrt wird. Ich kenne eine hochstehende Persönlichkeit, einen Mann, der aus „gutem Elternhause“ stammt! Dort war es üblich, daß er als Kind oft in ein Kellerloch gesperrt wurde. In der Hypnoanalyse kamen erschrekkende Fakten ans Tageslicht. Der Mann war voller Ängste und Aggressionen, die er auch als Erwachsener noch nicht verarbeitet hatte. Eltern wissen gar nicht, was sie mit derartigen „Strafen“ ihren Kindern antun! Sie können mit einem solchen Verhalten die Wurzeln für tiefgreifende Neurosen legen.

Daß die bloße Anwesenheit anderer Leute das Einsamkeitserlebnis nicht ausschließt, erfahren auch schon Kinder. Ein dreizehnjähriger

Junge schrieb an seine Mutter: „Wenn ich bei fremden Leuten auf Besuch bin, dann fühle ich mich einsam. Man hat niemand, dem man mal was sagen kann. Man muß sich immer danach richten, was andere sagen. Man kann sich gar nicht richtig beschäftigen . . ."
Heimweh ist für Kinder ein großes Einsamkeitserlebnis. Zieht sich so ein Erlebnis über Monate, oder gar Jahre hin, kann so ein junger Mensch innerlich vereinsamen!
Der junge Mensch braucht äußere Anerkennung wegen seiner inneren Unsicherheit. Aber gerade weil er von ihr so abhängig ist, geht sein Anspruch auf Geltung und seine Selbsteinschätzung oft über das Anerkennenswerte hinaus. Zudem ist seine Überheblichkeit eine Zumutung für seine Umwelt. So werden seine Anmaßungen oftmals zurückgewiesen. Dabei bleibt es aber nicht, sondern die persönliche, liebevolle Betreuung und Fürsorge, deren er bei altersbedingter Unruhe und Unsicherheit so dringend bedarf, werden ihm ebenfalls entzogen. Die Eltern kümmern sich eventuell noch um die Äußerlichkeiten seines Lebens, Lehrer, Lehrherrn und andere Betreuer nehmen seine persönlichen Nöte und Schwierigkeiten nicht ernst. Es kommt zu einer inneren Vereinsamung, zu einer Verschlossenheit und dazu kommt noch die fehlende menschliche Wärme, der Mangel an Geborgenheit, die Unsicherheit der Zukunft. Auch hier werden Wurzeln für die spätere Isolation gelegt.
Es gibt mancherlei Vorzeichen, die dem Erlebnis bedrückender Einsamkeit vorangehen. Verstimmungen, Spannungen, Streitigkeiten und noch einige andere. Meist aber bricht das die Gemeinschaft ernstlich in Frage stellende Vereinsamungserlebnis mit erschütternder Wucht herein. Da stirbt ein Mensch, mit dem man jahrelang zusammengelebt hat, mit dem man ein ganzes Leben aufgebaut hat, oder der eine oder andere wird von seinem Ehepartner verlassen. Zuerst wird mancher sich über die Einsamkeit hinwegzutäuschen versuchen, aber eines Tages muß er sich selbst die Frage beantworten und sich eingestehen: Ich bin allein – ich habe niemand auf dieser Welt. Für wen lebe ich eigentlich noch? Will mich denn noch jemand? Die ursprünglich erlebte Einheit mit einem anderen Menschen weicht dem Gefühl, daß nun alles anders ist.

In jeder Großstadt leben Tausende von alleinstehenden Menschen, die jeden Morgen zur Arbeit gehen, abends wieder heimkehren und dann nahezu ihre ganze Freizeit in ihrem Zimmer, ihrer Wohnung, in ihrem „Zuhause“ verbringen. Niemand ist da, mit dem sie sich unterhalten oder streiten können. Im Normalfall hat ein solcher Mensch kaum eine Verabredung, vielleicht hat er ein paar Bekannte, die aber kaum Wert auf einen engeren Kontakt legen. So ein einsamer Mensch geht mal ins Kino, oder ins Konzert, aber immer allein. Es ist ein erbärmliches Leben.

Irgendwann verlieren diese Menschen die Lust, für sich selbst zu kochen, unter Umständen nimmt auch noch der Appetit ab. Die Haut verliert ihre Straffheit und jeden Glanz, es kann unter Umständen zu einem körperlichen Verfall kommen. Der Mangel an sozialer Aktivität ist schuld an diesem Verfall. Depressionen folgen, Schwung und Tatkraft schwinden dahin. Manche Menschen greifen an diesem Punkt zu Drogen, oder zum Alkohol.

Diesem sozialen Verfall können auch ältere Menschen verfallen, wenn sie plötzlich allein im Leben dastehen. Es ist überhaupt eine Schande der Gesellschaft, für die alte Menschen keinen Nutzen mehr hat. Sie werden weggeworfen, wie altes Eisen, sie haben ihren Beitrag geleistet, und danach werden sie vergessen. Aber auch ältere Menschen brauchen den Kontakt zur Umwelt, sonst verkümmern sie.

So wie der Körper des Menschen Nahrung und Vitamine braucht, und ohne sie zugrunde gehen muß, so braucht der Mensch Sinneneindrükke, ohne die er nicht leben kann. Diese Tatsache ist beispielsweise der politischen Polizei in vielen Ländern bekannt und auch den Gefangenen, die einmal in Einzelhaft saßen. Als diese Tatsache im Verlauf der Trotzkisten-Prozesse im Rußland der dreißiger Jahre entdeckt wurde, war man überrascht. Die meisten Leute glaubten damals, daß man die Trotzkisten, die Selbstanklage erhoben, schwer gefoltert haben müsse, um sie dazu zu bewegen, falsche Aussagen zu machen und noch zu beschwören. Aber um einen Menschen so weit zu bringen, daß er nahezu alles bekennt, braucht man ihn nur lange genug in eine Einzelzelle zu setzen, in der entweder niemals das gleißende Licht erlöscht, oder aber völlige Dunkelheit herrscht. Das Schlüsselwort heißt hier Monotonie; kein menschlicher Kontakt, nicht die geringste Veränderung in der Umgebung und jeden Tag das gleiche Essen aus dem gleichen Napf. Unter solchen Bedingungen zerfällt der Mensch innerlich. Das brennende Verlangen nach Sinneneindrücken wird so groß, daß das Opfer alles für nichts anderes tut, als für eine Zigarette, oder für die Erlaubnis, mit einem anderen Menschen, mag er auch noch so schlecht sein, ein paar Worte wechseln zu dürfen. Vom Säugling bis zum Greis haben wir Menschen das Bedürfnis, mit anderen Menschen Kontakt zu haben. Mehr noch, wir brauchen den Hautkontakt, wir brauchen die Körpernähe eines anderen Menschen.

Viele Menschen laufen vergebens einer „echten Freundschaft" nach. Sie kommt aber nicht so häufig vor, als wir annehmen. Die meisten sogenannten echten Bindungen sind nur eine Maske, hinter der sich häufig eine „Nutzgemeinschaft" verbirgt. Solche Beziehungen können alles sein, vom durchschnittlichen Schulmädchenschwarm bis zum Geschäftsfreund, der genau weiß, warum er diese Freundschaft eingegangen ist. Es sind nur Pseudofreundschaften, die mit explosiver Gewalt zerbrechen, wenn ein Partner es wagt, nach rechts oder links auf einen Außenstehenden zu blicken.

Wenn zwei Menschen, die sich – wie wir alle – bisher als Fremde gegenüberstanden, plötzlich zulassen, daß die zwischen ihnen stehende Wand zusammenbricht, und sich einander zugehörig, als eins fühlen, gehört dieser Augenblick der Einheit zu den freudigsten und erregendsten Erlebnissen. „Noch wunderbarer", so sagt der Psychologe Erich Fromm, „und unbegreiflicher ist es für Menschen, die bisher abgeschnitten, isoliert und ohne Liebe lebten. Dieses Wunder der plötzlichen Vertrautheit wird häufig dadurch erleichtert, daß es mit sexueller Anziehung und Vereinigung verbunden ist oder durch sie erst ausgelöst wird. Solche Art der Liebe ist aber nicht von Dauer, die beiden Menschen lernen sich zwar gründlich kennen, aber ihre Vertrautheit verliert immer mehr von ihrem wunderbaren Charakter, bis Auseinandersetzungen, Enttäuschungen und gegenseitige Langeweile alles abtöten, was von dem anfänglichen Reiz alles übrig geblieben ist. Am Anfang ist sich jedoch noch niemand darüber klar; Tatsache ist, daß man die Intensität der Vernarrtheit, dieses gegenseitige „Verrücktsein" nach dem anderen, als Beweis für die Intensität der Liebe hält, während es doch nicht mehr ist, als der Beweis, für den Grad der vorangegangenen Einsamkeit."

Diese Annahme, – daß nichts leichter sei als die Liebe – ist immer noch die vorherrschende Vorstellung, obgleich das Gegenteil in überwältigendem Umfang bewiesen ist. Es gibt kaum eine Aktivität, kaum ein Unternehmen, das mit derartigen ungeheuren Hoffnungen und Erwartungen begonnen wird und mit derart großer Regelmäßigkeit fehlschlägt. Bei jeder anderen Tätigkeit würden die Menschen alles nur Mögliche versuchen, um die Gründe für diesen Fehlschlag herauszufinden und zu lernen, wie sie es besser machen könnten; oder sie würden damit einfach Schluß machen. Da letzteres im Falle Liebe nicht möglich ist, scheint es nur einen entsprechenden Weg zu geben, das Fehlschlagen der Liebe zu überwinden: die Gründe dafür zu prüfen und darüberhinaus zu versuchen, die Bedeutung der Liebe zu untersuchen.

Erich Fromm sagt dazu:

„Wir brauchen die Erkenntnis, daß die Liebe eine Kunst ist. Wenn man Liebe „Erlernen" will, muß man genauso vorgehen, als wolle man irgendeine andere Kunst – zum Beispiel Musik, Malerei, Tischlerei oder die Kunst der Medizin oder der Technik erlernen. Wichtig ist, die Meisterschaft in der Kunst muß dem Betreffenden wichtiger sein, als alles andere. Für ihn darf es nichts anderes geben, was ihn stärker interessiert. Dies gilt vor allem für die Liebe. Und hier liegt die Antwort auf die Frage, warum Menschen unserer Gesellschaft so wenig versuchen, diese Kunst zu erlernen, obwohl sie immer wieder Fehlschläge erleben. Trotz der tiefverwurzelten Sehnsucht nach Liebe hält man fast alle übrigen Dinge für wichtiger, als sie: Erfolg, Prestige, Geld, Macht. Beinahe unsere ganze Energie brauchen wir dazu, um zu lernen, wie man die Ziele erreicht, und fast nichts verwenden wir, um die Kunst des Liebens zu erlernen. Ist es möglich, daß nur die Erlernung jener Dinge lohnt, mit denen man Geld oder Prestige erwerben kann, und daß die Liebe – die „nur" der Seele nutzt, im modernen Sinn aber sonst nutzlos ist, – ein Luxus bedeutet, für den Energie aufzuwenden wir kein Recht haben?" Die Nächstenliebe ist die Liebe zwischen Gleichen; die Mutterliebe ist Liebe für den Hilflosen. So verschieden sie voneinander sind, haben sie doch eine Gemeinsamkeit: Sie sind ihrem ganzen Wesen nach nicht auf eine einzige Person beschränkt. Wer seinen Nächsten liebt, liebt alle Menschen, wer sein Kind liebt, der liebt alle Kinder, alle, die seine Hilfe gebrauchen. Im Gegensatz zu diesen beiden Arten der Liebe steht die erotische Liebe; sie ist das Verlangen nach menschlicher Vereinigung, nach der Verschmelzung mit dem anderen. Ihrem ganzen Wesen nach ist sie ausschließlich und nicht allumfassend; sie ist aber auch vielleicht die irreführendste Liebe, die es gibt.

Vor allem wird sie häufig mit dem explosiven Erleben des „Verliebens" verwechselt, mit dem plötzlichen Niederbrechen aller Barrieren, die bis dahin zwischen zwei einander Fremden bestanden. Nachdem der Fremde zu einer intimen Person geworden ist, bestehen keine Barrieren mehr, die noch überwunden werden müßten, man braucht sich nicht mehr bemühen, einander nahezukommen. Der „geliebte Mensch" ist dem anderen genausogut, oder auch genausowenig bekannt, wie dieser selbst. Hätte das Erlebnis des anderen mehr Tiefe, dann würde dieser andere niemals so bekannt werden – und das Wunder des Überwindens von Barrieren würde dann vielleicht Tag für Tag von Neuem eintreten. Für die meisten Menschen ist jedoch nicht nur die eigene Person, sondern auch die andere bald erkannt und bald erschöpft, weil sie in Wirklichkeit nur an der Oberfläche und nicht in der Tiefe erkannt ist. Für sie ist die Intimität in erster Linie durch die geschlechtliche Vereinigung verwirklicht. Da sie die Getrenntheit von anderen vor allem als körperliche Trennung empfinden, bedeutet die körperliche Vereinigung für sie zugleich die Überwindung des Getrenntseins.

Das sexuelle Verlangen zielt auf Vereinigung – und ist keineswegs nur physische Begierde, die Lösung einer quälenden Spannung. Das körperliche Verlangen kann jedoch durch die Angst vor der Einsamkeit gesteigert werden oder durch den Wunsch, zu erobern, oder erobert zu werden.

Da die sexuelle Vereinigung in der Ansicht der meisten Menschen mit der Liebe verbunden ist, kommen sie sehr leicht zu dem irreführenden

Schluß, daß man sich liebt, wenn man sich körperlich besitzen will. Wenn das Verlangen nach physischer Vereinigung nicht durch Liebe bedingt wird, wenn die erotische Liebe also nicht auch Nächstenliebe ist, führt sie immer nur zu einer Vereinigung in orgiastischem, vorübergehenden Sinne. Die sexuelle Anziehung schafft zwar im Augenblick die Illusion der Vereinigung, aber ohne Liebe bleiben nach dieser „Vereinigung" Fremde zurück, die genausoweit voneinander entfernt sind, wie vorher; Fremde, die sich dann voreinander schämen, oder, die sich anschließend hassen, weil sie dieses gegenseitige Fremdsein nach der vorhergehenden Illusion stärker spüren, als vorher.

Eine Form der Pseudo-Liebe, die nicht selten und oft als „große Liebe" erlebt wird, und noch öfter in Filmen und Romanen beschrieben wird, ist die abgöttische Liebe.

Wenn ein Mensch jene Ebene nicht erreicht hat, auf der er ein Gefühl für Identität, ein Selbstgefühl hat, das in der schöpferischen Entfaltung seiner eigenen Kräfte wurzelt, neigt er dazu, die geliebte Person zu „vergöttern". Er ist seinen eigenen Kräften entfremdet und projeziert sie auf die geliebte Person, die als die Quelle aller Liebe, allen Lichts und allen Segens verehrt wird. In diesem Vorgang beraubt der Mensch sich des Bewußtseins seiner Kraft und verliert sich an den Geliebten, statt sich selbst zu finden. Da kein Mensch, auf die Dauer gesehen, den Erwartungen des abgöttischen Verehrers entsprechen kann, treten natürlich Enttäuschungen auf, und als Lösung sucht man nach einem neuen Idol – manchmal in einem vernichtenden Kreislauf. Charakteristisch für diese Art abgöttischer Liebe ist zu Anfang die Identität und Plötzlichkeit des Liebeserlebnisses. Diese abgöttische Liebe wird häufig als die wahre große Liebe bezeichnet; aber während man die Intensität und die Tiefe der Liebe zu beschreiben meint, verrät sie doch nur den Hunger und die Einsamkeit des abgöttisch Liebenden. Es braucht wohl nicht besonders betont werden, daß sich nicht selten zwei Menschen in gegenseitiger abgöttischer Liebe zusammenfinden, die sich letztlich gegeneinander aufreiben. Eine weitere Form der Pseudo-Liebe ist, was man sentimentale Liebe nennen kann. Ihr Wesen liegt in der Tatsache, daß die Liebe nur in der Phantasie und nicht in der hier und jetzt stattfindenden Verbindung mit einem

Menschen, der wirklich ist, existiert. Die am weitesten verbreitete Form dieser Art der Liebe findet man in der Ersatzbefriedigung, die der Konsument von Liebesfilmen, Liebesromanen und Liebesliedern findet. Alle unerfüllten Sehnsüchte nach Liebe, Vereinigung und Nähe finden ihre Befriedigung in dem Konsum dieser Erzeugnisse. Ein Mann oder eine Frau, die gegenüber ihren Ehepartnern unfähig sind, jemals die Mauer des Getrenntseins einzureißen, sind zu Tränen gerührt, wenn sie an der glücklichen oder unglücklichen Liebesgeschichte eines Paares auf der Leinwand teilnehmen. Für viele Paare ist die Filmleinwand die einzige Gelegenheit, um die Liebe zu erleben – nicht nur jeder für sich, sondern gemeinsam als Zuschauer der Liebe anderer Menschen. Solange die Liebe ein Tagtraum ist, können sie an ihr teilhaben; sobald sie jedoch Wirklichkeit einer Beziehung zwischen zwei wirklichen Menschen wird, sind sie erstarrt.

Alle Einsamkeit des Lebens ist ausgelöscht, wenn sich zwei wirklich Liebende umarmen; aus dem Ich, das sich mit seinen Nöten und Sorgen abmüht, wird das Wir, das „trostvoll" im Augenblick Ewigkeit empfindet".

Ein innerlich vereinsamter Mensch sucht die äußere Isolation, hier, in seinem Schneckenhaus fühlt er sich wohl. Erst wenn er sich innerlich zu neuer Gemeinschaft bereit findet, wagt er sich aus seinem Schneckenhaus heraus. Die Einsamkeit wird für viele Menschen zur Zitadelle der Selbstbewährung und Selbstverteidigung. In sie zieht er sich zurück, wenn er den Gefahren der Welt nicht gewachsen zu sein scheint. So schrieb einmal ein junger Mann:

„Manchmal gleicht meine Rückkehr zur Einsamkeit einer Flucht vor der Welt; nämlich dann, wenn ich merke, daß mich draußen fremde Wesen ergreifen, daß ich laut und wild werde, daß ich in der Masse Mensch untergehe und gar nicht mehr ich selbst bin. In der Einsamkeit hole ich mir wieder Kraft und inneren Frieden. Da überkommt mich eine Freude, die nicht mehr laut und lärmend ist, sondern mich still und bescheiden macht. In der Einsamkeit werde ich wieder ich selbst, fasse Vorsätze und sammle Kraft, sie auszudrücken."

Wie der Schluß dieser Äußerung zeigt, wird hier die Welt den Vorzügen der Einsamkeit noch nicht geopfert. Es handelte sich um einen

jungen Menschen, der noch Kraft aus der Einsamkeit schöpft. Doch kann es passieren, daß er eines Tages aus dieser selbstgewählten Einsamkeit nicht mehr herausfindet. Im Höhepunkt der Reifezeit eines jungen Menschen überwiegt das Schutz- und Sicherheitsbedürfnis, daß man von der Einsamkeit mancher junger Menschen als einem Asyl der Schwäche sprechen kann. Die in der Pubertät umgewandelte Persönlichkeit erfordert offenbar – wie etwa auch die Metamorphose bei Insekten – ein Stadium weitgehender äußerer Isolation. Dann sind scheinbar nach außen hin keine Kräfte mehr frei. Alle Energien werden für innere Wandlungsprozesse aufgebraucht. Das ist auch der Grund dafür, daß junge Menschen in dieser Phase allen, oder zumindest fast allen Kontakt, wegen Schwierigkeiten mit der Umwelt abbrechen. Sie scheuen und haben panische Ängste davor, daß ihre Schwächen aufgedeckt werden. Schlimm ist es für jeden Einsamen, wenn der erste Versuch, sich der Umwelt wieder zu öffnen, zu neuen Enttäuschungen führt. So ein Mensch zieht sich sofort wieder zurück und es wird weitaus schwerer werden, ihn aus der Isolation herauszuholen.
Er wird erneut in schwere oder mittlere Depressionen verfallen. Selbstgewählte Einsamkeit, ein stundenweises Zurückziehen in die Stille dagegen kann oft sehr heilsam sein. In dieser Zeit der Stille sammelt der Mensch neue Kräfte. Marc Aurel, der Philosoph aus dem römischen Kaiserreich, hat das einmal wunderbar beschrieben:
„Man sucht die Zurückgezogenheit auf dem Lande, am Meeresufer, im Gebirge; und auch du hast die Gewohnheit, nach einem Aufenthaltsorte dieser Art dich lebhaft zu sehnen. Aber dies alles verrät im Grunde eine sehr beschränkte Ansicht. Steht es dir noch frei, zu jeder beliebigen Stunde dich auf dich selbst zurückzuziehen. Denke doch endlich an den Rückzug in jenes kleine Gebiet, das du selbst bist, und vor allem, zerstreue und überreize dich nicht, sondern bleibe frei und sieh dir alle Dinge an als Mann, als Bürger, als sterbliches Wesen."
Diese Anweisungen sind Ausdruck einer Lebenserfahrung, der das innerste Alleinsein als höchster Wert erscheint. Im Vermeiden jeglicher Zerstreuung und Überreizung, also der unkontrollierten Hingabe an fremde Einflüsse, wird jenes „Nein" gesprochen, von dem oben die Rede war. Aber die Abkehr vom anderen ist nicht Selbstzweck. Sie be-

deutet lediglich eine fortlaufende geübte Selbstvergewisserung. Aus diesem Grunde ist auch keineswegs eine äußere Zurückgezogenheit notwendig. Es ist innerer Abstand notwendig, um Unabhängigkeit zu verwirklichen.

Es ist auffällig, daß die stille Natur gerade die Menschen anzieht, die in bedrückender Weise innerlich einsam sind. Vor allen anderen sind es die Traurigen, die der innerste Drang in äußere Einsamkeit führt. Wie das kranke Wild unzugängliches Dickicht aufsucht, um in tiefer Verborgenheit Ruhe und Zeit zur Genesung zu finden, so sucht der bekümmerte Mensch den stillen Winkel und den heimlichen Platz, um sich seinen traurigen Gedanken hingeben zu können. Dort in der Stille findet er seinen Platz zum Weinen, weil er keinen Menschen hat, bei dem er sein Leid abladen kann. Der Einsame hat sich selbst aus dem Kreis der Mitmenschen ausgeschlossen. Weil er den Glauben an die Gemeinschaft verloren hat.

Die Stille der Natur hat eine Heilkraft gerade für einsame, kontaktgestörte Menschen. Hier finden sie Ruhe, hier finden sie Frieden.

Zeiten allgemeiner Not sind nahezu immer auch Zeiten bedrückender Einsamkeit. Die Not verweist den Menschen auf sich selbst, und das Elend läßt es ihm ratsam erscheinen, sich möglichst wenig mit den Sorgen und Schwierigkeiten anderer zu belasten. So streben alle unglücklichen Menschen in Notzeiten danach, die Bindungen zur Umwelt nach Möglichkeit zu lösen und auf unvermeidliche Beziehungen zu beschränken. Mörike sagt dazu:

„Das Unglück macht den Menschen einsam und hypochondrisch, er zieht den Zaun dann gern so knapp wie möglich um sein Häuschen."

Bei den vereinsamten Prozessen findet sich als Begleiterscheinung immer eine Depression, bei den aus der Einsamkeit heraus führenden Prozessen immer eine Euphorie. Damit erklärt sich oft die Stimmungslabilität bei einsamen Menschen. Heute sind sie himmelhochjauchzend, morgen zu Tode betrübt. Genaugenommen ist es nicht die Einsamkeit, welche die Depressionen auslöst, sondern der Verlust der Gemeinschaft, der Verlust eines Menschen, sei es durch Tod oder durch Trennung. Ein Abgrund von Fremdheit und Unheimlichkeiten, von lähmender Stille tut sich vor dem Menschen auf, der sich plötzlich allein sieht. Das schicksalhafte Zerreißen einer bestimmten, glücklichen Verbindung wird zum Ereignis, das nach Zeiten voller Harmonie in eine bitter empfundene Einsamkeit versinken läßt. Schwermut überschattet alles.

Symptome einer bedrückenden inneren Einsamkeit sind diese Schwermut, sind Verzweiflung, sind Angst. Hier fehlen die Kräfte, um aus dem Teufelskreis herauszukommen. Der innere Zwiespalt ist so groß geworden, daß er die letzten positiven Lebenskräfte raubt. Derartige Depressionen lassen sich nicht mehr durch Aufheiterungsversuche vertreiben. So einem Menschen erwächst das innere Gefühl, daß das Leben keinen Sinn mehr habe. Seine Gemütsverfassung ist dunkel und trübe. Und wenn auch draußen die Sonne scheint, der depressive Mensch nimmt die Sonne nicht wahr, seine Welt bleibt dunkel. Weil der Schwermütige nicht mehr an sich, an die Begegnung mit anderen glaubt, zweifelt er auch an der Liebe. Er versteht auf der anderen Seite nicht, daß seine Einsamkeit, seine Schwermut nichts anderes als seine Sehnsucht nach Liebe ist. Denn längst kennt er die Ursache seiner Depressionen nicht mehr.

Daß auch Einsamkeit und Depressionen zu psychosomatischen Störungen führen kann, beweist der Psychotherapeut Hubert Scharl in seinem Buch ORGANSPRACHE. Scharl hat einige Störungen aufgezeichnet, die typisch auch bei einsamen Menschen sind.

1. *Organsprache des Herzens:*
   Herzneurosen, Angina pectoris nervosa, Herzhypochondrie, Herzphobie
   Psychodynamik – Symbolische Aussage:
   Mein Herz weiß nicht mehr aus noch ein, bitte helft mir! Mir fehlt das Vertrauen, auf eigenen Füßen zu stehen.
   Ich habe ständig Angst, daß ich allein sein muß!
   Niemand ist da, wenn mir etwas zustößt!
2. *Organsprache der Atmung:*
   Atemstörung, Asthma bronchiale
   Psychodynamik – Symbolische Aussage:
   Ich möchte weinen, aber ich kann nicht.
   Ich möchte nach meiner Mutter rufen, aber ich kann nicht!

Ich bin von dir enttäuscht, ich habe mehr erwartet!
Ich fühle mich allein und unsicher – ich habe Sehnsucht nach einem Menschen, wie meine Mutter!

3. *Organsprache des Darmes:*
Chronische Obstipation – Spastische Obstipation
Psychodynamik – Symbolische Aussage:
Ich kann nicht aus mir heraus, ich bin „verstopft"!
Ich halte alles zurück, auch meine Gefühle!
Ich habe gar nichts zu verschenken!
Ich ziehe mich zurück, von mir kannst du nichts bekommen!

Das waren nur einige Beispiele, es gibt weitaus mehr. Darum dürfte es verständlich sein, wenn ich sage, Einsamkeit ist mehr als ein Zustand. Wer aus seiner Einsamkeit nicht mehr herauskommt, muß behandelt werden.

Die letzte Stufe der Einsamkeit ist der Selbstmord!

Selbstmord ist der letzte verzweifelte Schrei eines einsamen Menschen.

Schon 1919 betonte J.H. Schultz:

„Die schwer neurotisch Kranken enden nicht selten durch Selbstmord. Rund 20 Prozent der Lebensmüden sind psychotisch. Rund 80 Prozent neurotisch krank. Alle Lebensmüden sind krank; die Mehrzahl leidet unter neurotischen Störungen. Schon Sigmund Freud gab als Ursache der meisten Selbstmörder fehlende Liebe an."

Klaus Thomas schrieb in seinem Handbuch der Selbstmordverhütung: „Eine Grundhaltung des Lebensmüden – nicht nur des Depressiven – ist die Passivität, die im Bewußtsein der lähmenden Aussichtslosigkeit und Sinnlosigkeit des eigenen Daseins schließlich zur Scheinaktivität des Selbstmordes drängt." „Wenn ich über eine Brücke gehe, so ruft es mir immer zu, ich soll mich doch fallenlassen. Ich habe nicht mehr die Kraft, mich dagegen zu wehren", sagte eine 43jährige Depressive.

Selbstmordgefährdete gehören in eine tiefenpsychologische Behandlung.

Emotionale Schwierigkeiten entstehen auf jenen Gebieten, wo ein Mensch sich an andere anlehnt und von ihnen abhängt, statt sich auf seine eigenen, inneren Stimmen zu verlassen, seine eigenen inneren

Möglichkeiten und seine eigene Initiative. Das Problem der Behandlung von einsamen, isolierten Menschen durch Hypnose liegt darin, sein Selbstvertrauen auf jenen Gebieten zu stärken, wo Abhängigkeit und Kummer herrschen. Wenn ein Mensch sich auf die eigenen Beine stellt, und sich nicht mehr auf andere verläßt, sondern den Schwerpunkt in sich selbst zurückverlegt, kann er ohne Krücken stehen. Er kann „loslassen und gehen".

Das Selbstvertrauen versteht sich natürlich nicht nur im physischen Sinn, sondern vor allem auch im emotionellen und psychologischen. Ein Mensch muß auf beiden Ebenen Unabhängigkeit erlangen. Die Voraussetzung zur Heilung einer Krankheit ist, daß die Symptome erkannt werden. Die Symptome der Einsamkeit liegen klar auf der Hand: Passivität, Agressivität, Magenfunktionsstörungen, Herz- und Atemstörungen.

Bei Kindern finden wir Symptome wie Bettnässen, Nahrungsverweigerung, Daumenlutschen, Anstoßen des Kopfes, Schnalzlaute im Hals, häufige Weinanfälle, Schmollen, Wutausbrüche und so fort.

All diese Verhaltensweisen sind Anzeichen für seelische Störungen, besonders dafür, daß der Mensch zuwenig „Streicheleinheiten" bekommt.

Sobald ein Mensch etwas ganz versteht, vermag er sich selbst einen Weg zu suchen, um damit fertig zu werden – so er dies überhaupt will. Um alles besser verstehen zu können, damit sich der einzelne und seine Störungen und Fehlverhalten erkennt, darum wurden die Hintergründe der Einsamkeit besonders ausgeleuchtet. Einsamkeit an sich tritt nie für sich alleine auf. Sie ist aber immer ein Faktor bei einer Neurose. Einsamkeit ist vielschichtig. Einsamkeit ist aber kein Dauerschicksal. Man muß nur herauswollen. Wer es nicht alleine schafft, dem kann die Hypnosetherapie helfen. Aber, man kann nichts tun, um jemanden zu helfen, bevor dieser nicht bereit ist, alles zu tun – sogar gesund zu werden. Kranke glauben häufig, sie bräuchten sich nur auf die Couch des Hypnosetherapeuten zu legen und der würde nun alles schon machen. Heilung ist aber immer ein Wechselspiel zwischen Therapeut und Patient. Die Suggestionen müssen angenommen werden, der Patient muß daran glauben, daß das, was der Therapeut

sagt, auch eintritt. Nur mit dieser Überzeugung kann er gesund werden. Wenn es dieses Zusammenspiel nicht gibt, dann kann Hypnose ebensowenig helfen, wie andere Therapien!
In der Therapie allerdings genügt es nicht, den Menschen aus seiner Isolation herauszuholen. Er muß umdenken lernen. Er muß begreifen, daß er letztlich sich selbst in die Isolation gebracht hat. Er kann nicht erwarten, daß die Menschen auf ihn zukommen, er muß sich ihnen öffnen, er muß ihnen entgegenkommen. Er muß geben, um zu empfangen. Er muß lieben, um geliebt zu werden.
„Die Liebe des Menschen ist eine aktive Kraft", sagt Erich Fromm, „sie durchbricht Mauern, durch die der Mensch von seinen Mitmenschen getrennt ist, und die ihn mit den anderen vereint. Die Liebe läßt ihn das Gefühl von Isolation und Getrenntsein überwinden, erlaubt ihm aber, sich selbst treu zu bleiben, und seine Integrität zu bewahren.
In der Liebe ereignet sich das Paradoxe, daß zwei Wesen eins werden, und doch zwei bleiben."
Jeder Mensch sehnt sich nach Liebe. Wer sich dagegen wehrt, hat nur Angst, von ihr enttäuscht zu werden. Aus dieser Haltung ist fast jede Verschlossenheit, jede Isolierung und auch Gefühlskälte zu verstehen. Gerade solche innerlich abgekapselten Menschen hungern nach Liebe.
Die Quellen der Liebesfähigkeit aber liegen in der Kindheit und Jugend. Wer als Kind im Elternhaus einen richtigen Umgang gehabt hat, hat die psychische Disposition, im späteren Leben sich an andere anschließen zu können. Alle vereinsamten und isolierten Menschen haben in der Jugend nicht gelernt, sich mit den Mitmenschen zu verbinden. Sie verschließen sich in sich selbst und sind dabei todunglücklich.

Aug um Aug – Zahn um Zahn

„Der Mensch erkannte sein Weib Eva. Sie empfing und gebar Kain. Da sprach sie: 'Einen Mann habe ich durch Jahwe erhalten'. Und sie gebar nochmals, seinen Bruder Abel. Abel wurde Schafhirt, Kain aber wurde ein Ackerbauer."

So ist es bis heute geblieben: Die Menschen heiraten und bekommen Kinder. Die Kinder wachsen heran und wählen einen Beruf. Sie müssen einen Beitrag zu der Welt ihrer Umgebung leisten, als Bezahlung für Waren und Dienstleistungen, die sie empfangen. Die Welt besteht durch Arbeitsleistung fort. Wir könnten keine Welt gebrauchen, in der alle den Boden bearbeiteten, und niemand die Schafe hüten will. Wir brauchen Mechaniker, Elektriker, Ingenieure, Straßenkehrer, Bauern, Schäfer, Ärzte, Zahnärzte und jede nur denkbare, nützliche Idee. Unterschiedliche Beiträge sind erforderlich, für die gesamte Gemeinschaft und zu ihrer Bereicherung. Im Hinblick auf das Fortbestehen gibt es nicht einen grundlegenden Beitrag, der wertvoller wäre als andere. Die besten Bemühungen jedes einzelnen von uns werden gleichermaßen benötigt. Dies ist die wirkliche Situation, wie sie heute besteht und seit Anbeginn der Zeiten bestand.

Sie bestand bereits für Kain und Abel, denn – wie es im ersten Gleichnis heißt:

„Und Gott schuf den Menschen nach seinem Bilde."

Was könnten die Patriarchen damit anderes gemeint haben, als daß jeder von uns in eigenem Namen ein „Schöpfer" sein muß und daß diese schöpferische Kraft eine ererbte Gabe von Geburt an ist? Sollte in den

Worten eine wichtigere Bedeutung liegen, so ist sie uns entgangen. Wie dem auch sei, eine derartige Auslegung macht uns heute klar, daß wir alle dazu da sind, unser Leben als erfinderische, einfallsreiche, unabhängige, schöpferische Menschen zu verbringen.

Als nächste erhielt der Mensch eine sehr einfache Anweisung: „Seid fruchtbar!"

Und er erhielt einen Garten, damit er dies tun konnte. Ihm wurde gesagt, er solle alles mehren, was er bekommen hatte. Welche Bedeutung könnte das heute für uns haben? Muß jeder von uns einen Garten besitzen, um fruchtbar zu sein? Heißt es nicht vielmehr, jeder von uns solle die Früchte seiner eigenen Ideen mehren und hervorbringen – jeder auf seine Weise?

Die Schwierigkeiten beginnen doch erst, wenn die Menschen darüber zu streiten anfangen, wessen Beitrag wichtiger sei. Genau dies muß bei Kain und Abel geschehen sein, auch wenn es uns nicht mit so vielen Worten geschildert wird.

Doch einer von ihnen muß begonnen haben zu prahlen: „Was ich tue ist besser als das, was du tust!"

Haben wir nicht alle Kinder schon in prahlerischen Streitereien gesehen? Jeder hat schon einmal gehört, wie ein Kind zum anderen etwa sagte: „Mein Vater kann weiter spucken, als deiner", worauf der Spielkamerad brüllte: „Gar nicht wahr, mein Vater kann über die ganze Straße spucken!"

Gerade aus einer solchen scheinbar trivialen Streiterei entsteht Mißgunst, erwächst Eifersucht, und Fäuste beginnen zu fliegen. Ob heute oder damals, immer verraten sie den Wunsch des einen, der andere möge eine Stellung einnehmen, die der seinen untergeordnet ist.

Alles fing mit Kain und Abel an?

„Als Jahwe sah, daß die Bosheit der Menschen auf Erden groß war und alles Gedankengebilde ihres Herzens allezeit nur auf das Böse gerichtet war, da reute es Jahwe, daß er die Menschen auf Erden gemacht hatte ..." (Genesis 6, 5-6)

Auch ein eindeutiger Ausspruch. Aber der HERR sagte nicht, daß die Menschen böse geboren waren. Sie wurden es erst im Konkurrenzkampf untereinander!

Mit den Menschen kam der Begriff Schuld auf die Erde.
Mehr noch, die alten Kirchenväter trugen fleißig dazu bei, daß Zwietracht unter die Menschen gesät wurde. Wenn Psychotherapeuten heute so sehr gegen die Schuldgefühle ihrer Patienten ankämpfen müssen, dann liegt die Ursache dafür weit zurück.
Einer dieser Kirchenväter war Augustinus. Bevor er sich zum Christentum bekehren ließ, lebte er ehelos mit einer Frau zusammen, die ihm seinen Sohn Adeodarus gebar. Die Mutter des Augustinus, eine fromme Christin, war mit dem unzüchtigen Leben ihres Sohnes ganz und gar nicht einverstanden, und suchte nach Wegen, ihn von der Geliebten zu trennen. Da sie ihren Sohn gut kannte, fand sie auch einen Weg – eine andere Frau, eine Christin und eine gute Partie dazu.
Augustinus war 33 Jahre alt, als er zum Christentum bekehrt wurde. Acht Jahre war er bereits Bischof in Hippo Regius, einer Stadt im heutigen Algerien. Er war ein wortgewandter Mann, dessen Schriften bald überall in der Christenheit gelesen wurden, die unter anderem sich auch mit Ehe und Keuschheit befaßten. Man muß sich das einmal vorstellen: Da gibt es einen Mann, der fröhlich und frei dem Sex fröhnte, und eine ehrgeizige Mutter, die ihren Sohn davon abbringen will. Und diesem Mann und anderen ähnlichen damaligen Zeitgenossen verdanken wir es, daß die Kirche in unseren Betten mitmischt. Die Mutter, und das „Christentum“ schaffte es, daß sich dieser Mann seiner früheren Geliebten schämte. Man sieht, was Suggestionen bewirken können.
Tertullian, ein anderer Kirchenvater, nannte beispielsweise den Geschlechtsverkehr „einen schamlosen Akt“! Er fand zwischen Hurerei und Ehe keinen wesentlichen Unterschied, weil beide mit diesem Akt verbunden sind. Andere Kirchenväter, wie Clemens von Alexandrien, bezeichneten die Ehe als eine „unglückselige Notwendigkeit“, die man nur deshalb dulden müsse, weil das göttliche Fruchtbarkeitsgebot den Menschen aufgegeben worden sei.
Wen wundert es da noch, daß die Frauen in der Zeitgeschichte so schlecht wegkamen, zumal Paulus sagte:
„Das Weib sei dem Manne untertan!“
Tertullian ging noch weiter, als er sagte:

„Wißt ihr Frauen nicht, daß jede von Euch eine Eva ist? Gottes Schuldspruch lebt wie Eure Schuld bis in unsere Tage. Ihr seid die Pforte des Teufels. Ihr seid als erste vom göttlichen Gesetz abgefallen. Ihr habt das Ebenbild Gottes, den Mann zerstört."

Na, meine Damen, wie klingt das?

Müssen wir uns da wirklich wundern, wenn es so viele sexuelle Verklemmungen und verdrängte Schuldgefühle auf der Welt gibt? Denn auch 1978 werden Menschen noch in diesem Geist erzogen. Wie Gottes Gesetze auszulegen seien, das bestimmten schon immer die Männer, die gerade an der Macht saßen. Sie waren die Hüter der Moral – wenn sie auch eine Klassenmoral – eine doppelte Moral daraus machten.

Der „große Karl" erließ beispielsweise das Gesetz, daß eine „Hure" nackt auf den Markt geschleppt und dort vor aller Augen bis aufs Blut gepeitscht werden sollte. Der „große Kaiser" selbst hatte aber neben seiner Ehefrau noch ein halbes Dutzend Mätressen.

Der Mönch Alkuin, Karls Freund und Ratgeber, warnte seine Schüler vor den „gekrönten Tauben", die nächtlich durch die Pfalz fliegen. Gemeint waren des Kaisers Töchter, die mehrere uneheliche Kinder gebaren, ohne jemals verheiratet gewesen zu sein.

Heinrich der VIII. von England, der fünf Ehefrauen überlebte, hielt an seinem Hof und im ganzen Land mit eiserner Hand auf Frömmigkeit und untadeliger Moral. Er aber betrog seine Frau Catharina von Aragon mit einer Hofdame, ehe er die Königin unter dem hergesuchten Vorwurf des Ehebruchs und der Blutschande köpfen ließ, um Anna Boleyn heiraten zu können. Philipp I., Landgraf von Hessen, erhielt von Martin Luther die Einwilligung, sich zu seiner ersten noch eine zweite Ehefrau nehmen zu dürfen. Luther riet ihm allerdings, diese Doppelehe geheim zu halten.

„Sonst möchten vielleicht auch die groben Bauern ebensogroße oder größere Ursach fürwenden, wodurch wir dann garviel zu schaffen kriegen möchten."

Der badische Herzog Karl Wilhelm war im ganzen Land als ein äußerst frommer und moralbewußter Herrscher bekannt. Bei seinen Untertanen ließ er Unzucht mit Prangerstehen bestrafen. Er selbst aber

legte sich in seiner neuen Residenz Karlsruhe einen Harem an, der es bald auf 160 Landestöchter brachte.
Als August der Starke, dem man über 350 uneheliche Kinder nachsagte, einmal einen kurzfristigen Anflug von Gewissensbissen hatte, ließ er sich bezüglich des Standes seiner Mätressen und Geliebten ein Gutachten von der juristischen Fakultät der Universität Halle anfertigen. Er wußte, daß er sich auf seine Doctores verlassen konnte. Die Juristen fanden heraus: Das Anrüchige des Konkubinats, muß bei großen Herren und Fürsten wegfallen, indem diese nicht den Strafgesetzen unterliegen, sondern allein vor Gott Rechenschaft ablegen müssen.
So geht es weiter durch die Geschichte. Moral und Schuld waren nur fürs Volk.
Diese doppelbödige Moral machte auch vor den Kirchenfürsten nicht Halt. Der Erzbischof von Mainz ließ sich im 13. Jahrhundert vom Besitzer eines Bordells Pachtgeld zahlen. Die Stadt Frankfurt zahlte von den eingenommenen Geldern aus dem Betrieb eines Frauenhauses einen Teil an das geistliche Leonhardtstift, weil diesem Stift das Frauenhaus gehörte!
Der Bischof Johann von Straßburg baute 1309 ein Frauenhaus, so daß er die Einnahmen mit niemandem zu teilen brauchte. Die erotische Unbefangenheit, über die man in anderen Kulturkreisen heute noch verfügt, ist uns durch das mosaische Gesetz und eine fast zweitausendjährige christliche Erziehung verloren gegangen. Das begann mit der Verdammung des Nacktseins.
So schrieb um das Jahr 1400 Johannes von Saaz in seinem „Ackermann aus Böhmen“:
„Der Mensch wird nackt geboren und ist ein beschmierter Bienenstock, ein Kotfaß, ein Stankhaus, ein faules Aas, eine Speise der Würmer . . . ein Mensch hat neun Löcher im Körper, aus denen allen so unreiner Unflat fließt, daß niemals unreineres gewesen ist.“
Der Mönch Odo von Cluny schrieb nicht minder anschaulich:
„Wenn die Menschen sehen könnten, was unter der Haut ist, sie würden sich vor dem Anblick der Frauen ekeln. Wenn jemand bedenkt, was in den Nasenlöchern, was in der Kehle und was im Bauch alles verborgen ist, dann wird er stets Unflat finden. Wenn wir nicht einmal

mit den Fingern anderer Leute Dreck und Schleim anrühren mögen, wie können wir dann begehren, einen solchen Drecksbeutel zu umarmen?"

Müssen wir uns jetzt noch wundern, daß so viele Menschen mit Schuldgefühlen herumlaufen? Schauen wir uns einmal die Begriffsbestimmungen Schuld an.

Klaus Thomas schreibt in seinem Buch HANDBUCH DER SELBSTMORDVERHÜTUNG:

„Objektive Schuld ist der durch Handlung oder Unterlassung begangene Verstoß, gegen eine anerkannte Norm des Verhaltens oder der Haltung. Diese Norm kann durch ein Gesetz gegeben sein oder durch ausdrückliche oder stillschweigende Übereinkunft von Menschen. Sünde in Gedanken, Worten und Taten erkennt diese Norm als göttlich Gesetz an.

Minderwertigkeit ist die durch Anlage, Haltung oder Verhalten nicht notwendig schuldhaft bedingte negative Abweichung von den menschlichen Normen und Werten. Subjektives Schuldgefühl ist das – meist als erhebliche Belastung erlebte – Empfinden des Verstoßes gegen die Norm.

Sündenbewußtsein erkennt wieder die Norm als göttlich Gesetz an.

Subjektives Minderwertigkeitsgefühl ist die seit Alfred Adler in ihrer Ähnlichkeit und Entsprechung zum Geltungsstreben erkannte grundsätzliche Haltung des fehlenden Selbstvertrauens als Erlebnis der eigenen Unzulänglichkeit und übersteigerten Ansprüchen, von entmutigender Fehlerziehung oder von psychischen Erkrankungen wie Depressionen und Neurosen. Subjektive Gewissensbelastung ist das Erlebnis des Abstandes zwischen der – bei vielen Menschen religiös erlebten – Norm das Über-Ich und dem konkreten Fehlverhalten. Dieser Abstand ist vorwiegend bedingt durch Erziehung, aber auch durch die natürliche Anlage und durch Leitbilder.

Gewissensbelastung schließt in der Regel ein Schuldgefühl ein, das gilt jedoch nicht umgekehrt.

Schuld ohne Schuldgefühl führt zu fortschreitender Verrohung und immer neuer Schuld. Schuldgefühle ohne Schuld führen zu fortschreitender Verzweiflung und zum Selbstmord."

Menschen mit Schuldgefühlen sind an sich und ihrer vermeintlichen Schuld Leidende. Wie bei allen Neurosen lassen sich sechs Hauptmerkmale erkennen:

1. Der Leidende ist seiner Leide-Form nach passiv. Er ist antriebsgehemmt und vielfach unfähig, sich einer Arbeit oder anderen Aufgaben zuzuwenden.
2. Das Grübeln über die Vergangenheit. Bei fast jedem seelisch Leidenden ist das Zeitgefühl gestört. Der Kranke sinnt ständig über seine Vergangenheit nach. Die unlösbare, monotone Frage nach dem „Warum?" beherrscht sein Denken. Es ist nicht die fruchtbare, zukunftsweisende Frage nach dem Sinn des Leides, die eigentlich „wozu" lauten müßte. Die negativ grübelnde Vergangenheitsbeziehung muß also zu einer positiven, dankbaren umgestaltet werden. Praktisch hilft es dabei dem Leidenden, wenn er die vielen sonst selbstverständlichen Gaben, Errungenschaften, Erlebnisse und Ereignisse des Alltags bewußt dankbar und mit Freude anerkennen lernt. Dazu kommen die Schönheiten der Natur und Kunst auch in den unscheinbaren Schöpfungen des Alltags, sich an den tausend kleinen Dingen des Lebens freuen lernen.
3. Das Sorgen um die Zukunft: Auch hier ist das Zeiterleben gestört. Bis hin zu krankhaften Zwangsvorstellungen reichen die Befürchtungen seelisch gestörter Menschen. Sie fürchten, was ihnen die kommenden Stunden, Tage bringen können. In jedem Mißgeschick sehen sie einen Vorboten größerer Unglückskatastrophen. Die Sorge vor der Zukunft, der Arbeitslosigkeit, der Krankheit, dem kommenden Atomkrieg, den Naturkatastrophen, dem Weltuntergang, hat schon manchen in den Freitod getrieben.
4. Der Kranke zeigt eine zentripetale Persönlichkeitshaltung. Das Leiden an sich bewirkte eine Richtungsveränderung der sonst nach außen (zentrifugal) wirkenden Lebenskräfte, die sich selbstzerstörerisch nach innen wenden.
5. Der Kranke zieht sich in die Isolation zurück, scheut Kontakte mit anderen Menschen.
6. Dem Kranken fehlt häufig eine klare Ordnung seiner Wertwelt. Wo

ein Wert niederer Ordnung, beispielsweise materielle Werte, in ihrer Bedeutung an eine hohe Stelle gerückt werden, ergeben sich Disharmonien und Leiden.

Wie durch falsche Moralanschauungen Schuldgefühle entstanden, wurde bereits gesagt. Auch daß Schuldgefühle krank machen können, wurde erwähnt. Greifen wir uns ein Beispiel sexueller Schuldgefühle heraus:

Die sexuelle Selbstbefriedigung ist jahrtausendelang Gegenstand moralischer Überzeugungen gewesen. Schon die Bibel erwähnt im 1. Buch Moses einen gewissen Onan, der sich den Zorn der Gottheit zuzog, indem er seinen Samen, anstatt in den Schoß des Weibes, auf die Erde entleerte. Der Tod Onans als Sühne für dieses Vergehen bildet den Auftakt zur religiösen Auffassung, daß Onanie eine Todsünde sei. Auch das für diese Betätigung übliche Wort aus dem Lateinischen, Masturbation, hat einen starken negativen Charakter; die Philosophen leiten den Begriff, der offenbar erstmals bei Martial (1. Jahrhundert nach Chr.) auftaucht, von manu und stupro her: „Mit der Hand verunreinigen". In diesem Sinn ist die Masturbation von den Schriftstellern der Alten als Delikt abgehandelt. Die Kirchenväter, die ohnehin mit der Sexualität auf gespanntem Fuß lebten, taten ein Weiteres hinzu, dem Delikt teuflische Wesenszüge anzudichten. Autoren des 18. Jahrhunderts begannen einen Reigen der Schwarzmalerei, welche der Onanie alle möglichen Krankheiten und Degenerationserscheinungen zuschreibt. Nach dem klassischen französischen Werk von Tissot, „L'Onanisme", welches um 1760 erschienen ist, verursacht sexuelle Befriedigung unter anderem: Änderung der Hautfarbe, Austrocknung, Abmagerung, Hysterie, Schwindel, Gelbsucht, Verbildung der Figur, Erschöpfung, Schmerzen und Tod – sie sei eine schreckliche Sünde und eine verabscheuungswürdige Gewohnheit. Spätere Verfasser führen auf die Masturbation nicht nur Frigidität und Impotenz, sondern geradezu auch Geisteskrankheiten zurück. Moraltheologen aller Bekenntnisse halten dafür, daß man mit Reue und Buße diese schweren Sünden büßen müsse.

Erst im 20. Jahrhundert beginnt sich das Dunkel um das Onanieproblem zu lichten. Vereinzelte Forscher weisen darauf hin, daß sich die sexuelle Selbstbefriedigung mit einer derartigen Häufigkeit antreffen läßt, daß an eine Schädlichkeit nicht gedacht werden kann.

In dem gerade erschienenen Buch HITE-REPORT, DAS SEXUELLE ERLEBEN DER FRAU von Shere Hite, geben Frauen erstmals zu, daß sie onanieren, wie sie onanieren, wie oft sie onanieren, und was sie dabei empfinden:

„Als ich elf Jahre alt war, spielte ich im Schwimmbecken in der Nähe der Leiter. Ich lehnte mich über die erste Sprosse und hatte ein wunderbares Gefühl zwischen den Beinen. Ich wußte nicht, was es war, aber ich fand heraus, daß ich dasselbe Gefühl hatte, wenn ich es mit einer Stuhllehne versuchte. Das praktizierte ich jahrelang und wußte nicht, daß ich einen Orgasmus hatte, ich wußte nur, daß es mir guttat, und daß es etwas war, worüber man nicht mit den Nachbarn plauderte, weil es in oder um meine Vagina passierte, und über so etwas sprach man nicht. Na, jedenfalls masturbierte ich immer noch so, nur bin ich jetzt schon zum Waschbecken vorgestoßen! Wenn ich ins Badezimmer gehe und mich mit gespreizten Beinen an der Ecke des Waschbeckens reibe, kann ich einen wundervollen Orgasmus haben. Ich habe versucht, mich zu stimulieren, wenn ich im Bett liege, aber es war vergebens. Das beängstigte mich, weil ich bei meinem Liebhaber, der noch nicht weiß, daß ich masturbiere – bis jetzt, auch nicht kommen kann. Ich werde zwar sehr erregt, habe aber keinen Orgasmus. Vielleicht wäre es noch interessant, zu bemerken, daß ich während meiner Teenagerzeit (ich bin jetzt zwanzig) auf die Rücklehne meines Schreibtischstuhles gehopst bin, mit einem Buch vor mir auf dem Schreibtisch, und während ich las, konnte ich soviele Orgasmen haben, wie ich wollte. Kaltblütig und voller Seligkeit."

Eine sehr offene Sprache. Diese junge Frau bekennt sich voll zu ihrer geheimen Sexualität. Sie wäre früher sicher als Hexe verbrannt worden.

Aber wer das Buch HITE-REPORT liest, spürt doch in den meisten Berichten die versteckten Schuldgefühle der Frauen. Obwohl physisch höchste Wonneerlebnisse erlebt werden, fühlen sie sich psychisch einsam, schuldig, ungeliebt, selbstsüchtig, blöd und überhaupt schlecht. Andere Worte, die häufig gebracht wurden, waren: unbehaglich, lieblos, unsicher, bedauernswert, beschämt, leer, schäbig, schmutzig, egozentrisch, angewidert und gehemmt. Eine der Frauen sagte:

„Mir erscheint Masturbation als kindisch, einsamer als all das, was ich in meinem Geschlechtsleben nicht haben möchte. Ich tue es manchmal, aber ich möchte damit nicht öffentlich prahlen."

Andere Frauen waren ähnlicher Meinung:

„Physisch genieße ich es, vor allem, wenn ich es nicht eilig habe. Psychisch macht es mir manchmals Spaß, aber oftmals fühle ich mich dabei gehemmt, zu verlegen, sogar schuldig, um es richtig zu machen. Ich masturbiere nicht oft, weil ich voreingenommen bin. Ich habe lieber Sex mit einem Partner. Ich lebe mit meinem Mann, von dem ich kaum je getrennt war und der mit mir schläft, sooft ich es haben möchte. Aber manchmal habe ich eben Lust zu masturbieren, und manchmal, wenn wir ficken, und ich komme nicht, dann masturbiere ich anschließend, und manchmal hält er mich im Arm, wenn ich masturbiere – aber das machen wir nur selten. Ich masturbiere höchstens einmal im Monat."

Nach Kinseys Definition kann die Masturbation als eine beabsichtigte Selbstreizung zum Zwecke der sexuellen Erregung umschrieben werden. Der Mensch, der sich dieser lustspendenden Betätigung hingibt, ist weder lasterhaft, noch verdorben: er handelt im Sinne eines natürlichen Triebes, der mit ebensolcher Selbstverständlichkeit Befriedigung will, wie das Nahrungsbedürfnis. Die kulturellen Konventionen haben im Verlauf der geschichtlichen Entwicklung das Heiratsalter des Kulturmenschen immer mehr hinaufgeschoben: Indes der Primitive unmittelbar im Alter seiner Mannbarkeit heiratet, ist in der hochentwickelten Zivilisation zwischen Geschlechtsreifung und Sexualbefriedigung eine Latenzzeit eingeschaltet, in der der Mensch die von seinen Trieben dringend geforderte Befriedigung aufschieben muß. Die Natur jedoch läßt sich nicht in die Schranken der Konventionen bannen; der verdrängte Trieb meldet immer wieder seine Ansprüche und gibt zu tausendfältigen Wünschen und Sehnsüchten Anlaß, die in irgendeiner Form abreagiert werden muß. Die Masturbation ist eine solche Abreaktion sexueller Bedürfnisse.

Auch die Einschüchterung durch Sündhaftigkeitsdrohungen vermag dieser Natursache keinen Einhalt gebieten. Sie belastet den Menschen lediglich mit Ängsten und sinnlosen Reue- und Schuldgefühlen, die weit mehr Schaden anrichten als die Masturbation selbst. Es gilt daher aus der Sicht der Psychologie, die Hintergründe von Schuldgefühlen aufzudecken, als die Onanie selbst zu behandeln. Denn es gibt eigentlich keinen Grund, sich das Masturbieren abzugewöhnen. Nur die Befreiung von Schuld- und Angstgefühlen kann sinnvoll sein. Anders ist es, wenn der Mensch nicht mehr in der Lage ist, sich wegen Kontaktarmut einem Sexualpartner zu nähern, und dessen ganzes Sexualleben nur noch aus der Onanie besteht. Ein solcher Mensch kann aus seiner Isolation herausgeholt werden, kann durch eine Hypnosebehandlung lernen, sich dem anderen zu öffnen. (Siehe Kap. Menschen in Ketten).

Im Falle jeder zwanghaften Onanie, muß durch Hypnoanalyse abgeklärt werden, welcher Stellenwert diesem Symptom in der Gesamtpersönlichkeit zukommt. Onanie ist weder Laster noch Sünde: sie ist ein Zeichen für einen seelischen Zustand, den man nicht als Faktum hinnehmen, sondern durch Hypnosetherapie korrigieren soll. Die hypnoanalytische Betrachtungsweise läßt den Hypnotiseur darauf achten, welche Phantasien der Onanist bei seiner Art von „Sucht“ abreagiert. Er legt Wert darauf, die Lebenssituation herauszuarbeiten, die mit Notwendigkeit ein derartig „süchtiges Sexualverhalten“ erfordert. Die Erfahrung lehrt, daß derartige triebhafte Komplikationen gegen die der von ihnen Behaftete oft Jahre und Jahrzehnte vergebens ankämpft, durch eine Hypnosekur sehr schnell befreit werden kann. Es ist oft schon eine unsägliche Entlastung für den Onanisten, wenn er – der sich mit seinem Leiden allein auf der Welt fühlt, mit dem verständnisvollen Gesprächspartner sein Problem durchsprechen kann. Die Hypnose hat in diesem Fall noch einen besonderen Vorteil: Während der Sitzung können Schamgefühle und Hemmungen verringert werden, sodaß der Leidende offen über seine Konflikte spricht. Sobald das Phänomen entdämonisiert ist, läßt es sich auch verstandesmäßig bearbeiten. Aus einem Phantom mit teuflisch drohender Fratze wird ein gemeinsames Erbstück der menschlichen Natur, das für Lust und Liebe geschaffen scheint, indes es durch sinnlosen kulturellen Zwang und

Vorurteil zu einer allgegenwärtigen Plage wird.

Wie wichtig die Aufklärung in Sachen Onanie ist, zeigen die folgenden Zeilen, die Klaus Thomas in seinem Buch HANDBUCH DER SELBSTMORDVERHÜTUNG schreibt:

„Zur ärztlichen Lebensmüdenbetreuung kommen zahlreiche Ratsuchende, meist aus kirchlichen Berufen, deren jahrzehntelanges Hauptanliegen der vergebliche Kampf gegen die Onanie ist. Sie halten die Selbstbefriedigung für die denkbar schwerste Sünde und kämpfen nun mit einer Anstrengung, die besserer Ziele würdig wäre, und mit einer Verzweiflung, die nicht wenige zum Selbstmord veranlaßt hat, gegen dieses Laster, das doch völlig einer fehlenden Beachtung viel eher weichen würde. Gerade bei solchen Menschen bleibt dann die Selbstbefriedigung oft noch in der Ehe bestehen, wo sie bei Gesunden spätestens aufzuhören pflegt. Zahllos sind die Beispiele für schwere Fälle, Schäden, nicht etwa durch die Onanie, sondern durch die Angst, die von unwissenden oder gar verantwortungslosen Erziehern gesetzt wurde."

Die Impotenz oder die sogenannte Mannesschwäche ist eine der verbreitesten Störungen der menschlichen Sexualität. Nach fundierten Schätzungen sind etwa ein Drittel bis die Hälfte der Männer teilweise oder total impotent. Das heißt, sie sind nicht fähig, den sexuellen Akt zur gemeinsamen Befriedigung beider Partner durchzuführen. Ein solches Leiden, das Glück und Lebensfreude der Betroffenen schwerstens beeinträchtigen kann, verdient sorgfältige Beachtung. Es ist der medizinisch-psychologischen Forschung gelungen, die Ursache der Impotenz aufzudecken und den Weg zu deren Heilung zu zeigen. Dabei hat sich ergeben, daß kaum ein Prozent der Impotenten an echten organischen Störungen leidet: In fast allen Fällen handelt es sich um eine funktionelle Irritation, also eine Fehlleistung eines Organes, deren Ursprung im Seelischen liegt. Das Unvermögen, den sexuellen Akt vollwertig zu vollziehen, hängt mit seelischen Voraussetzungen zusammen, die nur dunkel bewußt sind: daher muß man bei impotenten Patienten mit Hilfsmittel der Tiefenpsychologie, wie Hypnoanalyse, die unbewußte Lebenssituation abklären, um an die Wurzel des sexuellen Versagens heranzukommen. Aus der Grundhaltung, die ein Mann zum Leben und zur Liebe einnimmt, erklärt sich auch sein Sexualverhalten, dessen Korrektur nur durch eine allgemeine Festigung der Persönlichkeit und des Charakters bewerkstelligt werden kann.

Von ungeheurer Wichtigkeit ist beispielsweise die Frage, wie der impotente Mann seine Geschlechtspartnerin erlebt. Gefühlsmäßige Widerstände sabotieren das sexuelle Gelingen in der verschiedenartigsten Weise. Wo eine Abneigung gegen die Partnerin besteht, wird uns das erotische Versagen nicht wundern: Mitunter ist derselbe Mann bei einer anderen Frau potent, bei der anderen impotent. Ein gewisser Menschentyp ist nur bei der Erfüllung besonderer Bedingungen seiner Männlichkeit sicher. Der eine versagt bei einem Seitensprung, weil er Schuldgefühle hat. Ein anderer ist wieder normal bei einer Prostituierten, indes er bei seiner Frau nur kläglich funktioniert. In weitern Fällen besteht die Potenz nur, wo perverse Phantasien oder Handlungen in den Akt einbezogen oder in ihm ausgelebt werden können.

Aus all dem geht hervor, daß die seelische Haltung die sexuelle Funktion weitgehend diktiert. Der Umstand, daß im sexuellen Verkehr zärtliche Gefühle mindestens so wichtig sind, wie die triebhafte Befriedigung, macht den Akt zu einem sozialen Vorgang, bei dem Harmonie nur durch Bereitschaft zur gefühlsmäßigen Zweisamkeit zustandekommt. Irgendwer hat einmal gesagt, daß der Koitus ein armseliger Ersatz zur Onanie sei. Diese Definition beleuchtet schlagartig die Situation des innerlich vereinsamten Menschen, der in der Selbstbefriedigung alle seine egozentrischen Träume und Wünsche ungestört ausleben kann. Partnerschaft aber stellt ihn vor unlösbare Probleme.

Neben der Angst vor dem Parnter, vor dem Versagen, können auch feindselige Regungen mit im Spiel sein. Neid, Mißtrauen und Rachsucht gegen den Parnter sind für ein beglückendes Liebesleben so störend wie für das Zusammenleben überhaupt. Das Fleisch kann nicht willig sein, wenn der Geist nicht mitmacht. Wenn Liebe nur möglich ist sobald Herzen nur im „gleichen Rhythmus schlagen", so wird jegliche Dissonanz dieser Herzen entzweiend wirken. Gerade im Geschlechtsverkehr, denn er spiegelt die Einstellung wieder, die zwei Menschen zueinander haben.

Verstimmungen innerhalb einer Partnerschaft können von sporadischer Impotenz begleitet sein. Vor allem aber kann eine religiöse, oder eine antisexuelle Erziehung zu Störungen der Potenz führen.

Das Bewußtsein, Sexualität sei etwas Schmutziges, kann völlige Abstinenz bedeuten.

Durch die Hypnosetherapie, unter Berücksichtigung der ganzen Persönlichkeit und der Lebensumstände, kann die Impotenz geheilt werden. Die Hinwendung zum Partner, das Hinfließen zum Du, ist der erste Schritt zur Heilung.

Die Frigidität oder Geschlechtskälte der Frau ist ein ungemein häufiges Leiden. Nach sorgfältigen Erhebungen sind etwa 40 Prozent der Frauen davon betroffen: dies bedeutet, daß beinahe die Hälfte des weiblichen Geschlechts nicht imstande ist, in der sexuellen Vereinigung zum Höhepunkt der Lustempfindung zu gelangen. Diese große Anzahl von Frauen, die den Höhepunkt nicht erreichen können, sind in ihrem Liebesleben dauernd Enttäuschungen ausgesetzt, an denen sie selbst und ihre Partner unglücklich werden: von dieser sexuellen Störung gehen maßlose Belastungen für die Partnerschaft aus, durch die nicht selten Liebe oder Ehe zerbrechen können.

Die irritierte Sexualität ist eine Quelle von Unglück und Unzufriedenheit, die im Sozialleben viel weitere Kreise zieht, als man sich vorstellen kann – es gehört zu den Aufgaben der Psychohygiene, in diesem Bereich Klarheit zu verbreiten und über Ursachen und Wesen dieser Irritation zu berichten. Die Wissenschaft selbst ist lange Jahre der Frigidität hilflos gegenübergestanden. Noch im vergangenen Jahrhundert war man sich nicht im Klaren darüber, ob die Frau überhaupt einen Orgasmus haben könne. Im Zeitalter des Puritanismus vertraten sogar Ärzte die Meinung, man beschmutze die Frauen, wenn man ihnen sexuelle Gefühle zumute.

Erst die Tiefenpsychologie ermöglichte ein Verständnis des gesunden und kranken Liebeslebens. Die psychoanalytische Forschung, die als erste in die intime Gefühlswelt der Menschen eindrang, entdeckte die seelischen Ursachen der Frigidität. Noch bis in die letzten Jahrzehnte hinein versuchte man alle nur möglichen Deutungen der Geschlechtskälte: die einen schuldigten Hormondrüsen an, andere wieder legten das Schwergewicht auf das unwillkürliche Nervensystem, und weitere

andere glaubten an eine angeborene Unfähigkeit, mit der man sich abfinden müsse.
Heute steht fest, daß Frigidität kein körperliches, sondern ein seelisches Leiden darstellt. Die mangelhafte Sexualempfindung ist nicht, wie die Psychoanalyse zunächst glaubte, ein sexuelles Phänomen: sie ist Ausdruck einer allgemeinen Seelenstörung, das heißt, einer Neurose. Wo immer der Frau die Fähigkeit abgeht, Sexualität voll und ganz zu erleben – das heißt in geschlechtlicher Vereinigung den Orgasmus zu haben –, haben wir es mit einer neurotischen Deformation des Gefühlslebens zu tun; die Heilung der Frigidität liegt daher fast nie in einer Sexualanpassung, sondern in einer gesamten seelischen Umstellung, die Gefühle, Gedanken und Einstellungen umfassen muß.
Die Definition der Frigidität ist nicht leicht zu geben; es gibt eine ganze Skala der Gefühlskälte, die von absoluter Unempfindlichkeit bis zu gelegentlichem Empfindungsvermögen reicht. Eine Frau ist dann frigid zu nennen, wenn sie – die Normalität des Mannes vorausgesetzt – beim Beischlaf den Orgasmus selten oder nie erreicht. In jedem Fall finden sich individuelle Nuancen; viele Frauen lehnen den Sexualverkehr überhaupt ab, da sie sich ekeln oder starke Unlustgefühle dabei erleben. Andere wieder haben schwache Lustgefühle beim Koitus, können den Höhepunkt der Lust nicht zur Auslösung bringen: daher bleiben sie unbefriedigt und können erst durch Masturbation zum Höhepunkt kommen.
In fast allen Fällen ist die Unempfindlichkeit den Frauen ein Rätsel: viele geben sich außerordentliche Mühe, zur sexuellen Harmonie zu gelangen, müssen jedoch feststellen, daß ihr Körper bei einem bestimmten Punkt der Erregung versagt. Leider resignieren noch heute zahlreiche Ehe- und Liebespaare, in denen die Frigidität ein Problem bedeutet: es ist noch viel zu wenig bekannt, daß diese seelischen Störungen wie alle übrigen neurotischen Deformationen geheilt werden können.
Gerade hier bietet sich die Hypnosetherapie an. Die Hypnoanalyse deckt die Ursachen auf, und in der Therapie lassen sich Einstellungen und Haltungen korrigieren.
Die tiefenpsychologische Einsicht lehrt, daß alle Schwierigkeiten des

späteren Lebens auf Eindrücke und Erlebnisse der Kindheit zurückgeführt werden müssen. Die ersten Kindheitsjahre sind die Epoche der Charakterbildung: die Erfahrungen im familiären Milieu prägen die Lebenseinstellung des heranwachsenden Menschen und sind für sein Versagen im mitmenschlichen Verkehr mit der Umwelt maßgeblich. Auch die sexuelle Sphäre wird durch die Haltung der Erzieher ganz wesentlich bestimmt: die Unaufrichtigkeit und Heuchelei, die noch heute auf diesem Gebiet vorherrschen, machen die Sexualerziehung zu einer derart stümperhaften Bemühung, daß beinahe jedermann Schwächen und Unzulänglichkeiten auf diesem Gebiet davonträgt. Schon in der Kindheit und in der Familie werden die Wurzeln für sexuelle Schuldgefühle gelegt.

Es ist tröstlich, daß sich – trotz aller Rückschläge – neue Tatsachen, neue Anschauungen auf dem Sexualgebiet gegen die alten Moralnormen durchsetzen. Von dieser Entwicklung sind auch die Kirchen nicht verschont geblieben. Wo es aber innerhalb der Kirchen fortschrittliche Strömungen gab und gibt, sind sie meist durch Entwicklungen außerhalb der Kirche in Bewegung gesetzt worden.

In einem „Handbuch für Beichtväter" aus dem Jahre 1832 heißt es, daß man dem sündigen Menschen, der seine Ehe nicht nur als Institution zum Kindererzeugen ansieht, folgendes vorhalten müsse:

„Lieber Bruder! Die Sünde Onans (d.h. der coitus interruptus) ist ein so schädlicher Frevel, daß unser Herrgott sie schon auf dieser Welt bestraft. Bedenken Sie im Namen Gottes, lieber Bruder, daß Sie verheiratet sind, um Kinder zu zeugen. Wer weniger Kinder haben will, wird eine umso größere Anzahl von Teufeln haben, die ihn in der Hölle foltern werden. Wenn einer zu arm ist, als das er eine große Familie aufziehen könnte, hätte er dies vor der Heirat bedenken sollen. Dennoch brauchen Sie Ihren Geist nicht mit solchen Sorgen zu belasten. Gott wird Ihnen schon zu Hilfe kommen."

Die Hoffnung auf Gottes Hilfe war der einzige Trost, denn mit der Hilfe der Menschen war es nicht so weit her. Im Jahre 1910 richtete eine Bergarbeiterfrau anläßlich ihrer 15. Niederkunft ein Gesuch um finanzielle Unterstützung an den „Vaterländischen Frauenverein" einer Stadt im Ruhrgebiet. Derartige Vereine waren meist von den Begüterten ins Leben gerufen worden und wurden von ihnen getragen. Almosen sollten verdecken, was die oft hemmungslose Gewinnsucht der Gründerjahre an sozialem Schaden angerichtet hatte. Doch in dem Fall der Bergarbeiterfrau mit fünfzehn Kindern wollte man nicht einmal ein Almosen geben. Die Vereinsvorsitzende, Frau von Vopelius, begründete ihre Absage in einem Brief:

„Der Vaterländische Frauenverein kann nicht dafür, daß ihr so viele Kinder habt. Ich finde, daß sowohl der Mann, als auch die Frau sich mehr hüten könnten. Mit kaltem Wasser kann man die Triebe zurückhalten. Eine Waschbütte mit kaltem Wasser ist sehr gut für die Männer, und vorher sollten sie sich auch tüchtig müde schaffen. Ich wünsche Ihnen ein gutes Wochenbett."

So einfach war das also damals. Jeder sein eigener Pontius Pilatus!

1908 sagte in Rom Papst Pius XI. in seiner Enzyklia „Casticonnubii – der reinen Ehe –: „Da der eheliche Akt seiner Natur nach zur Wekkung neuen Lebens bestimmt ist, handeln jene naturwidrig, tun etwas Schimpfliches und Unsittliches, die ihn absichtlich seiner natürlichen Kraft berauben."

Das moralische Urteil war gesprochen. An dem Tabu „Seid fruchtbar und mehret euch", durfte es kein Deuteln mehr geben. Viele Gläubige in aller Welt wurden erneut in Gewissenskonflikte gestürzt. Die Erkenntnis, „wir sind schuldig", hatte wieder neue Nahrung bekommen. Die Wurzel zu neuen Sexualneurosen war gelegt.

Schon sind wir mittendrin in einem weiteren „Schuldkomplex" der Frauen: nämlich der Schwangerschaftsunterbrechung. In der Ablehnung der Schwangerschaftsunterbrechung stimmen alle kirchlichen Autoritäten mit den meisten weltlichen Autoritäten überein. Auch nach der Neuregelung des Paragraphen 218 hat sich nichts wesentliches geändert.

In Ländern, in denen die Schwangerschaftsunterbrechung legalisiert wurde, ist nichts von einer Verantwortungslosigkeit im Geschlechtsleben, wie einige Moralisten meinten, zu spüren. Es liegt auf der Hand, daß die Möglichkeiten einer operativen Entfernung der Leibesfrucht kaum zu einer solchen Verantwortungslosigkeit führen kann, wenn nicht schon die leichte Zugänglichkeit zu chemischen und me-

chanischen Verhütungsmitteln dazu geführt hat, was jedoch ebenfalls nicht zu bemerken ist.
Es stimmt vor allem nicht, daß die Abtreibung als solche den Frauen seelischen Schaden bringt. Seelische Komplikationen entstehen nur durch das Bewußtsein, gegen die herrschende Moral verstoßen zu haben. Aus Kinseys Untersuchungen wissen wir, daß vor allem gläubige Frauen nach einer Schwangerschaftsunterbrechung in seelische Krisen geraten, weil sie sich bewußt sind, gegen das von der Kirche verkündete Moralverbot verstoßen zu haben. Nicht die Abtreibung, sondern das moralisch begründete Abtreibungsverbot – das Tabu – richtet den Schaden an.
Und wie steht es um das körperliche Risiko? Von allen Gegnern der legalisierten Abtreibung wird es immer wieder als besonders groß herausgestellt. Tatsächlich ist es nur dort groß, wo Moral und Strafgesetze die legale Abtreibung auf wenige gesetzlich zulässige Indikationen beschränken und alle übrigen Frauen und Mädchen Pfuschern in die Hände treiben. Das gesundheitliche Risiko ist überaus gering, wenn die Schwangerschaftsunterbrechung von erfahrenen Gynäkologen vorgenommen wird.
In Amerika liegt die durchschnittliche Müttersterblichkeit bei 15 auf 100 000 Geburten. An den Folgen illegaler Abtreibung sterben, wie die Medizinalstatistik schätzt, von 100 000 Frauen 50 bis hundert.
In einem Aufsatz des amerikanischen Forscherehepaares Christopher und Sarah Tietze, der in der Monatsschrift 'Scientific American' erschien, heißt es:
„Eine von Ärzten durchgeführte legale Schwangerschaftsunterbrechung bedeutet für die Frau weniger Lebensgefahr als Schwangerschaft und Geburt."
Das sagen Sachautoren, denn beide Forscher sind Bio-Mediziner. „Ich habe mich niemals vor meinem Mann entblößt, und wir hatten höchstens einmal im Jahr Geschlechtsverkehr, wenn es wieder für ein Kind Zeit war, und auch das nur im ständigen Gebet, daß uns Gott vor der sündhaften Lust bewahren möchte"! Diese Worte stammen von einer 50jährigen gebildeten Frau aus kirchlichen Kreisen!
Ein solches Verhalten muß aber zwangsläufig in die Neurose führen.

Mancher wird sich fragen, was denn Hypnose mit Schwangerschaftsunterbrechung zu tun hat. Mit der Unterbrechung eigentlich nichts, aber mit dem durch die Tabus angerichteten Schaden hat die Hypnose eine ganze Menge zu tun. Denn viele Frauen kommen krank und voller Schuldkomplexe in die Therapie, und ihnen muß erst einmal klargemacht werden, daß sie mit dieser Schuld nicht gegen die Kirche verstoßen haben, sondern in erster Linie sich selbst geschadet haben, indem sie es zuließen, sich nach der Unterbrechung schuldig zu fühlen. Wenn einmal erkannt ist, daß die Kirchen mit ihren Moraldogmen den Menschen keinen Segen, sondern Krankheit und Angst beschert haben, dann kann sich in Zukunft einiges ändern. Sie sollten nicht das Paradies in der Ewigkeit versprechen, solange sie den Menschen auf Erden nur Höllenqualen bereiten.

War bisher von Schuldgefühlen die Rede, so kommen wir jetzt auf scheinbare tatsächliche Schuld, auf die Jugendkriminalität. Die einfachste Weise, sich mit der Jugendkriminalität auseinander zu setzen, besteht darin, sie entweder ausdrücklich zu leugnen oder so zu tun, als gäbe es sie überhaupt nicht. Der Hang dazu ist in unserer Gesellschaft besonders groß. Strafbare Handlungen, so sagt man, wurden, seit es Menschen gibt, schon immer begangen; selbstverständlich auch von Jugendlichen.

Nur wenige versuchen sich dabei zu beruhigen, daß sie sagen: Nun, die Jugend ist eben jung. Es kommt leicht vor, daß ein junger Mensch unüberlegt handelt, daß er einmal eine Dummheit macht, daß er über die Stränge schlägt. Das braucht uns nicht zu beunruhigen, später gibt sich das meist alles von selbst. Man sollte den Jugendlichen belehren, daß ein „Delikates Verhalten" nicht angängig ist, und auf die Dauer wird er sich dieser Ansicht nicht entziehen.

Dieser Standpunkt wäre primitiv, um sich ernsthaft mit ihm auseinanderzusetzen, indes kommt ihm Bedeutung zu, weil er in einer viel verzeichnenderen und gefährlicheren Auffassung mitenthalten ist. Es liegt in der Natur des Jugendlichen, so pflegt man es darzustellen, daß er sozusagen zunächst einmal seinen Bereich ausschreitet. Hierbei stößt er dann auf Grenzen, wenn er mit dem Strafgesetz in Konflikt kommt. Der Jugendliche versucht also einfach seine Kraft in der Welt, er tut alles, was sich tun läßt, bevor sich ihm jemand entgegenstellt. Diese Darstellung ist aber eine lebensfremde, pseudopsychologische Erklärung, nur dazu ersonnen, um sich auf bequeme Art zu beschwichtigen und ohne Beziehung zur Wirklichkeit. Jede pubertale Entwicklung ist gekennzeichnet durch den Drang nach Geltung. Das ist eine äußere Gegebenheit des inneren Überschwanges. Der Jugendliche begnügt sich nicht mit dem Bewußtsein der Überlegenheit, er will sie auch anerkannt wissen. Es wäre nun denkbar, daß er versucht, sich Geltung zu verschaffen, indem er seine Altersgenossen an Wissen und Bildung übertrifft, indem er sportliche Höchstleistungen bringt, indem er ein vielfältiges, ein soziales oder politisches Interesse entwickelt, indem er sich in seinem Beruf als tüchtiger erweist, indem er versucht, seinen Jahren voranzueilen. Das würde aber unabdingbar voraussetzen, daß die Entwicklung aller dieser Eigenschaften und Fähigkeiten ihm tatsächlich eine größere Geltung verleiht. Aber gerade das trifft heutzutage nicht zu. Was ein Mensch ist, bemißt sich erst in fünfter oder sechster Linie danach, wie strukturiert er als Persönlichkeit ist; im Vordergrund steht nicht die Beurteilung dessen, was er hat.

Ein geräuschvolles Moped wird dem Jugendlichen mehr Geltung verschaffen, als wenn er sämtliche Gedichte Goethes rezitieren könnte. Wenn er in der Lage ist, im Spiel-Saloon andere freizuhalten, oder erscheint er mit einer Schnapsflasche, so ist er beliebter als der, der mit einem Briefmarkenalbum kommt.

Es ist ein ganz unmögliches Verlangen, der Jugendliche solle aus sich heraus Wertmaßstäbe entwickeln, die nicht nur unbeeinflußt von jenen, wie sie in der Umwelt allgemein angelegt werden, sondern diesen womöglich noch entgegengesetzt sind. Eine Welt, deren Hauptziel materieller Besitz ist, erwartet urplötzlich, der Jugendliche möchte als „Ideal" eine strenge Askese wählen. Er wächst vielleicht in einer Familie auf, in der von früh bis abends alles um das Geld kreist. Der Vater macht Überstunden, die Mutter arbeitet ebenfalls fleißig mit. Die menschliche Isolierung lernt der Jugendliche in Kauf zu nehmen, denn es wird ihm klargemacht, daß Geld und Besitz, Vorwärtskommen und Wohlstand allem anderen vorangeht, daß Ansehen, Glück und Zufriedenheit ausschließlich davon abhängen. Welche Möglichkeiten hat er, eine solche Wertordnung – objektiv besehen handelt es sich ja um eine Unwertordnung – nicht zu übernehmen, welche Begriffe kann er unter solchen Voraussetzungen mit „Persönlichkeit", „Menschsein", „Höhere Werte", „Ethik" verknüpfen? Doch nur die allerblassesten, die theoretischsten, die ohne jeden Wirkungsgehalt für ihn sind und bleiben müssen. Was sich stattdessen herausbildet und in der Pubertät fixiert, ist ein durch spätere Reflexionen kaum mehr abzuänderndes Bewußtsein vom Menschen materieller Güter. Selbst da, wo sie sich tummeln, in der Welt der Banden und Cliquen, werden die Wertmaßstäbe nach dem materiellen Wert gemessen. In einer Zeit, da Kriegs-, Kriminal- und Wildwestfilme an der Tagesordnung sind, finden Jugendliche keine Maßstäbe. Jugendliche leben von Vor- und Leitbildern. Eine jugendliche Bande wird es daher nicht für schlimm halten, den Inhaber eines Kioskes zusammenzuschlagen, oder durch Handkantenschlag zu töten, wenn so etwas täglich im Kino oder im Fernsehen vorgegeben ist.

„Wenn wir uns schon einmal vorgenommen haben, den Kiosk zu berauben, so mußten wir uns ja den Besitzer vom Hals schaffen", sagten sie. „Daß er daran gestorben ist, ist eben Pech, das wollten wir nicht."

So, in dieser naiven Aufrichtigkeit, sprechen sie von ihren Taten. Und so bestürzend dies ist, so läßt sich doch nicht übersehen, daß sich ihre Erlebniswelt von Kind auf an, auch oft auf den Fernsehschirm orientierte, da die Eltern keine Zeit für sie hatten.

Es kommt hinzu, daß die allgemeine „Psychologisierung" dazu führt, daß der Jugendliche sich das zunutze macht. Weil sich die Gesellschaft so wenig Mühe mit ihnen machen möchte, beurteilt sie ganz allgemein, und ohne sich die primärste Sachkenntnis anzueignen, die Delikte der Jugendlichen als nicht so schlimm. Neben mangelnder Liebe in der Familie, fehlender Nestwärme, wird angeklagt: Verführung durch andere oder ältere Jugendliche, mangelnde Beaufsichtigung, Verwahrlosung, schlechte Literatur, fehlende Möglichkeiten, sich entsprechend körperlich auszutoben, aus dem Wohlstand kommende Überheblichkeit und vieles andere mehr. Hierauf berufen sich jugendliche Täter auch ausgiebig und mit Vorliebe. Einen Zusammenhang zwischen einem demütigen Erlebnis und einer Serie von Diebstählen, Einbruchsdiebstählen, Zechprellereien, und einem Notzuchtverbrechen und einer Reihe von Verkehrsdelikten herzustellen, heißt aber, eine reine zweckgerichtete Deutungswillkür an Stelle psychologischer Erkenntnisse zu setzen.

Trotzdem, man sollte immer daran denken, daß auch Banden aus Einzelwesen bestehen, hinter denen immer ein einzelnes Schicksal steht.

Aber die Gesellschaft interessiert sich für die Schädigung der Persönlichkeit nur am Rande. Die Kriminalität würden die meisten gerne abgeschafft sehen, und man redet sich ein, es handele sich lediglich um eine Rechtsfrage. Gerichte und Gefängnisse sollen einen ausreichenden Schutz bieten, doch dies ist eine Aufgabe, die von beiden nicht gelöst werden kann und auch tatsächlich nicht gelöst wird. Selbst erfahrene Juristen klagen darüber, daß das gehäufte Auftreten der Jugendkriminalität von den Gerichten nicht kontrolliert werden kann, die der Besonderheit Jugendlicher Rechnung tragen sollen, aber sie wurzeln nahezu sämtlich in Theorien, welche im besten Fall ein Gemenge aus Wirklichkeit und Wunsch ist. Da ist einmal die übrigens keinesfalls moderne, sondern sehr alte Forderung, man möge tunlich die Strafe in einer Form verhängen, in welcher sie hauptsächlich als Erziehung wirkt. Das ist unmöglich, weil sich Strafe und Erziehung auf etwas ganz verschiedenes richten. Die Strafe ist ihrem Wesen nach Zufügung von Übel, ist Vergeltung für ein bestimmtes Verhalten. Deshalb reguliert sie ausschließlich das Verhalten und sonst nichts. Durch eine Strafe hat noch niemals jemand seine innere Einstellung revidiert in dem Sinn, daß er den Unrechtcharakter einer Tat deshalb eingesehen hätte, weil er bestraft worden ist. Er vermag lediglich hieraus den Schluß zu ziehen, daß sein Verhalten in Bezug auf die Folgen, die er selbst zu spüren hat, unzweckmäßig war.

Es ist bekannt, daß derartige Strafen alles nur schlimmer machen.

Helmut Ostermeyer, seit 1957 Richter und seit 1975 Lehrbeauftragter für Strafrecht und Psychoanalyse an der Universität Bielefeld, sowie Mitglied der Forschungsgruppe „Recht und Sozialwissenschaft“ am Zentrum für Interdisziplinäre Forschung, schrieb in der Zeitschrift

PSYCHOLOGIE HEUTE:
„Verbrechen und Strafe faszinieren uns seit Jahrtausenden; sie sind Urformen des Lebens, mit denen die Menschheit und jeder Mensch großgeworden sind. Wir können auch im 20. Jahrhundert nicht ohne sie auskommen. Wir lieben Verbrechen so sehr, daß wir sie uns genießerisch ausmalen und tausende hinzuerfinden, perfekter, grausamer als alle wirklichen und sie in Romanen und Filmen uns vorgaukeln. Aber auch Strafen macht Spaß. Früher waren Hinrichtungen und Folterungen Schauspiele und Volksfeste; heute erfreuen wir uns am Prunk der Gerichte, an der gerechten Härte der Strafen und an der Jagd auf den Täter, die über Zeitungen und Bildschirme die Gemüter erregt. Aufklärung, so scheint es, hat kaum begonnen, wo Verbrechen und Strafe, die Leiden schaffen, Freude machen. Freude am Leiden endet in Selbstzerstörung.
Zwar wird der Mörder nicht mehr – Auge um Auge – Zahn um Zahn – getötet, dem Dieb nicht mehr die Hand abgehackt, heute bekommen sie nur noch ihre Jahre oder lebenslänglich: Tod auf Raten hinter Stahl und Beton, in mörderischer Einsamkeit und Verlassenheit; für einen Bruch ein paar Jahre Knast: aber ist diese Gleichung weniger streng als die alte?
Wir reden von Gerechtigkeit und Resozialisierung, doch tun wir damit mehr als unser Gewissen beschwichtigen, das uns vorhält, daß Strafe nicht besser sei, als Verbrechen, auch nur Gewalt gegen Gewalt, Verbrechen und Strafe nichts als ein unaufsprengbarer Kreislauf der Gewalt, dessen Anfang so wenig auszumachen ist, wie sein Ende abzusehen?
Alle Humanwissenschaften sind sich einig, daß der Verbrecher ein schwacher, zu kurz gekommener, fehlsozialisierter Mensch sei, den die Strafe nur noch krimineller mache. Soziologen sagen, die Erklärung des Täters zum Verbrecher diene der Herrschaft der oberen Klassen, nur Täter aus der Unterschicht würden kriminalisiert, Tatsächlich ist es ein offenes Geheimnis, daß die oberen Schichten ihre Straftaten als Wirtschaftkriminalität ungeschoren begehen.
Solche Aussagen stellen mehr als nur das Strafrecht in Frage. Sie stellen die Moralität der Gesellschaft und jedes einzelnen auf die Probe,

der sich selbstgerecht in die Brust wirft, wenn er das Verbrechen bei anderen bekämpft. Sie befragen Institutionen, in denen Interessen Bevorzugter mit den manipulierten Bedürfnissen Unterdrückter ein unheilvolles Bündnis eingegangen ist.
Begreiflich, daß die Gegenaufklärung sich formiert hat. Die Rechtswissenschaft igelt sich ein. Unterdrückerische Institutionen profitieren von den verdummenden Massenmedien, die das Schauermärchen vom brutalen Gewalttäter millionenfach in Zeitungen, Illustrierten und auf Bildschirmen auftischen. Politiker kuschen aus Angst vor Stimmverlusten. Daran kann schon die beste Aufklärung scheitern. Aber die haben wir noch lange nicht, noch sind die wissenschaftlichen Konzepte bruchstückhaft und zusammenhanglos. Die Psychoanalyse vermag nicht die schichtabhängige Verbreitung der Kriminalität, die Soziologie nicht die schichtinterne Auslese zu erklären."
Daß es anders geht, bewies ein Außenseiter: der Münchner Hypnosetherapeut Erhard Freitag;
Horst L. galt als unverbesserlicher Rückfalltäter. Als Sechsunddreißigjähriger hatte er bereits zwölf Jahre seines Lebens wegen Einbruchs in Gefängnissen verbracht. Beim letzten Einbruch vor seiner Festnahme löste er die Alarmglocke aus und floh, kehrte aber danach reumütig zum Tatort zurück, um dort verhaftet zu werden. Vor der Hauptverhandlung schickte ihn das Landgericht in die nahe Nervenheilanstalt Haar bei München. Dort sollten die Nervenärzte ein Gutachten über ihn erstellen. Und diese Ärzte stellten fest, L. habe seine Einbrüche und Diebstähle von Anfang an aus grenzenlosem Haß gegen seinen Vater begangen – eine Protesthaltung „bis über die Grenzen des Verrückten". Dafür sprachen auch handfeste Beweise. In Ls. Wohnung wurde ein ganzes Warenlager gefunden: Perücken, Heiligenfiguren, Kosmetika, Schmuck und Küchengeräte lagen wild durcheinander. Nichts war verkauft worden. L. hatte eben nicht gestohlen, um sich zu bereichern. Das Gutachten lautete: L. hat in seiner Jugend an Hephrenie)Jugend-Irresein) gelitten; er war nach Ansicht der Ärzte geisteskrank. „Er wird weitere Straftaten begehen, er ist unheilbar;" das bedeutet für den Mann: Bewahrungsanstalt für kriminelle Geisteskranke, genannt „Endstation". Das bedeutete: L. würde für den Rest

seines Lebens in einer Heil- und Pflegeanstalt verschwinden. Die Rettung kam buchstäblich in letzter Sekunde. Der Hypnotiseur Freitag übernahm den Fall und konnte den jungen Mann vor diesem Schicksal bewahren. Freitag:
„Mit Einverständnis der Anstaltsärzte begann ich die Hypnosebehandlung. Allmählich überwand L. den Vaterhaß, der verantwortlich für seine kriminellen Handlungen war. Nach sechs Monaten war L. geheilt."
Rechtsanwalt Christian Kahlert, der ihn vor Gericht verteidigte:
„Horst L. wurde dreimal verurteilt, aber kein Staatsanwalt, kein Richter erkannte die Hintergründe. Daß dann ein Richter die Heilung meines Mandanten durch einen Hypnosetherapeuten anerkannte, ist sensationell."
Der Münchner Richter Dr. Gerd Henner, der L. die Freiheit wiedergab: „Die modernen Heilmethoden von Herrn Freitag haben bewiesen, daß auch Außenseitermethoden erfolgreich sein können. Manchmal sogar erfolgreicher als die Schulmedizin. Ohne hypnotherapeutische Behandlung hätte ich dem Antrag des Staatsanwalts folgen müssen, und die Unterbringung von L. in einer geschlossenen Anstalt gemäß § 42 Strafgesetzbuch angeordnet".
Freitag war auch über den Anwalt Rolf Bossi mit dem Triebtäter Jürgen Bartsch in Verbindung getreten. Freitag war überzeugt, daß er den Mörder Bartsch durch Hypnose von seinen unseligen Trieben befreien konnte. Leider kam es durch den Tod von Jürgen Bartsch nicht mehr dazu, und so ist dieser sicher sensationsträchtige Fall, der wirklich einmalig in der Geschichte wäre, nicht eingetreten. Auf alle Fälle ist es möglich, solche Menschen wie Bartsch durch Hypnose von ihren Trieben zu heilen. Voraussetzung dazu ist allerdings, daß diese Menschen es auch wirklich wollen. Professor Langen, der zu diesem Fall befragt wurde, stellte sich allerdings skeptisch dazu ein. Das Problem ist aktuell und es wäre sicher begrüßenswert, könnte man Triebtäter durch eine Hypnosebehandlung „umpolen".

Da das Stehlen unter Kindern und Erwachsenen so häufig ist, verdient es besonderer Erwähnung bei der Erörterung neurotischer Symptome. Sehr kleine Kinder stehlen natürlich nur, weil sie keine

Vorstellung vom Eigentum haben. Doch nach Ablauf der Kindheit ist das Stehlen von Dingen ein Charakterfehler. Dies wird besonders deutlich, in der Kleptomanie, wo der Mensch sogar so weit geht, Dinge zu stehlen, die er nicht braucht. Ein Mensch stiehlt nur, wenn er sich im Leben zurückgesetzt fühlt. Und zurückgesetzt fühlt er sich nur, wenn er die Gewohnheit hat, die Personen seiner Umgebung zu beneiden und Vergleiche anzustellen, bei denen er selbst schlecht abschneidet. Dann fängt er an, sich zu bemitleiden, in dem Grade, wie er sich beraubt fühlt. Sein Gefühl der Leere läßt ihn nach etwas greifen, das einem anderen gehört. Er stiehlt, um sein Gefühl der Verarmung zu kompensieren.

Mehrere Psychologieschulen vertreten die Ansicht, der Mensch stehle in solchen Fällen nur Liebe, und wir müßten ihm mehr Liebe geben, damit das Stehlen aufhöre. Das wäre eine prächtige Sache, würde sie nur funktionieren. Aber sie tut es nicht. Die Eifersucht verlangt alles und rastet nicht, solange irgendjemand etwas hat, das sie brauchen kann. Eifersüchtige Augen übersehen nie eine Sache von Wert. In unserer Zeit des Überflusses finden wir nur selten jemand, der aus wirklicher menschlicher Not stiehlt. Fast alle Diebstähle werden heute von Menschen begangen, die nur konkurrieren, um einen guten Eindruck auf ihre Umgebung zu machen und ihre Eifersucht zu bekämpfen.

Stehlende Kinder, dann müssen wir entscheiden, ob sie zu jung sind, um es besser zu wissen, oder ob sie steheln, weil sie neidisch auf andere sind.

Manche Eltern geraten ganz außer sich, wenn ihre kleinen Kinder beim Stehlen erwischt werden. Sie meinen, es handle sich um einen angeborenen Charakterzug, der beim heranwachsenden Kind weiterbestünde, wenn sie nicht drastische Maßnahmen ergriffen und Wiederholungen verhinderten. Das ist natürlich Unsinn, denn kein kleines Kind kennt den Unterschied zwischen Mein und Dein.

Wir müssen ihm den Unterschied so lange erklären, bis es ihn begreift. Treibt nicht die Eifersucht das Kind an, versteht es sehr bald, warum es nicht nehmen darf, was ihm nicht gehört. Im allgemeinen sollte das mit drei oder vier Jahren der Fall sein.

Stoßen wir jedoch nach diesem Alter auf wiederholtes Stehlen, müssen wir uns fragen, ob das Kind nicht schon in die Falle der Eifersucht geraten ist.

Kleptomanie ist heilbar. Sie läßt sich gut durch eine Hypnosetherapie beeinflussen, wie uns der Fall L. gezeigt hat. Menschen, die stehlen, gehören nicht ins Gefängnis, sie gehören in eine psychotherapeutische, in eine Hypnosebehandlung.

Wo Schuldgefühle sind, da ist die Selbstbestrafung nicht weit, diesen Standpunkt vertritt Klaus Thomas in seinem HANDBUCH DER SELBSTMORDVERHÜTUNG. Wie weit Schuldgefühle gehen können, soll folgender Fall zeigen: Die 50jährige Angehörige einer Sekte ist 25 Jahre verheiratet. Seit acht Jahren liebt sie einen Glaubensbruder der gleichen Sekte, doch gibt der Ehemann sie nicht frei. Die einzige Möglichkeit der ehelichen Verbindung mit dem Geliebten ist der Tod des Mannes. So beten sie gemeinsam seit Jahren, Gott möge den Ehemann sterben lassen! – Sie hatte ihren Mann nur aus materiellen Gründen geheiratet und erlebte dies als schwere Schuld. Seither und offenbar aus diesem Grunde leidet sie an zahllosen verschiedenen Krankheiten. Sie hat schon über hundert Ärzte konsultiert!

Keiner von uns ist ein Engel, und es ist nur natürlich, daß wir bisweilen Dinge tun, die wir später bedauern und Gedanken hegen, deren wir uns schämen. In einem solchen Fall kann das Unterbewußtsein zu dem Schluß kommen, daß die betreffenden Gedanken, oder Handlungen, Strafe verdienen. Vieles deutet darauf hin, daß gerade die nettesten Menschen am meisten zu starken Schuldgefühlen und zur Selbstbestrafung neigen. Sie haben ein überentwickeltes Gewissen, und die Strafe kann dann selbst sehr geringfügigen Dingen gelten.

Die schlimmsten Verbrecher sind oft Psychopathen, die anscheinend kein Gewissen haben, obwohl andererseits manche Kriminelle starke Schuldgefühle entwickeln können. Es besteht kein Zweifel darüber, daß viele Straffällige nur gefaßt werden, weil sie ein unbewußtes Bedürfnis danach empfinden, gefaßt und bestraft zu werden. Sie tun irgendetwas, was sie verrät und zu ihrer Festnahme führt.

Die meisten von uns zeigen zuweilen masochistische Züge. Der Neurotiker kann diesen Hang übertreiben, daß er zur Selbstvernichtung führt. Die extremen Formen der Selbstbestrafung führen manchmal

tatsächlich zum Selbstmord, oder aber zu tödlichen, psychosomatischen Erkrankungen.
Masochismus spielt häufig eine Rolle bei emotionell begründeten Erkrankungen, und eine Heilung ist nur möglich, wenn die Ursache des Schuldgefühls ergründet werden kann. Das Ziel der Behandlung muß sein, das Unterbewußtsein davon zu überzeugen, daß eine Bestrafung nicht mehr nötig ist.
Bei psychosomatischen Erkrankungen und anderen Störungen spielen oft frühere Ereignisse der einen oder anderen Art eine Rolle. Schuldgefühle und Suggestionen ergeben sich aus den gleichen Gründen. Abstoßende Vorstellungen und Gedanken wurzeln ebenfalls in der Vergangenheit, und es ist ein wichtiger Teil jeder Psychotherapie, diese Episode aufzudecken. Eine wichtige Art von Erlebnissen sind insbesondere die Traumen, also diejenigen, bei denen der Betreffende einen starken Schreck oder Schock erlitt. Der Tod eines geliebten Menschen ist beispielsweise ein solches Trauma. Ihres unangenehmen Charakters wegen werden solche Erlebnisse oft verdrängt. Rückbesinnung durch Hypnose mit gleichzeitiger Einsicht in die Gründe, befreit uns dann von den Auswirkungen.

Im Teufelskreis der Angst

Der kleine Junge stand an der Schulmauer, die Mappe gegen die Brust gepreßt, umstellt von einem Halbkreis anderer kleiner Jungen. Die anderen lachten, schrien, warfen Schneebälle, die ihn trafen. Er bewegte sich überhaupt nicht. „Angsthase!" brüllten die anderen. „Schisser!"

Ich kam dazu, vertrieb sie, ermöglichte dem Jungen an der Mauer den Rückzug, für heute wenigstens. Morgen? Übermorgen? Ich hätte ihm gern wirklich geholfen, nicht bloß im Vorübergehen. Aber wie hilft man einem Angsthasen? Was sagt man zu jemand, der Angst hat, außer: „Du brauchst doch gar keine Angst zu haben", oder, „nimm dich einfach ein bißchen zusammen", vielleicht auch: „Schäm dich doch!".

Armer Angsthase, armer kleiner Feigling.

Vor mir auf dem Schreibtisch liegt ein Häufchen Angst im DIN-Format, Briefe, die ich auf meine psychologischen Artikel in den Zeitschriften bekomme, eine kleine Auswahl aus der täglichen Post. Auch zu diesem Beispiel müßte mir eine hilfreiche Antwort einfallen.

„Ich fürchte mich vor so ziemlich allem, wenn es dunkel wird, und mein Mann nicht zu Hause ist. Er ist Arzt und viel unterwegs. Dann sterbe ich fast vor Angst in der Wohnung. Ich lasse alle Rolläden herunter, aber das nützt nichts . . ." so schrieb eine 27jährige Hausfrau.

Angst ist so verbreitet, daß sie vielfach als „Krankheit unserer Zeit" bezeichnet wird. Dabei erscheint es wenig fruchtbar, sie als unbestimmte Sorge vor unbekannten Gefahren begrifflich abgrenzen zu wollen gegen die Furcht als klar bewußtes, drückendes Ohnmachtsgefühl gegenüber einer erkannten Gefahr. Im sprachlichen Gebrauch sind Furcht und Angst nicht zu unterscheiden. Auch ihre Begleitumstände sind nicht zu unterscheiden.

Innere Unruhe, Zittern, Schweißausbruch, Schwäche, Blässe und viele weitere Störungen im Bereich der inneren Organe, ein lähmendes Gefühl der Vernichtung und des Verlorenseins, Schlafstörungen mit und ohne Alpträume sind die Begleiterscheinungen.

Wenn ich hier über Angst schreibe, dann müssen die Begriffe näher definiert werden.

Häufig haben wir es mit der körperlichen Angst zu tun. Herzkrankheiten, besonders Angina Pectoris, verursachen oft Angstzustände. Zusammenhänge zwischen Angst und Schilddrüsenüberfunktion, Basedow und Kropf sind weithin bekannt. Asthma und andere Atemnot können bis zur Todesangst führen. Bei allen solchen, vielfach anfallsweise auftretenden, körperlich bedingten Ängsten muß der erste Schritt zur Überwindung durch einen Arzt erfolgen. Hinzu kommen die Ängste, die ursprünglich neurotisch waren, sich aber in einer Organneurose niedergeschlagen haben, und die gleichen Anzeichen zeigen.

Depressionen zeigen oft als wesentliches Merkmal die Angst. Sie tritt vorwiegend in den Morgenstunden als Sorge vor dem erdrückenden Tag auf.

Neurotische Erkrankungen mit ihren Ängsten sind außerordentlich vielseitig und können mit allen denkbaren Symptomen körperlicher und seelischer Erkrankungen einhergehen. Seit 1919 ist die folgende Einteilung von J.H. Schultz verbreitet und hat sich durchgesetzt: Umweltbedingte Fremdneurosen, beispielsweise bei den übermächtigen, untragbaren Lebensbedingungen bilden ein Achtel aller Neurosen. Die Heilung ist nur möglich durch Änderung der äußeren Lebensumstände. Gewohnheitsbedingte Randneurosen, ein Viertel aller seelisch bedingten Erkrankungen lassen sich häufig schon durch Hypnosen heilen. Auch dann, wenn äußerlich das Bild beängstigend aussieht.

Die Hälfte aller Neurosen sind durch schwere, unverarbeitete Erlebnisse bedingt. Man spricht in diesem Fall von Schichtneurosen, und sie sind ebenfalls durch Hypnosetherapie gut zu heilen. Liegen die Ursachen in tieferen Schichten, genügen posthypnotische Suggestionen nicht mehr. Hypnoanalysen, wie etwa das kathatyme Bilderleben, müssen in diese tiefen Schichten eindringen, um die krankmachenden Fakten zu offenbaren.

Hat nicht mehr der Kranke die Neurose, sondern die Neurose den Kranken, dann spricht man von einer Kernneurose. Solche Menschen leben oftmals mit lebensbedrohenden Angstzuständen. Auch hier muß der Therapeut analytisch vorgehen, um die in tiefen Schichten liegende Ursache der Neurose aufzudecken. Es gibt auch eine zeitlich verschobene Angst, wie beispielsweise nach einem Erlebnis, wenn man hinterher erst gewahr wird, daß man in einer Gefahr geschwebt hat. Auch das Kind, das sich einmal am Herd die Hand verbrannte, leidet unter dieser psychisch bedingten Nach-Angst.

Dann gibt es noch die Angst – davor! – In diesen Kreis gehören beispielsweise die Prüfungsängste. Es gibt die Krisenangst, jene Angst, wenn man beispielsweise um seinen Job zittern muß. Vergessen werden darf auch nicht die Erwartungsangst, die auftreten kann, wenn ein junges Mädchen fürchtet, der Freund könne mit ihr „Schluß" machen.

Bei all diesen Ängsten kann eine verstandesmäßige Überwindung der Angst helfen, oder aber eine leichte Entspannungstherapie, oft genügen auch intensive Gespräche. Natürlich müßte auch hier geprüft werden, ob nicht doch eine Neurose im Hintergrund der Angst steht.

Die letzten Lebensfragen sind religiöser Art. Verbreitet ist die Schicksalsangst als „Angst vor dem Außen", vor den Dingen, die auf uns zukommen können, wie Kriege, Naturkatastrophen, vor Krankheit und Tod. Sehr tief verborgen sind die inneren Ängste, die Gewissens- und Schuldängste. Ein typisches Beispiel bilden die Frauen, die vergeblich bemüht sind, die „Schuld" einer Abtreibung zu verdrängen.

Wer kennt nicht die Verlassenheitsangst der Einsamen und Isolierten, die Angst vor dem ewigen Alleinesein.

Ein junges Ehepaar, eineinhalb Jahre verheiratet, sucht eines Tages einen Hypnosetherapeuten auf.

„Mein Mann sucht Streit, bei jeder sich bietenden Gelegenheit, er ist hysterisch, von morgens bis abends“, sagt die Frau. „Er geht nur durch die Wohnung wie ein knurrender Hund, der gleich beißt, wenn man ihn anfaßt. Am Anfang haben wir uns wenigstens immer wieder versöhnt. Aber jetzt ist alles verfahren, er kennt kein freudiges Wort mehr.“

Der Mann, kühl, zurückhaltend: „Sie meint, wenn sie schöne Augen macht, und einen Kußmund, dann ist alles eingerenkt. Das meinen Frauen immer. Sie sollte sich mehr um den Haushalt kümmern. Ich habe schon lange kein Hemd mehr, an dem kein Knopf fehlt.“

Sie: „Wir hatten so gute Vorsätze, alle beide, er auch. Wir verstanden uns früher doch gut. Er hatte keine schöne Jugend, wir wollten miteinander glücklich werden. Ich weiß nicht, was er hat.“

Er hat Angst! Die Diagnose drängte sich schon in der ersten Stunde auf. Obwohl das Wort Angst niemals fiel . . . Sein Problem war eine Kinderangst, verhärtet, chronisch, gleichsam erstarrt. Die Mutter, eine noch heute sehr bekannte Schauspielerin, häufte nach ihrer Scheidung alle Gefühle auf den kleinen Sohn – „mein kleiner Mann“, pflegte sie bei Interviews zu sagen. Der Sohn begleitete die Mutter auf ihren Gastspielreisen, durfte für sie Kleider aussuchen. Im Gymnasialalter kam er in ein Internat, nach ihrer heimlichen Hochzeit. Er reagierte „vernünftig“. Er fühlte sich schon lange von ihr im Stich gelassen. Einmal war er mit 40 Grad Fieber und Masern im Hotelzimmer zurückgeblieben; sie ging fort, um die Heilige Johanna zu spielen.

Er erzählte es, als er das zweite Mal, allein in die Behandlung kam. Damals war er drei, und damals war die Angst schon da. In der Ehe tauchte sie wieder auf, nährte sich von seinem Mißtrauen allen Frauen gegenüber. Von seiner Frau erwartete er nichts besseres als von seiner Mutter. Liebe, Zärtlichkeit – würde das nicht alles so enden, wie es in seiner Kindheit geendet hatte? Würde er nicht wieder alleingelassen werden, abgeschoben?

Wer ihn bei einem Ehestreit erlebte, konnte niemals auf die Idee kommen, daß dieser wutentbrannte, türenschlagende Mann in Wirklichkeit Angst hatte wie ein kleines Kind.

Er selbst hatte keine Ahnung, was ihn dazu zwang, seiner Frau Bosheiten an den Kopf zu werfen, was ihn daran hinderte, liebevoll und zärtlich zu sein.

Seine Angst hatte sich in Streitsucht umgemünzt und konnte sich dabei Erleichterung verschaffen. So brauchte er nicht zu weinen.

Was hier geschehen ist, ist die Umwandlung eines Konflikts in Aggression, Angst wurde in Angriff umgewandelt. Nein – so brauchte er nicht zu weinen – in der Angriffsposition fühlte er sich stark.

In einem anderen Fall verwandelte sich die Angst in Freßsucht: ein sechzehnjähriges Mädchen mit 60 Pfund Übergewicht kam zu einem Hypnosetherapeuten in Behandlung. Sie war klug, durchschnittlich hübsch, wegen ihrer Kurzsichtigkeit mußte sie starke Brillengläser tragen. Sie gab sofort zu, daß sie ein unüberwindlicher Heißhunger plage, daß sie eigentlich ununterbrochen essen müsse. Seit wann? Seit einem Jahr etwa.

War damals irgendetwas in ihrem Leben geschehen? Nein, keine Erinnerung an ein bedeutsames Erlebnis. Sie hatte zu jener Zeit die Tanzstunde besucht. Es passierte, daß sie gelegentlich keinen Tänzer hatte und mit der Frau des Tanzlehrers übte. Nicht wichtig, sie machte sich sowieso aus der Sache nichts. Zum Schlußball konnte sie wegen einer Grippe nicht gehen. In der Zwischenzeit hatte sie nie mehr an Geselligkeiten teilgenommen, es gab ihr nichts.

Wissenschaftliche Untersuchungen haben in jüngster Zeit einen unverkennbaren Zusammenhang zwischen Übergewicht und Angst festgestellt. Für den Hypnosetherapeuten war die Sache nach einigen Hypnosesitungen klar: Angst vor Jungen, Angst davor, abgelehnt zu werden. Angst, nicht geliebt zu werden, niemals eine begehrenswerte Frau zu sein. Ihre Eßleidenschaft ist ein Ausdruck ihrer Angst und ihrer Sehnsucht nach den oralen, den „mündlichen" Tröstungen der frühen Kinderzeit zu verstehen, als einen Rückfall in die damalige Bedürfniswelt – eine Regression. Während sie ißt, fühlt sie sich wohl, entspannt, ohne, daß sie weiß warum.

Beschäftigen wir uns auch mit dem hypothetischen Konstrukt, mit der Angst, wo sie aus dem Labyrinth der Seele sozusagen ins Labor gewandert ist.

Den klarsten Indizienbeweis für das Vorhandensein der Angst liefern zwei kleine, etwa zwölf Gramm schwere, in der Nähe der Nieren liegende Organe, die Adrenalindrüsen. Sie wurden 1929 von einem englischen Physiologen entdeckt und können seither als die Wiege der Angst gelten. Das Hormon, das sie ausscheiden, läßt sich im Blut und im Urin leicht feststellen. Von seiner Menge hängt das Maß unserer Angst ab, oder umgekehrt, umso mehr wir uns ängstigen, desto mehr Adrenalin wird produziert. Die Messungen bringen unbestechlich auch Verdrängtes an den Tag: Wissenschaftler der Universität Birmingham haben kürzlich die Adrenalinwerte von Zahnarztpatienten untersucht. Beim Vergleich der Werte von offensichtlich ängstlichen und von äußerlich ruhigen Patienten war biochemisch bewiesen – die Ruhigen hatten in Wirklichkeit genausoviel Angst, wie die anderen. Ihre Werte waren dem Durchschnitt gleich.
Während eines Fluges wurden Blut und Urin von Passagieren und Besatzung eines Flugzeuges untersucht. Das Ergebnis überraschte: Die Profis hatten ebenso emsig arbeitende Adrenalindrüsen wie die Reisenden, standen also auch unter „Angstspannung", wie es in dem Bericht hieß. Sie brauchten sich allerdings dafür nicht zu genieren. Die Adrenalin-Ausschüttung ist willkürlich nicht zu steuern, und normalerweise macht jeder Mensch – in dem Experiment waren es beispielsweise Soldaten, Examenskandidaten, Krimibetrachter im Kino – unter einer Angstspannung seinen Körper mit Hilfe von gesteigerter Hormonproduktion mobil. Adrenalin trimmt den Organismus bei drohender Gefahr in Sekundenschnelle zu außerordentlicher Leistungsfähigkeit. Die Herzleistung steigt, Atemfrequenz, Muskeldurchblutung, Gehirndurchblutung nehmen zu. Wie ein Tier auf dem Sprung wären wir jetzt für Kampf oder Flucht gerüstet. Subjektiv empfinden wir die „Aktivierung" nicht als angenehm. Wir haben Herzklopfen, wir sind blaß, weil das Blut für Muskeln und Gehirn von der Haut abgezogen wurde, unsere Hände, unsere Beine zittern leicht bei wechselnder Muskelspannung, die Pupillen unserer Augen sind weit geöffnet, als stünden wir in tiefer Finsternis. Unsere Kehle ist wie zugeschnürt, der Mund ist trocken. Dafür schwitzen wir vermehrt. Der durch die Feuchtigkeit herabgesetzte, elektrische Hautwiderstand

der Handinnenfläche kann zusammen mit Blutdruck, Pulsschlag und Atemfrequenz etwa von dem berühmten Lügendetektor gemessen werden. Es ist nicht unsere Lüge, die uns verrät, sondern die Angst, die wir beim Lügen haben. Wir befinden uns in einer Alarmsituation. Manche sogar in einem krankmachenden Daueralarm. Allen Psychotherapeuten, die mit Träumen arbeiten, sind Traumbilder bekannt, die dem folgenden ähneln:

Eine 26jährige Frau kam wegen Raumangst – Angst in engen, geschlossenen Räumen, im Kino, Aufzug, Flugzeug – zur Behandlung:

„Ich bin in einer Blase, die sich mal zusammenzieht, dann wieder ganz groß wird, so eng, daß ich nur ganz zusammengerollt drinnen liegen kann. Unbeschreibliches Körpergefühl, hängt aber irgendwie mit dem Kopf zusammen, der eingeklemmt ist. Angst und Luftnot, Ewigkeitsgefühl oder daß die Zeit nicht ausreicht. Ich komme durch enge, gebogene Gänge, finde den Ausgang nicht oder bleibe in einem engen Loch stecken. Schließlich schlägt mir jemand mit einem harten Gegenstand oder einem spitzen Messer auf den Kopf. Endlich, ich bin schon fast erstickt, komme ich heraus. Draußen ist grelles Licht, und es ist sehr kalt."

Lange Zeit hat man Träume mit einem solchen Erlebniskern – warme Umschlossenheit, dann Luftnot und Erstickungsangst – dramatische Befreiung, draußen grelles Licht und Kälte – als symbolische, in die Zukunft gerichtete „Wiedergeburtsträume" aufgefaßt, als Ausdruck einer inneren Selbsterneuerung durch die hypnotische Behandlung. Wenn man aber erfährt, daß diese Patientin bei ihrer Geburt eine sehr langandauernde Zangenentbindung – harter Schlag mit spitzem Messer auf den Kopf – durchgemacht hat, und wenn man weiter bedenkt, daß auch ihr Leitsymptom, die Raumangst, genau dem gleichen Erlebniskern entspricht, dann gelangt man zu einer anderen Ansicht: Beides, Symptomatik und Traum, haben ihren Ursprung im Geburtserlebnis, man spricht von einem Geburtstrauma. Auch das entgegengesetzte Krankheitsbild, die Platzangst – Angst vor weiten Flächen, vielen Menschen, Sucht nach geborgenen Räumen, Zurückziehen ins warme Bett, in die Badewanne, hat ein Geburtserlebnis als Ursache: Diese Symptome finden sich meistens bei Frühgeburten, bei Kindern, die

noch nicht „geburtswillig“ waren, und vorzeitig aus dem Mutterleib herausgerissen worden sind.
Oft ist auch dem charakterlichen Traumbild zu entnehmen, was vielfach dem Träumer nicht bekannt war: daß er nämlich mit einer Nabelschnur um den Hals, in eine Glückshaube – in der unverletzten Eihauthülle bei ausgebliebenem Blasensprung – wenn die Fruchtblase nicht sofort geöffnet wird, besteht Erstickungsgefahr – als Zwilling, oder durch Kaiserschnitt zur Welt gekommen ist. Derartige Geburtskomplikationen lassen sich meist durch Rückfragen bei der Mutter bestätigen. Übrigens können auch normale Geburten Gedächtnisspuren, sogenannte Engramme – hinterlassen: ihr Aufschreiben in Traumbilder ist allerdings nicht so plastisch und enthält kaum Angstphänomene. Neuerdings hat der Nervenarzt Carl Bick, Leiter des Sanatoriums in Dahm/Pfalz in Tiefenhypnose Abreaktionen von Angst- und Erregungszuständen beobachten können, die bis ins Detail mit den die Geburtsangst begleitenden Affekten übereinstimmen.
Professor Langen, Direktor der Klinik und Poliklinik für Psychotherapie der Johannes Gutenberg-Universität in Mainz, meint, man müsse mit vorgeburtlichen Engrammen in der Seele eines Kindes vorsichtig sein. Diese Dinge sind noch viel zu wenig bewiesen.
Auch Karl Schmitz, der verstorbene bekannte Hypnosearzt, wehrt sich in seinem Buch HEILUNG DURCH HYPNOSE gegen derartige Theorien.
Er schreibt:
„Es gibt auch einen Beweis gegen diese Geburtsangst. In tiefer Hypnose kann man gute Versuchspersonen sehr weit, bis an das Säuglingsalter heran, zurückbringen. Weiter nie! Wenn man der Versuchsperson suggeriert, sie würde nun gerade geboren – so erfolgt überhaupt keine Reaktion! Wenn sie dann schon nicht sprechen kann, so müßte dies angstgeladene Trauma doch einen sichtbaren Angstanfall hervorbringen, wie es beim Wiederbeleben späterer Angstzustände regelmäßig der Fall ist. Nichts von alledem. Es bleibt alles friedlich. Übrigens hat Freud zugegeben, daß eine analytische Rückführung auf die Eindrücke des Geburtsaktes nicht möglich gewesen ist. Er versuchte es daher mit allgemeinen Gefahrensituationen und fand als Angst: die

erkannte, erinnerte, erwartete Situation der Hilflosigkeit. Das ist also wieder eine rationale Erklärung."

Ängstlichkeiten oder Neigung zur Angst ist ein Persönlichkeitsmerkmal wie andere, und es fragt sich, ob es zu gewissen anderen Wesenszügen in Beziehung steht, stellt Eugene E. Levitt in seinem Buch PSYCHOLOGIE DER ANGST zur Diskussion. Besitzt jemand, der zu starker Angst neigt, auch noch andere Wesenszüge, die sich von denen seiner wenigen ängstlichen Mitmenschen unterscheidet? Gibt es besondere Persönlichkeitsmerkmale, die mit einer starken Neigung zur Angst Hand in Hand gehen, so daß man vielleicht von einer ängstlichen Persönlichkeit sprechen könnte?

„Angstzustände sind die häufigste Form emotionaler Krankheiten, der man in der Praxis begegnet", sagt David Stafford Clark, ein englischer Arzt.

Es sind viele Versuche gemacht worden, herauszufinden, ob es eine Angstpersönlichkeit gibt.

Vergleiche zahlloser Daten aus Fragebögen und Testunterlagen haben bis jetzt keinen Angst-Prototyp erstehen lassen. Herauskristallisiert aber haben sich bestimmte Persönlichkeitszüge, die bei ängstlichen Menschen häufig anzutreffen sind:

1. *Geringe Selbstachtung:*
   Sie ist ein Produkt von Ursache und Wirkung:
   Wer oft Angst hat, hat als Folge meist eine relativ geringe Meinung von sich selbst, denn er erlebt sich als ein Schwächling, als einer, der sich nicht selbst beschützen kann. Oft entwickelt sich daraus als Steigerung die Überängstlichkeit. Eine Untersuchung von 5000 amerikanischen Schülern weist auf diesen Zusammenhang hin.
2. *Schuldgefühle:*
   Für Sigmund Freud war das Schuldgefühl nur eine andere Art von Angst. In modernen Testreihen werden Angst und Schuldgefühle getrennt behandelt, aber sie zeigen sich sehr oft gekoppelt. Der ängstliche Mensch hat sozusagen auch öfter „ein schlechtes Gewissen" – er ist wechselweise angstvoll und schuldbewußt.

3. *Mangelnde Neugierde:*
Ängstliche Personen sind wenig oder gar nicht daran interessiert, ihr wohlvertrautes Milieu zu verlassen, Neuland zu erforschen, Unbekanntes kennenzulernen. Die Psychologie spricht von einer Einschränkung des Operationsbereichs, um Angst zu vermeiden.
4. *Neigung zu Tagträumen:*
Die vorausgegangenen Charakteristika führen zu geringer Aktivität im Leben, zu beschnittener Leistung. Ein Weg, der dem Ängstlichen offensteht, seine Bedürfnisse in dieser Weise gefahrlos zu befriedigen, ist das bewußte Phantasieren, das Träumen am Tage, wie ein Kind.
Wie ein Kind. Irgendwie beschwören alle diese typischen Merkmale das Bild eines Kindes herauf.

Das bestürzte Aufsteigen von Schuldbewußtsein in Kinderaugen, blasse Zaghaftigkeit. Ängstliche Kinder, haben sie ihre Angst mit auf die Welt gebracht? Oder erst gelernt? Die Gesellschaft hat die Macht der Angst längst erkannt, und sie bedient sich ihrer zur Erziehung ihrer Mitglieder, besonders der Jungen," schreibt Levitt am Beginn seines Buches. Auf der ersten Seite steht: „Meiner Mutter gewidmet, die mir unnötige Angst eingejagt hat."

Die tiefenpsychologische Einsicht lehrt uns, daß alle Schwierigkeiten des späteren Lebens auf Eindrücke und Erlebnisse aus der Kindheit zurückzuführen sind. Die ersten Kindheitsjahre sind prägend. Wenn Kinder mit Angstdrohungen großgezogen werden, muß man sich später nicht mehr wundern, wenn sie überängstlich durchs Leben vegetieren. Ihr Leben wird oft durch die Haltung der Erzieher geprägt!

Manchmal tritt die Angst als Posse, als eine Umwandlung ins Lächerliche auf: im Verhalten von Sonderlingen, von Spinnern, wie wir sagen.

Für die Umwelt ist es schwierig, ewig wiederholtes Händewaschen, Sammeln von sinnlosen Gegenständen, das Auslegen der ganzen Wohnung mit Papier als Angst zu interpretieren. Wovor fürchtet sich ein reicher Mann, der Pfennige hortet? – eine Frau, die ihre Hauswände von außen wäscht? – eine Beamtenwitwe, die den ganzen Tag in ihrer Wohnung Stühle, Deckchen, Bilder zurechtrückt? Wenn man sie mit dieser Frage überrumpeln würde, würden sie vielleicht aufblicken wie aus einem Traum erwachend und antworten: „Solange ich dieses tue, jetzt, in diesem Moment, fürchte ich mich vor gar nichts."

Der Philosoph Emanuel Kant, der sein ganzes Leben unter schweren Ängsten litt, teilte in einem Brief mit, seine Angstzustände seien durchaus erträglich, solange er seine Übungen im Atemziehen gewissenhaft befolge. Es handelte sich um ein ausgeklügeltes System von Atemübungen mit merklichem Zwangscharakter, das er auch veröffentlichte. Umgekehrt berichtete mir ein Psychologe von einem Mann, der in Tränen ausbrach, als er auf einem Gehsteig aus Versehen auf eine Ritze zwischen den Steinplatten trat: „Auf einmal war die Angst da", sagte der Arzt, „sie schüttelte ihn geradezu. Sein ganzes Abwehrsystem war zusammengebrochen mit diesem einzigen Fehltritt."

Um Abwehrsysteme handelt es sich in allen erwähnten Fällen, in denen Angst in „etwas anderes" umgetauscht wurde, in denen Angst sich verwandelte, aus dem Bewußtsein verschwand, sich tarnte. Aggression, Regression, Zwangshandlungen sind bekannte verbreitete Systeme. Ein anderes System, die Verleugnung, macht Angst überhaupt unsichtbar.

Bei einem Forschungsauftrag des Bundesverkehrsministeriums haben Motivforscher kürzlich einen ganz alltäglichen, jedermann geläufigen Effekt der Verleugnung untersucht. Warum haben die meisten Menschen am Steuer keine Angst, obwohl sie theoretisch genau wissen, in welcher Gefahr sie sich befinden? Warum lehnen mehr als drei Viertel aller Autofahrer Sicherheitsgurte ab, obwohl ihr Vorteil als erwiesen gelten sollte?

Des Rätsels Lösung ist das Angstabwehrsystem der Verleugnung, das die Angst einfach ausradiert aus unserem Bewußtsein. Das Anlegen von Gurten würde die Gefahr bewußt machen, die Verleugnung unmöglich. Also lassen gerade die Ängstlichen unter uns, die ihre Abwehrmauer nicht ins Wanken zu bringen wagen, die Gurte weg. Die Ängstlichen sind es auch, die bedenkliche körperliche Symptome, die sie schleunigst zum Arzt führen müßten, nicht beachten, gar nicht wahrnehmen.

Verleugnung kann gefährlich sein.

Eine auf den ersten Blick ganz harmlose Möglichkeit, Angst abzuwehren ist ganz einfach, sie zu vermeiden. Diese Methode praktizieren wir alle, bewußt und unbewußt. Situationen und Dingen, mit denen sich die Vorstellung von Angst verknüpft, gehen wir aus dem Weg. Wir sind klug und ersparen uns die Angst von vornherein.

Wer sich vor dem Fliegen fürchtet, fährt mit der Bahn. Wer sich in tiefem Wasser fürchtet, schwimmt nicht ins Meer hinaus. Manchmal weiß einer gar nicht mehr, warum er bestimmte Vermeidungen einhält: Ein peinliches Erlebnis bei einem Stehempfang, längst vergessen, ist der Grund, warum er „grundsätzlich" an solchen Empfängen nicht teilnimmt. Eine Frau, die als Kind erlebte, wie am Nebentisch ein Gast sich an einer Fischgräte verschluckte, erinnert sich zwar nicht an diesen Vorfall, aber sie ißt grundsätzlich niemals Fisch! Unbedeutende kleine Manöver, allenfalls kleine Behinderungen, deretwegen niemand die Hilfe eines Hypnosetherapeuten braucht. Anders ist es, wenn die Zahl der Dinge, die ein Mensch nicht tun darf, denen er ausweichen muß, ständig zunimmt, bis er schließlich fast unbeweglich wird. Auch die Methode der Vermeidung kann ein vernichtend schweres Geschütz sein. Aber darum kümmert sich die Instanz nicht, die auf geheimnisvolle Weise die Maßnahmen und Mechanismen zur Abwehr von Angst organisiert. Sie kümmert sich um nichts anderes, als darum: das Bewußtsein vor Angst zu schützen.

Angst soll weg – das ist, grob gesagt – der Sinn sämtlicher Manöver und Winkelzüge, sämtlicher Strategien, der Zweck der Verleugnung, ebenso wie der Zweck der Vermeidung, der Regression, der Aggression.

Angst soll weg, also wird Angst versteckt, verdrängt, abgelenkt, umgeleitet, umgeformt, in Eifersucht verwandelt, in Streitsucht in Naschsucht, in irgendetwas, was wir selber nicht mehr wiedererkennen. Zum Beispiel ein Magengeschwür.

Der Zusammenhang zwischen Angst und einer echten Organkrankheit ist lange Zeit nicht erkannt worden – am wenigsten von dem Kranken selbst. Schön, wenn man schwitzt und friert vor Angst, man bekommt Herzklopfen und Kniezittern, das sind auch körperliche

Symptome. Aber daß das Magengeschwür auf dem Röntgenbild erbsengroß, eigentlich ein erbsengroßes, eitriges, entzündetes Stück Angst sei, vielleicht um eine bedrohte Ehe, Angst vor einem Vorgesetzten – wer kann das auf Anhieb glauben?

Hubert Scharl hat in seinem Buch ORGANSPRACHE die Kriterien herausgearbeitet. Sehen wir uns das Beispiel einmal näher an:

Im Volksmund heißt es: „Es ist im Magen hängengeblieben" – „er reagiert sauer". „Er konnte es nicht verdauen". „Er ärgert sich ein Loch in den Bauch". „Er hat im Leben viel zu schlucken". „Täglich einen Schluck Ärger".

Psychodynamik/Symbolische Aussage:

„Ich habe Angst in meiner Lebenssituation – ich flüchte vor den Dingen – was mir das Leben zu schlucken gibt, kann ich nicht verdauen – ich bin gar nicht so bescheiden und verzichtbereit, wie ihr meint – innerlich brenne ich vor Ehrgeiz und nach manchem ungestillten Wunsch – ich kann nicht aus mir heraus, meine Gefühle nicht zeigen – wo finde ich Liebe und Geborgenheit – jetzt, da ich krank bin, müßt ihr euch um mich kümmern – ich hungere nach dem vollen Lebensgenuß".

Persönlichkeitsstruktur des Magenkranken: Ehrgeiz, äußerlich bescheiden, Verzicht leistend; in Wirklichkeit unbewußt viele ungestillte Wünsche und Ängste, dadurch ständig Aggressionen gegen die Umwelt, die ihre Wünsche nicht erfüllt. Verbissen-mißmutig; sehnt sich nach beschützender Liebe.

Wer ahnt schon, daß ein nächtlicher Erstickungsanfall, daß blutige Durchfälle keuchende, stinkende Angst sein können? Die Forschungen der letzten Jahrzehnte lassen an dieser Deutung keinen Zweifel mehr. Wir wissen heute, daß es eine ganze Serie von Krankheiten und Symptomen gibt, die nicht nur körperlich, sondern auch durch Angst bedingt sein können. In der psychiatrischen Universitätsklinik Basel wurde eine Liste möglicher Manifestationen der Angst zusammengestellt. Dazu gehören unter anderem: Kopfdruck und Kopfschmerzen, Migräne, Schwindelgefühl, Schlafstörungen, Herzdruck, Bluthochdruck, Asthma bronchiale, Magersucht, Appetitlosigkeit, Magendruck, Darmkoliken, Durchfall und Verstopfung, Blasenspasmen,

Menstruationsstörungen, Hautjucken, Ekzeme, allergische Phänomene, Fettsucht.
Die Stuttgarter Ärztin Dr. Vera Scheffen schreibt zu diesem Thema:
„Es ist im tiefsten Grund Angst, wenn wir von unseren an Herzneurosen leidenden Kranken hören, daß ihn zu bestimmten Tageszeiten ein Herzjagen überfällt. Angst, wenn jemand wegen Schmerzen der Ischiasnerven nicht mehr gehen kann, Angst, wenn nächtlich ein enormer Harndrang den Kranken kaum noch schlafen läßt, Angst, wenn sich verengende Kranzadern zu Schmerzen am Herzen von intensiver Stärke führen, der Kranke im Asthmaanfall verzweifelt nach Luft ringt. Wie eine gefrorene, zur Dauer gewordene Angst erlebt der Beobachter die stetige Wiederkehr solcher Zustände."
Zur Krankheit gewordene Angst läßt sich nicht durch Tabletten, Spritzen, Bäder, Diäten heilen. Die zähen Krankheitsabläufe, in denen die Beschwerden von einem zum anderen Organ wandern, ohne daß sich der Gesamtzustand bessert, sind allen Kliniken bekannt.
Der Baseler Arzt Dr. F. Labhardt vermerkt über eine „scheue, von Minderwertigkeitsgefühlen geplagte Patientin", daß sie nacheinander an Migräne, Durchfällen, Rheuma, Unterleibsentzündungen und schließlich an völliger Appetitlosigkeit litt. Die englischen Chirurgen Browning und Houseworth berichteten über eine Nachuntersuchung, bei 30 an Magengeschwüren operierten Patienten: Alle 30 hatten auf der Stelle andere Symptome entwickelt, wie Asthma und Herzbeschwerden. Jedes unserer Abwehrmanöver kann Angst vorübergehend erträglicher machen. In der Krankheit tritt für kurze Zeit eine Entlastung ein, wenn das unbegreifliche Angstgefühl durch eine begreifliche Entzündung ersetzt ist. Aber die Angst bleibt. Die hat sogar die Tendenz, sich auszuweiten, sich immer tiefer in uns einzunisten, solange wir uns nicht zu einer direkten Begegnung mit ihr entschließen, zu einer Aussprache sozusagen, zu einem Rendevouz mit unserer Angst. Ohne einen Hypnosetherapeuten wird das Rendevouz wahrscheinlich gar nicht zustande kommen. Wir wissen ja nicht einmal, wie unsere Angst aussieht, so unkenntlich, wie wir sie oft erlebt haben.
Im allgemeinen sind die Wurzeln aller Ängste, die im Leben der meisten Frauen und Männer auftauchen, im Unterbewußtsein zu suchen.

Und da das Unterbewußtsein niemals etwas vergißt, muß man versuchen, die Ursachen herauszufinden, sie zutage zu bringen, und die Angst in das richtige Licht zu rücken. Es ist möglich, daß sie im Unterbewußtsein gestern oder einen Monat vorher oder sogar vor einigen Jahrzehnten eingepflanzt wurden. Aber, wenn es möglich ist, die Ursache zu finden, dann ist es möglich, dem Patienten die Ursache begreiflich zu machen, und für immer die Angst verschwinden zu lassen. Ein Hypnotiseur berichtete mir von einer Frau mittleren Alters, die an akuter Schlaflosigkeit litt. Sie hatte furchtbare Angst vor den Nachtstunden, tagsüber aber konnte sie herrlich schlafen. Wegen der familiären Verpflichtungen fehlte ihr allerdings dazu die Zeit. Wegen ihrer nächtlichen Ängste, geriet sie in eine totale Abhängigkeit von Schlaftabletten.

Eine Hypnoanalyse ergab, daß sie ihren Eltern abends im Wege war, immer wollte sie noch etwas aufbleiben, und es war schwierig, sie ins Bett zu bringen. Der Vater kam auf den „guten“ Einfall, ihr mit dem schwarzen Mann zu drohen, der im Kleiderschrank säße und aufpasse, daß sie auch wirklich ins Bett ging.

Diese Drohung erzielte genau die gegenteilige Wirkung: Das sensible Kind war so ängstlich, daß es nicht nur wach blieb, sondern sich mit lebhafter Phantasie vorstellte, wie der „schwarze Mann“ aus dem Schrank herausstieg, und sie schreiend, von ihm verfolgt, durchs Zimmer lief. Das Mädchen suchte Zuflucht bei einer älteren Schwester und schließlich wurde ihr erlaubt, dort zu schlafen. Die Schlaflosigkeit verschwand, und ebenso verschwand auch mit der Zeit die Erinnerung an die bewußte Drohung. Da sie früh heiratete und mit ihrem Mann im gleichen Zimmer schlief, tauchte das Problem nicht wieder auf.

Dann, als sie plötzlich Witwe war, und allein in der großen Wohnung lebte, nachts allein im Bett lag, wurde sie plötzlich wieder von dem alten Übel befallen. Und wußte nicht, warum sie nicht schlafen konnte!

Nachdem der Hypnotiseur diese Dinge in einer Hypnosesitzung der Frau ins Bewußtsein geholt hatte und nach der Trance sich mit ihr darüber unterhielt, sah sie ein, daß es sich um einen längst vergessenen Kinderschreck handelte, über den sie fortan nur noch lächeln konnte. Und von Stund an schlief sie ohne Schlafmittel.

Dieser Fall zeigt deutlich, daß die von Eltern manchmal leichtsinnig hingeworfenen Worte verhängnisvolle Folgen haben können, ohne daß die Eltern ahnen, was sie da angerichtet haben. Worte sind Suggestionen, das sollte nie vergessen werden. Suggestionen haben ihre Wirkkraft, auch noch nach Jahren! Worte können uns erbauen, Worte können uns aber auch vergiften! Im allgemeinen ist es unendlich schwierig, die Angst mit dem nüchternen Verstand und entschlossenen Willen zu bekämpfen. Wenn es einfach wäre, bestünde keine Notwendigkeit irgendeiner Psychotherapie. Hypnose verhilt uns zu der Einsicht, daß wir unsere Gefühle kontrollieren können. All das, was unser Unterbewußtsein glaubt, kann sehr leicht durch die Hypnose ins Bewußtsein übertragen werden.

Die Symptome der „Autofahrerkrankheit“ sind heute keine Seltenheit mehr. Vielfach fallen Fahrer auf weiten Straßen in regelrechte Trance. Das Geräusch des Motors, die Trennlinien, die endlose Reihe von Bäumen und Elektrizitätsmasten, die matte Beleuchtung – all diese Dinge können einen Autofahrer in einen Dämmerzustand bringen, der der Hypnose nicht unähnlich ist. Oft genug hört man von großen Unfällen durch Einschlafen am Steuer. Die Monotonie der Straßen und Autobahnen hat Suggestivcharakter.

Im Zeitalter der technischen Wunder, da Jet-Flugzeuge von Kontinent zu Kontinent rasen und Astronauten unsere Erde mit Geschwindigkeiten umkreisen, die unser Vorstellungsvermögen überfordern, sollte man meinen, es sei eher erstaunlich, wenn jemand bei dem vorbeirasenden Autostrom auf den Autobahnen oder dem Lärm der Düsen-Jets noch nervös wird. Aber der Fortschritt hat die Menschen nicht wesentlich verändert. Angst gehört auch heute noch zur Tagesordnung. Eine alltägliche Erscheinung ist die Angst des Menschen vor einem Autounfall oder einem Flugzeugunglück. Eine amerikanische Fluggesellschaft, die Pacific-Air-Lines, versuchte kürzlich, mit einer gezielten Reklamecampagne einen positiven Einfluß auf die Ängstlichen auszuüben. Andere Luftfahrtunternehmen griffen die Idee auf. Sie meinten, es sei besser, das Problem durch Gespräche mit Fachleuten zu lösen, als selbst den Versuch zu machen, die Angst vor dem Fliegen zu bagatellisieren oder zu vertuschen. Der Gedanke war gut, aber leider bewirkte er keinen geschäftlichen Aufschwung. Man findet darin eine Parallele zu den Prinzipien der Hypnosetherapie. Es geht ja immer darum, die Angst zu entdecken, zu lokalisieren, dem Unterbewußtsein zu entreißen und durch eine öffentliche Diskussion zu bewältigen.

Arthur Ellen, der amerikanische Hypnotiseur, berichtete von einem Fall, wie er einen prominenten Filmschauspieler von seiner Flugangst heilte:

„Tony Curtis weilte 1962 zu Aufnahmen in Lake Tahoe. Er konnte mit seiner humorvollen Dynamik jede Party in Schwung bringen. An einem Nachmittag saß er mit seinem Kollegen Danny Kaye in der Hotelhalle. Danny schlug ihm einen Trip über das Bergland in seinem Privatflugzeug vor.

„Wer? Ich?" rief Tony aus. „Du willst mich wohl auf den Arm nehmen?"

„Was soll das heißen?"

„Nun, ich glaube, jeder wüßte, daß ich nicht fliege", sagte Tony. „Ich habe seit zehn Jahren nicht mehr in einem Flugzeug gesessen."

„Wieso? Reitest du auf einem Pferd ins Studio?"

„Ich nehme die Eisenbahn, oder ich komme per Schiff, oder mit dem Wagen."

Jetzt bemerkte Danny, daß es Tony ernst war, und er fragte ihn, ob er jemals etwas gegen die Angst getan hätte.

„Natürlich – Psychiatrie, reichlich."

Irgendwer überzeugte Tony an diesem Abend, daß es gut wäre, sich zu mir in eine Hypnosetherapie zu begeben. Tony war einverstanden, und am folgenden Tag kam ich in seine Hotelsuite.

„Wie geht das vor sich?" fragte er mich. „Ich habe so etwas niemals über mich ergehen lassen."

„Sie werden es als ein amüsantes Abenteuer empfinden", sagte ich voller Überzeugung.

Er erzählte mir, seine Angst vor dem Fliegen bedeute ein enormes Hindernis in seiner Arbeit. Bei der Filmarbeit, wo ein paar Stunden oft Tausende von Dollar wert sind, verlor er immer wieder Zeit, weil er verhältnismäßig lange Fahrten mit der Bahn oder dem Schiff machen mußte. Es war jene Zeit, als er noch in Christine Kaufmann verliebt war, sodaß dieses Handicap ihn nicht nur geschäftlich, sondern auch privat störte.

„Ich möchte meinen Komplex loswerden“, versicherte er mir. Nachdem ich bis zehn gezählt hatte, fiel Tony in Trance. Seine erste klare Erinnerung begann im Zweiten Weltkrieg, als er auf dem U-Boot „Dragonette“ als Funker Dienst tat. Immer hatte er von einer Filmkarriere geträumt. Als er sich dann infolge einer Verletzung an einer Winde eine Beinlähmung zuzog und vier Wochen ins Lazarett mußte, fürchtete er, nie wieder richtig gehen zu können.

In der Anfangsperiode als Schauspieler war Tony Curtis ständig in der Luft. Er nahm an Vorstellungen für Besatzungsmitglieder in England und Deutschland teil, aber niemals bestieg er ein Flugzeug, ohne vorher eine größere Dosis Beruhigungsmittel zu nehmen. Dann erlitt er eine ganze Reihe seelischer Schocks. Ein Flugzeug fing Feuer und landete auf einem Feld, wo die Ambulanz glücklicherweise sofort eintraf: eine andere Maschine verlor im Nebel die Orientierung; und in einer dritten erlebte er einen Sturm, der so heftig war, daß selbst die Mannschaft „grün“ wurde.

Von nun an betrachtete er die mit dem Fliegen verbundenen Gefahren als Bedrohung seiner Karriere. „Ich sagte zu mir selbst, nun ist Schluß. Fliegen kommt nicht mehr in Frage. Und daran habe ich mich zehn Jahre lang gehalten.“ „Als Sie dieses Gelübde ablegten, haben Sie sich selbst zu einer Art bewußter Isolierung verurteilt.“

„Ja, das weiß ich, aber die Zahl der Flugkatastrophen ist groß.“

„Der Tod kennt tausend Türen, würden Sie schwören, sich nie mehr hinters Steuer zu setzen, nur weil Sie einen Unfall auf der Strecke gesehen haben? Würden Sie ein Schiff meiden, weil ein Schiff gesunken ist? Würden Sie nie mehr ein Bad nehmen, weil jemand in der Badewanne ausrutschte und sein Genick brach? Tausende von Menschen sind bei Eisenbahnunfällen ums Leben gekommen, aber sie benutzen noch immer die Bahn.“

Als Tony aus seinem hypnotischen Schlaf erwachte, unterhielten wir uns über seine Ängste, und er meinte, daß er sich innerlich frei fühle – ein Gefühl, das er seit Jahren nicht gekannt habe.

Tatsächlich stieg er noch am gleichen Nachmittag in Dill Harrahs Privatflugzeug und buchte abends einen Platz in einem Verkehrsflugzeug nach Los Angeles. Von dort aus flog er nach Europa, besuchte den Geburtsort seines Vaters in Ungarn und reiste mit dem Flugzeug nach Amerika zurück. Heute besitzt er selbst eine Privatmaschine."

Unter Psychologen kursiert folgende – wahrscheinlich erfundene – Geschichte:

Eine Patientin litt unter Schlaflosigkeit und behauptete, in ihrem Bauch befinde sich eine Schlange, deretwegen sie nicht schlafen könne. Sie war von Arzt zu Arzt gerannt und hatte überall nur mitleidige, manchmal auch verstohlen lächelnde Gesichter gesehen. Eines Tages fand sich ein Chirurg, der sie narkotisierte, einen kleinen Schnitt in die Bauchdecke machte, und als die Patientin aufwachte, fand sie neben ihrem Bett ein Glas, in dem eine Ringelnatter schwamm. „Diese Schlange habe ich Ihnen herausoperiert", behauptete der Arzt. Durch diese Lüge fand die Patientin ihren Schlaf wieder, allerdings nur für wenige Tage, nämlich nur solange, bis Freunde auf Besuch kamen und behaupteten, die Schlange sei ja nun heraus, aber kein Mensch wisse, ob sie nicht Eier im Bauch der Patientin hinterlassen habe. Von diesem Tag an litt sie erneut an Schlaflosigkeit.

Die Schlußfolgerung dieser Geschichte ist, daß wir unsere Ängste selbst schaffen, sie nähren und dafür sorgen, daß sie auch bestehen bleiben, manche verteidigen sie sogar. Es wurde beispielsweise viel über die Frigidität der Frau geschrieben. Die sogenannte frigide Frau leidet unter der Angst vor sexuellen Bindungen, dies weil Ratschläge von prüden Eltern, die Sex als notwendiges Übel bezeichnen, oder die Angst vor Schwangerschaft Schuldgefühle hervorgerufen haben. Man kann fast schon sagen, die Angst ist der Schatten vieler Menschen, überall, und in vielen Verkleidungen trifft man die Angst.

Charakterzüge ängstlicher oder aggressiver Art können die Hingabefähigkeit in der Liebe beispielsweise sehr beeinträchtigen. Viele frigide Frauen und impotente Männer haben in ihrer Kindheit nicht gelernt, mit einem anderen Menschen ohne inneren Widerspruch zusammen zu leben, zusammen zu arbeiten. Ihre Jugend hat sie innerlich vereinsamt, und wenn sie nun in der Liebe und im Sexualakt aus dieser Einsamkeit heraustreten sollen, fühlen sie unbewußte Angst. Diese Ängstlichkeit kann tausend Formen und Varianten annehmen. Mitunter erscheint sie in Gestalt schwerer Minderwertigkeitsgefühle, die eine meist eingebildete Wertlosigkeit zum Gegenstand haben: wenn ein impotenter Mann oder eine frigide Frau sich in der Liebe hingeben sollen, fallen ihnen oft ihre wirklichen oder vermeintlichen Mängel ein und setzen der sexuellen Erregung einen Halt: Ich sehe nicht gut aus – ob ich wohl wirklich geliebt werde? – andere haben mehr Glück als ich – ich bin schon wieder zu dick, so geht es weiter in der Gedankenkette. Solche Gedanken, die oft nur Ausdruck eines in der Kindheit geprägten, unglücklichen Lebensgefühls sind, schalten sich in das Liebesleben frigider Frauen und impotenter Männer ein und lähmen die Spontaneität, welche dem Liebesleben zugrunde liegen muß.

Man erkennt in solchen Gedanken das tiefe Mißtrauen, das für jede nervöse oder neurotische Psyche charakteristisch ist; in der Frigidität und Impotenz liegen nicht nur Selbstzweifel, sondern auch der Zweifel am Partner. Dieser mißtrauische Zug wurde genährt durch Enttäuschungen im Kindheitsmilieu, welche die Kontaktfähigkeit im späteren Leben sehr einschränken könnte: wie groß auch die Liebe und Zärtlichkeit des Partners sein können, der impotente Mann und die frigide Frau sehen darin – als Spielzeug ihrer seelischen Verletzungen im Jugendalter – zweifelhafte Manöver, die ihnen gefährlich werden können. Ihre mangelhafte Hingabe in der Liebe ist nur der Ausdruck ihrer allgemeinen Gefühlsreserviertheit, die auch sonst Kälte oder Nüchternheit über die ehelichen Beziehungen ausbreitet.

Auch Ehrgeiz und Eitelkeit gibt es im Charakterbild impotenter Männer und frigider Frauen. Sie erleben die Liebe nicht als eine gemeinsame Aufgabe, sondern als Wettstreit mit ihrem Partner, dessen Erfolge sie eher bedrücken als erfreuen. Dieser Zug entstammt ebenfalls einer Kindheitssituation, wo etwa das heranwachsende Kind gegenüber Brüdern oder Schwestern Neid und Eifersucht empfand und sich ihnen gegenüber bevorzugt oder benachteiligt fühlte. Diese kämpferische Charaktereigenschaft, ins Unterbewußtsein aufgenommen, geht auch in Liebe und Ehe ein und führt zu zahllosen Verstimmungen, die naturgemäß die sexuelle Hingabebereitschaft reduzieren oder aufheben. Auch finden ehrgeizige Menschen selten Genüge an ihrem wirklichen Partner und träumen oft von einem Traumpartner, den sie mit allen heroischen Eigenschaften ausstatten, die der Partner nicht zu haben scheint. Die seelische Energie, die diesen Traumbildern geopfert wird, entzieht sich dem realen Zusammenleben, welches unter dem Einfluß traumhafter Ausweichmanöver verarmt; auch entsteht Überempfindlichkeit gegenüber dem Partner, der an einem Phantom gemessen wird. Viele impotente Männer und frigide Frauen berichten dementsprechend, daß sie wohl lieben könnten, wenn nur folgende Bedingungen erfüllt würden: Wenn mein Partner nur aufmerksamer wäre – wenn er oder sie nur diesem oder jenem Idol ähneln würde – wenn er oder sie nicht so häufig Lust zum Geschlechtsverkehr hätten – wenn er oder sie beim Akt nicht so schwitzen würden. Es gibt so viele Entschuldigungsgründe. Zu den kämpferischen Charakterzügen gehört auch der Geiz, den impotente Männer oder frigide Frauen manchmal zeigen. Der Geizige lebt in einer gefährlichen, bedrohlichen Welt, in der man immer in Not geraten kann und wenig Aussicht auf fremde Hilfe hat. Darum befolgt er die innere Maxime, möglichst wenig von sich herzugeben und Güter und Werte zu sammeln, die ihm Schutz vor der unbekannten Zukunft geben können. Im Ansammeln von Wertgegenständen wird ein Gefühl der Macht und Sicherheit empfunden: auf einer unbewußten Gefühlsstufe wird Besitz mit Stärke, Haben mit Sein identifiziert. Hier liegen auch die Motive für Kleptomanen. Das Preisgeben von etwas, ob es sich nun um Geld oder Gefühle handelt, wird als Verlust angesehen, der Angstgefühle verursacht. Diese geizige Grundhaltung, die scheinbar der Geldsphäre zugehört, liegt dann auch allen Gefühlsvorgängen zugrunde, wo ebenfalls gegeben und genommen werden soll; der kranke Mensch, der im Nehmen gar nicht so abgeneigt ist, hat es äußerst schwer, auch zu geben. Er erlebt die Hingabe so, als ob er etwas hergeben müsse; in den Tiefenschichten seiner Persönlichkeit schwört er Verarmungsängste herauf, sodaß er die innere Motivation dafür bekommt, sich – nicht – geben zu müssen. Er geizt auch sonst mit Gefühlsäußerungen, die ihm – im Einklang mit unserer gefühlsverdrängenden Kultur – als weibisch, sentimental, als Ausdruck von Schwäche erscheint. Er spürt nicht, daß gerade sein

Verhalten viel eher als Schwäche angesehen werden kann. Die Angst im Sexualleben muß nicht bewußt empfunden werden. Sie maskiert sich oft als Gleichgültigkeit, Ekel, Scham, Scheu oder Verachtung von Genüssen, die man zu ertragen sich nicht zumutet.

In diesen Jahren schicken sich die Mediziner an, nach den Sternen zu greifen und den Menschen „unsterblich" zu machen. Als das Herz des an Lungenkrebs erkrankten amerikanischen Psychologie-Professors James Bedford am 12. Januar 1967 zu schlagen aufgehört hatte, injizierte ihm der im Sterbezimmer anwesende Arzt Dr. Renault Able ein Medikament, das die Blutgerinnung verhinderte. Die Leiche Bedfords wurde dann in einen länglichen Behälter gelegt, das Herz massiert und die Lunge künstlich beatmet. Schließlich bedeckte man den Körper mit Eisstücken, um ihn abzukühlen. Als Bedfords Leiche eine Weile so gelegen hatte, zapfte man das Blut ab und ersetzte es durch eine glyzerinhaltige Flüssigkeit. So vorbereitet, wurde der gefrorene Körper im Flugzeug nach Phoenix im Staate Arizona gebracht, wo er in einem röhrenförmigen Metallbehälter – einem Eisensarg – bei minus 196 Grad Celsius noch heute ruht.

„Die Idee ist bestechend", hatte Bedford ausgerufen, als ihm ein Arzt einige Zeit vor seinem erwarteten Tod den Plan erklärte. Bedford wußte, was die Diagnose Leberkrebs bedeutete. Er wußte aber auch, daß die Medizin nicht ruhen und eines Tages vielleicht ein Mittel gegen den tödlichen Verlauf dieses Leidens finden würde. So hatte er in das Experiment eingewilligt. Er hatte seinen Körper im Vertrauen auf den medizinischen Fortschritt einfrieren lassen. Wenn die Ärzte den Leberkrebs erst besiegt haben würden, dann, so hoffte er, würde er ein zweites Leben beginnen können. James Bedford ist nicht der einzige Hoffende geblieben. Weitere Todeskandidaten sind ihm in die Eissärge gefolgt. Aber wird sich die Hoffnung der vorerst Toten erfüllen? Die Hoffnungen stehen derzeit schlecht. Der Tod läßt sich zwar hinausschieben, gänzlich überlisten läßt er sich so leicht offenbar nicht.

Bei einer repräsentativ-statistischen Meinungsforschung unter Berliner Studenten wurde unter anderem die Frage gestellt: Welches Problem beschäftigt Sie am meisten?"

An erster Stelle wurde das Problem Tod genannt.

Über eine halbe Million Menschen sterben jährlich in der Bundesrepublik. Viele davon ringen lange mit dem Tod, mit ihnen leiden vor und nach dem Sterben die Angehörigen. Viele nehmen sich selbst das Leben. Sehr viele Menschen leiden unter der Angst vor dem Tode. Die Angst vor dem Tode, und die Todesangst selbst sind die elementarsten Ängste überhaupt.

Warum lebt der eine Mensch nur 50 oder 60 Jahre, der andere mehr als neunzig? Möglicherweise sind da die Erbanlagen im Spiel, doch sicher ist das nicht. Offenbar hängt das Älterwerden mit der geistig-seelischen Einstellung zusammen. Die Angst vor dem Tode ist eine Urangst, die wohl jeder Mensch einmal in sich gespürt hat. Es gibt aber auch Menschen, die voller Harmonie mit sich und der Umwelt leben, die eine reale Einstellung zum Leben haben. daß der Tod sie nicht schrecken kann.

Ein makabres Experiment fand im April 1977 statt.

Eine Handvoll Menschen übte an diesem kalten Aprilwochenende im Münchner Hotel „Holiday olympic“ das Sterben. Als erste Teilnehmer eines Seminars – veranstaltet vom Leiter des Zentrums für Ganzheitstraining, Dr. Susman – das neue Einsichten über den Tod und damit die Vorbedingung für ein „lebendiges Leben“ zu übermitteln versuchte. In Hypnose wurden mittels Suggestionen Empfindungen wachgerufen, die vertraut machen sollten mit der großen Stunde des Übergangs.

Zwei Anliegen hatte Dr. Susman: Es ging ihm darum, Sterbenden echte Sterbehilfe zu leisten, aber auch darum, durch Vorerleben der einzelnen Sterbephasen, die Angst vor dem Tode zu verlieren, und dadurch optimaler, ohne Angst leben zu können. Die heutigen äußeren und inneren Bedingungen für das Sterben sind beängstigend. Viele sterben so einsam, so mechanisiert und unpersönlich, daß man zuweilen nicht mehr angeben kann, in welchem Augenblick der Tod eintritt. Die Einsamkeit, die unpersönliche Behandlung setzen schon ein, wenn ein Kranker aus seiner gewohnten Umgebung herausgerissen wird.

Wer sich jemals in einem solchen Augenblick nach Ruhe und Trost sehnt, vergißt niemals, wie man ihn auf die Trage packte und mit heulenden Sirenen ins Krankenhaus transportierte.

Zugegeben, die Umstände sind nicht erfreulich. Aber lassen sich solche Zustände durch ein Sterbeseminar ändern? Lassen sich durch Hypnose tatsächlich die Phasen des Sterbens vorerleben?

Ich sage nein!

Ich war selbst bei diesem Experiment anwesend, und keiner der Teilnehmer hat derartige Erlebnisse gehabt. Was in den Hypnosesitzungen erlebt wurde, waren eigene Geburtserlebnisse, nichts anderes. Wie soll es auch möglich sein, einem jungen, gesunden Menschen das Gefühl des Abschiednehmens von dieser Erde zu vermitteln, wer will in ihm das Gefühl wecken, das Leben sei „gelaufen“, es heißt jetzt „Abschied“ zu nehmen? Das Experiment zeigte, daß auch hier die Hypnose zweckentfremdet, mißbraucht wurde.

Dubios ist auch die Entstehungsgeschichte dieses Seminars: Susman, der behauptete, Psychologe, Theologe und Philosoph zu sein, aber niemals den Nachweis darüber erbrachte, wurde von privater Seite aufgefordert, ein Sterbeseminar zusammenzustellen. Aus vegetarischem, pseudopsychologischem Halbwissen wurde dann das Seminar erstellt. Susman lud die Presse ein und glaubte, den Stein der Weisen gefunden zu haben. Er wollte fortan nur noch Sterbeseminare machen.

Erfolglos: Es war niemand neugierig, das Sterben zu lernen. Hier wird deutlich, wie mit den Ängsten der Menschen Geschäfte gemacht werden sollten. So waren auch die nächsten Seminare des Dr. Susman ganz gegenteiliger Art. Er „lehrte“ Streicheln. Bei ihm sollten Paare die Liebe lernen.

Dieses Kapitel hat gezeigt, wie vielschichtig die Ängste im Menschen sind.

In früheren Zeiten vertraten die Theologen beider Konfessionen die Ansicht, die Ängste seien durch Beichte und Buße zu beeinflussen. Heute ist man aufgeschlossener. Psychotherapie in jeder Form, aber vor allem die Hypnosetherapie, sind in der Lage, mit den Ängsten fertig zu werden. Nicht aber in der Art, wie sie von einigen Therapeuten praktiziert wird, nämlich mit der zudeckenden, posthypnotischen

Suggestion. Es ist einleuchtend, daß die Ursachen der Angst aufgedeckt werden müssen. Angst hat viele Gesichter, wie wir gesehen haben. Sie kann offen zutage treten, sie kann versteckt, durch die Hintertür auftreten, sich als etwas ganz anderes tarnen, als sie wirklich ist. Darum, der Angst muß die Maske weggerissen werden, will man sie erfolgreich bekämpfen. Daß auch die Hypnose selbst Angstanfälle hervorbringen kann, soll der folgende Fall zeigen, den Karl Schmitz in seinem Buch HEILUNG DURCH HYPNOSE beschreibt:

„Einer Versuchsperson wurde in tiefer Hypnose der posthypnotische Auftrag gegeben, ein bereitgelegtes, großes Messer zu nehmen, und damit auf einen Teilnehmer des Versuchs einzustechen. Wirklich ergriff der Hypnotisierte, nachdem er aufgeweckt wurde, das Messer, und ging auf den Betreffenden zu, aber mitten auf dem Weg flog das Messer plötzlich zu Boden. Er flog herum, wie von einer Gewalt gepackt, schlug zitternd und schluchzend die Hände vors Gesicht und wäre zu Boden gestürzt, wenn man ihm nicht zu Hilfe gekommen wäre. Er schrie und jammerte – das Bild eines Angstanfalls schwerster Art mit allen körperlichen und seelischen Zeichen. Die Angst hatte so von ihm Besitz ergriffen, daß er überhaupt nicht mehr wußte, was die Ursache war.

Es spielte sich alles ganz unbewußt ab. In seinem Unterbewußtsein waren zwei Dinge hart aufeinander geprallt. Einmal der hypnotische Befehl, zum anderen die in ihm seit Jugend eingeimpfte Tatsache, daß man nicht morden kann! Ausdrücklich sei darauf hingewiesen: Es handelt sich nicht um einen Gedankenablauf, sondern um unbewußtes, automatisches Geschehen. Dieser Zusammenprall im Unbewußten erzeugte den mit Worten gar nicht zu schildernden Angstausbruch. Genauso, wie er durch die Hypnose erzeugt worden war, wurde er natürlich auch durch die Hypnose wieder ausgelöscht. Geschieht aber etwas ähnliches im täglichen Leben, so kann sich wohl die Angst fixieren, daß so ein Gefühl das Leben für alle Zeit überschattet . . .“

Zwei Dinge sind hier klar geworden:

Man kann durch die Hypnose nicht einen Mordbefehl geben, der auch ausgeführt wird. Unser Unterbewußtsein bewahrt uns davor. Nur der potentielle Mörder, der Mensch, der auch ohne Hypnose, möglicherweise irgendwann einmal gemordet hätte, wäre dieser Suggestion gefolgt.

Es ist verständlich, daß eine derartige Suggestion, durch einen Laien hervorgerufen, den Hypnotisierten in eine schwre Lebenskrise gebracht hätte. Er hätte vielleicht nie mehr im Leben ein Messer angefaßt, er hätte beim Anblick eines Messers panische Angst bekommen, und nicht einmal gewußt, wo diese Angst herrührt. Darum:

Hypnose sollte immer nur vom Fachmann ausgeführt werden. Darüberhinaus: Das Thema Angst ist so vielgestaltig, daß nur der tiefenpsychologisch geschulte Hypnotiseur in der Lage ist, sie richtig zu bearbeiten.

Das Bedürfnis nach Liebe

Liebe ist die vollkommenste und edelste Beziehung zwischen den Menschen und birgt in sich das Beste aller anderen: Respekt, Bewunderung, Auslösung, Freundschaft und Intimität – fügt aber alledem noch den eigenen Reiz und Zauber hinzu. Eine solche Beziehung kann aber nur dann lebensfähig sein, wenn die „Eltern" mit ihren wachsamen Augen und guten Ratschlägen, beurlaubt sind. In so einer Situation hören „Verliebte" auf, einander mit nüchterner Voreingenommenheit zu betrachten und ihr gesundes Verlangen mehr als die Vernunft es erfordert, zu unterdrücken. Verliebte sind wie Kinder, ihre erste Verbindung ist „von Kind zu Kind".

Die Liebe des Menschen ist eine aktive Kraft, die die Mauern durchbricht, durch die der Mensch von seinen Mitmenschen getrennt ist, und die ihn mit den anderen vereint.

Der große moslemische Dichter Rümi hat einmal gesagt:

„Niemals sucht in Wahrheit der Liebende, ohne von dem Geliebten gesucht zu werden. Wenn das Licht der Liebe in dieses Herz gesenkt wurde, muß man wissen, daß es auch in jenes gesenkt wurde.

Wenn die Liebe zu Gott in deinem Herzen wächst, hat Gott zweifellos auch Liebe zu dir.

Kein Händeklatschen stammt allein von einer Hand ohne die andere Hand. Göttliche Weisheit ist Bestimmung, und sein Ratschluß läßt uns einander lieben. Die Vorbestimmung dafür hat gesorgt, daß jeder Teil der Welt mit seinem anderen Teil gepaart ist.

In den Augen der Weisen ist der Himmel der Mann – und die Erde

die Frau: die Erde nimmt sich dessen an, was der Himmel fallen läßt.
Fehlt es der Erde an Wärme, schickt der Himmel sie ihr, hat die Erde ihre Frische und Feuchtigkeit verloren, bringt der Himmel sie ihr wieder.
Der Himmel geht seiner Wege wie ein Ehemann, der um seiner Frau Willen nach Nahrung sucht;
Und die Erde hat mit dem Haushalt zu tun; sie hilft bei der Geburt und nährt das, was sie geboren hat.
Betrachte Himmel und Erde als Wesen, die mit Klugheit ausgestattet sind, da sie genauso handeln wie kluge Wesen. Warum drängen sie sich so nah aneinander wie Liebende, wenn beide nicht Freude voneinander empfangen?
Wie sollen Blumen und Bäume blühen, wenn die Erde nicht wäre? Was würden Wasser und Wärme des Himmels wohl allein hervorbringen?
Wie Gott in Mann und Frau das Verlangen pflanzte, damit die Welt durch ihre Vereinigung bewahrt würde, so hat er in jedem Teil des Lebens das Verlangen nach dem anderen Teil gepflanzt. Tag und Nacht sind sich äußerlich Feinde; und doch dienen beide nur einem Zweck: denn jeder liebt den anderen, um das gemeinsame Werk vollenden zu helfen.
Ohne Nacht würde das Wesen der Menschen nichts empfangen, so daß der Tag nichts zu geben hätte."
Die Liebe ist ein persönliches Erlebnis, das jeder nur durch und für sich selbst haben kann.
Liebe ist Geben und Nehmen – für manche nur nehmen!
In der selbstsüchtigen Liebe ist der „Liebende" nur an sich selbst interessiert. Der Selbstsüchtige will alles für sich, und empfindet keine Freude im Geben, sondern lediglich im Nehmen. Die Umwelt ist nur interessiert, solange man etwas aus ihr herausholen kann; das Interesse an anderen fehlt, und genauso ist es mit dem Respekt gegenüber der Würde und Integrität anderer. Der selbstsüchtige Mensch sieht nur sich selbst, beurteilt alle und alles nach der Nützlichkeit für sich selbst und ist grundsätzlich nicht fähig zu lieben.
Selbstsucht und Selbstliebe sind nicht dasselbe, sondern Gegensätze. Der selbstsüchtige Mensch ist nicht einmal in der Lage, sich selbst

genügend zu lieben. So ein Mensch ist innerlich unglücklich und ängstlich darauf bedacht, sich das Glück, das er sich selbst verbaut hat, gierig durch alle Arten von Befriedigung, dem Leben zu entreißen. Er scheint zuviel für sich selbst zu sorgen, macht tatsächlich jedoch nur den Versuch, das eigene Versagen in der Fürsorge für wirkliches Selbst zu unterdrücken und zu kompensieren. Selbstsüchtige Menschen sind nicht fähig, andere zu lieben! Sie sind aber ebensowenig in der Lage, sich selbst zu lieben und zu akzeptieren. Die Selbstsucht ist besser zu verstehen, wenn man sie zum Beispiel mit dem besitzgierigen Interesse vergleicht, das man bei einer überängstlichen Mutter finden kann. Während sie ehrlich davon überzeugt ist, ihr Kind zu lieben, ist in ihr in Wahrheit eine völlig verdrängte Feindschaft gegenüber dem Kind. Überbesorgt ist sie nicht, weil sie ihr Kind besonders liebt, sondern weil sie einen Ausgleich dafür braucht, ihren Mangel an der Fähigkeit, das Kind überhaupt zu lieben, zu kompensieren.

Diese Ansichten über die Selbstsucht, entspricht der psychoanalytischen Erfahrung mit der neurotischen Selbstlosigkeit, einem Symptom der Neurose, das man bei nicht wenigen Menschen beobachten kann, die gewöhnlich nicht von diesem Symptom, sondern von anderen gequält werden, die damit zusammenhängen, wie Depressionen, Müdigkeit, Impotenz und Frigidität und einige andere.

Selbstlosigkeit wird in der Regel nicht als Symptom empfunden, sie gilt häufig als der einzige „befriedigende“ Charakterzug, auf den der einzelne stolz ist. Der „selbstlose“ Mensch will nichts für sich, er „lebt nur für andere“ und ist stolz darauf, sich selbst nicht wichtig zu nehmen. Er ist erstaunt, wenn er feststellt, daß er trotz seiner Selbstlosigkeit unglücklich ist und daß sein Verhältnis zu seinen Nächsten unbefriedigend ist. Die Erfahrung zeigt, daß eine Selbstlosigkeit zu den übrigen Symptomen gehört, ja oft eines der wichtigsten ist; daß dieser Mensch in seiner Fähigkeit zu lieben und zur Freude gelähmt ist, daß er von Feindschaft gegen das Leben erfüllt ist und daß sich hinter der Fassade der Selbstlosigkeit eine starke, wenn auch unbewußte, Egozentrik verbirgt. Den selbstlosen Menschen, die nach außen hin glücklich erscheinen, innerlich aber tief unglücklich sein können, ist schwer beizukommen, weil sie selten über ihre Probleme sprechen, sie sind ja immer für andere da, für sich selbst haben sie keine Zeit. Hinter der Selbstlosigkeit stecken oft tiefe innere Konflikte, an die man mit der Hypnose an sich schon herankommen könnte, wenn solche Menschen zur Therapie kämen. Für sie ist diese Selbstlosigkeit ein freiwilliges Märtyrertum nach außen, innerlich aber oft mit einer Selbstbestrafung vergleichbar. Sie wollen leiden und wissen es nicht.

Das Wesen der Selbstlosigkeit wird besonders in seiner Wirkung auf andere deutlich – in unserer Kultur finden wir oft die selbstlose Mutter. Sie glaubt, daß ihre Kinder durch diese Selbstlosigkeit erkennen, wie sehr sie geliebt werden und daß sie selbst dadurch lernen, was Liebe heißt. Das ist pure Selbsttäuschung. Die Kinder solcher Mütter zeigen nicht die Haltung von glücklichen Kindern, sie sind ängstlich, angespannt, fürchten die Mißbilligung der Mutter und bemühen sich ständig, ihren Erwartungen zu entsprechen.

Gewöhnlich werden sie von der versteckten Lebensfeindlichkeit und Lebensangst ihrer Mutter angesteckt, die sie nicht so sehr bewußt erkennen, als vielmehr spüren. Alles in allem ist die Wirkung der selbstlosen Mutter von der selbstsüchtigen gar nicht so verschieden; vielmehr ist sie häufig noch schlimmer, weil die Selbstlosigkeit der Mutter die Kinder davon abhält, sie zu kritisieren. Sie leben unter dem Zwang, die Mutter nicht zu enttäuschen; unter der Maske der Tugend lehrt man sie, das Leben zu verachten. Wenn man die Möglichkeit hat, die Wirkung einer Mutter mit echter Selbstliebe zu beobachten, stellt man fest, daß es für ein Kind und sein Erlebnis dessen, was Liebe, Freude, Glück sind, nichts förderlicheres gibt, als von einer Mutter geliebt zu werden, die fähig ist, sich selbst zu lieben.

Meister Eckehart hat einmal gesagt:

„Hast du dich selbst lieb, so hast du alle Menschen lieb wie dich selbst. Solange du einen einzigen Menschen weniger lieb hast als dich selbst, so hast du dich nie wahrhaftig lieb gewonnen. – Wenn du nicht alle Menschen so lieb hast, wie dich selbst, in einem Menschen alle Menschen; und dieser Mensch ist Gott und Mensch, so steht es recht mit einem solchen Menschen, der sich selbst lieb hat, und alle Menschen so lieb wie sich selbst, und mit dem ist es gar recht bestellt."

Über die sentimentale Liebe als Pseudoliebe habe ich schon an anderer Stelle geschrieben. Ein Aspekt der sentimentalen Liebe, über den noch nicht gesprochen wurde, ist die zeitliche Verschiebung in die Vergangenheit. Ein Ehepaar kann durch die Erinnerung an ihre vergangene Liebe zutiefst bewegt werden, obgleich zu der Zeit, als diese „Vergangenheit" noch Gegenwart war, gar keine Liebe erlebt wurde. Ebenso ist es mit der Phantasie, mit der künftigen Liebe. Wie viele verlobte, oder frisch verheiratete Paare träumen von dem Glück ihrer zukünftigen Liebe, während sie in der Zeit, in der sie gerade leben, bereits anfangen, sich gegenseitig zu langweilen. Diese Tendenz hängt mit jener allgemeinen Haltung zusammen, die für den modernen Menschen charakteristisch ist. Er lebt in der Vergangenheit oder in der Zukunft, nur in der Gegenwart lebt er nicht. Voller Sentimentalität erinnert er sich seiner Kindheit und seiner Mutter – oder er schmiedet große Pläne für die Zukunft. Ob die Liebe durch Teilnahme an den unechten Erlebnissen anderer Menschen erlebt wird, oder ob sie von der Gegenwart in die Vergangenheit oder Zukunft verschoben wird – diese entfremdete Form der Liebe dient als Opium, das die Schmerzen der Wirklichkeit, der Einsamkeit und des Getrenntseins dem Menschen lindert.

An den Anfängen des abendländischen Denkens hat der platonische Mythos eine umfassende Deutung des Liebeslebens zu deuten versucht. Nach Platons Ansicht war die Liebe die Bemühung, die „ursprüngliche Einheit der menschlichen Natur wieder herzustellen"; durch göttlichen Ratschluß aus dem doppelmenschlichen Urtyp entzweigeteilt, irren die getrennten Hälften in der Welt umher, bis sie einander finden und sich wieder vereinigen können. Von daher ist demnach die Liebe zueinander dem Menschen eingeboren und sucht die alte Natur zurückzuführen und aus zweien eins zu machen und die menschliche Schwäche zu heilen.

Mit dieser Mythologie hat Plato manchen Wesenszug der Liebe erfaßt, wenn auch seine Beschreibung in ihrem suggestiven Bilderreichtum noch vieles unklar läßt. Er definiert erotisches Verlangen, „im Schönen zu zeugen"; die Ergänzungsbedürftigkeit des Menschen erscheint ihm als der unversiegbare Urquell liebender Seelenverbindung,

für die er die hinreißenden Worte äußert: „Wenn nun einmal dabei der liebende Teil . . . auf seine wirkliche andere Hälfte trifft, dann werden sie von wunderbarer Freundschaft, Vertraulichkeit und Liebe ergriffen und wollen auch keinen Augenblick voneinander lassen."
Und jedes von beiden ist erfüllt von dem Begehren „vereinigt und verschmolzen mit seinem Geliebten aus zweien eins zu machen".
Was ist eigentlich Liebe . . .?
In Beantwortung dieser Frage, über die Dichter und Denker aller Zeiten nachgesonnen haben, hat Erich Fromm, einer der bedeutendsten Psychoanalytiker der USA das Buch DIE KUNST DES LIEBENS geschrieben. Er zeigt darin, daß unsere Epoche zumeist einen falschen Begriff von Liebe hat. Von alters her haben wir das Vorurteil, Liebe sei ein Konsumgut, ein „Genußmittel", um unser Leben zu verschönern. Für andere wiederum ist sie eine „Leidenschaft", die wie ein Sturmwind über unser Dasein hinwegbraust. Für einen Großteil der Menschen besteht Liebe darin, daß sie von einem Du geliebt zu werden wünschen. Im Gegensatz zu all diesen Auffassungen erklärt Fromm mit Recht, daß Liebe eine Kunst ist, die mit dem ganzen Einsatz der Persönlichkeit gelernt und ausgeübt werden müsse. Der moderne Mensch ist gerne bereit, für berufliche und materielle Ziele Jahre seines Lebens einzusetzen; die Liebe jedoch läuft in seinen Bestrebungen nebenher. Selten wird sich jemand bewußt, daß er vor der größten Aufgabe seines Menschseins steht, nämlich: sich zu einem liebenden Menschen zu entwickeln. Auch hier wird dem Menschen, wie überall, nichts geschenkt; man kann nur lieben in dem Maße, wie man innerlich frei, produktiv und lebensbejahend geworden ist.
Nur wer fähig ist, sich für einen anderen einzusetzen, sein Wachstum und seinen Reifeprozeß zu fördern, ist wahrhaft der Liebe fähig. Wer Verantwortung übernehmen kann, für sich selbst, wie auch für andere, wird die Aufgabe der Liebe erahnen können. Dazu bedarf es auch der Achtung vor der Persönlichkeit, die man liebt. Und achten kann man nur, was man kennt: daher man auch für die Liebe auch Einfühlen und Wissen um das Du mitbringen muß, wenn nicht der ganze Aufwand an Gefühlen und Leidenschaften ins Leere strömen soll.

Die Kümmerformen der Liebe zeigen uns, wie wenig reif die Menschen für eine Hingabe in diesem umfassenden Sinne sind. Soviel wir auch im Leben lernen; das eine, was not tut, lernen wir zuwenig – nämlich zu lieben.

Die Psychologie lehrt uns, daß Liebe nicht davon abhängt, ob wir den geeigneten Partner gefunden haben. Unzählige Menschen glauben, es läge daran, daß sie diesbezüglich kein Glück hätten, sonst könnten sie exemplarische Liebende sein. In Wirklichkeit hat derjenige, der liebesfähig ist, fast immer Gelegenheit zu lieben. Wem sich das Herz öffnet zur Anteilnahme an der Welt und Leben, wer in seinem verschütteten Gemüt die verschütteten Kräfte der Warmherzigkeit erweckt hat, wird unwillkürlich auch jene Menschen treffen, die seinem Rufe ein Echo geben. Um einen liebenden Menschen herum wird es hell in der Welt; wie sollte da nicht Erwiderung entstehen, wo einer wach und liebenswürdig durchs Leben geht.

Ein weitverbreiteter Irrtum der meisten Menschen besteht darin, daß sie von einer problemlosen und konfliktlosen Liebe träumen. Aus Naivität und mangelnder Weltkenntnis, wie auch aus versponnenen Romanen und Filmen, zimmern sie sich ein Idealbild der Liebe zurecht, das es in Wirklichkeit nicht gibt. Das Erwachen aus einem solchen Traum muß notwendigerweise enttäuschend sein. Die Träumer der „vollkommenen Liebe" bringen dann nur sehr unvollkommene Liebschaften zustande. Demgegenüber muß betont werden, daß eine echte menschliche Beziehung nie ohne Schwierigkeiten auskommt. Nur wer am anderen vorbeilebt, wird mit ihm keine Komplikationen haben. Eine Liebe aus dem persönlichen Wesensgrund geht an Klippen und Gefahren vorbei und wird um Erschütterungen mannigfacher Art nicht herumkommen. Liebe ist also nicht Konfliktlosigkeit, sondern austragen der Gegensätze zwischen zwei Menschen und unerschütterliches Bekenntnis zueinander, trotz aller Schwierigkeiten. Gerade darin bewährt sich eine echte Liebesbeziehung, daß sie an Meinungsverschiedenheiten und Uneinigkeiten nicht zerbricht. Ein kluger Autor hat einmal formuliert: „Sie stritten sich – so erfuhren sie wiederum, wie sie zusammengehörten!"

Natürlich dürfen derartige Streitereien nicht ins gegenseitige sich verletzen ausarten. Es muß ihnen der Wille zur Verständigung und zum konstruktiven Kompromiß vorherrschen. Im Bestreben, immer wieder einen Weg zueinander zu finden, beweist sich die Dauerhaftigkeit der Liebe. Von daher kommen immer Beunruhigungen, Aufgaben, Forderungen: denn Liebe ist nicht ausruhen nebeneinander, sondern liebender Kampf und Konfliktüberbrückung zu einer Einigkeit, die täglich erobert werden muß.

Liebe und Konflikte beginnen schon im Kindergartenalter. Hier werden auch schon die Weichen für spätere Liebesfähigkeit gelegt. Mancher mag es schon erlebt haben, daß ein fünfjähriger Junge sich in ein gleichaltriges Mädchen „verliebt“. Die beiden sind plötzlich unzertrennlich. Das Mädchen hat vielleicht eines Tages ein Foto von ihrem „Freund“ unter dem Kopfkissen, die Mutter findet es, und dann heißt es: „Das ist ja unerhört! Die fängt ja früh an, ein schönes Früchtchen.“ Das Foto wird zerrissen, der Umgang mit diesem „bösen Jungen“ verboten. Das Mädchen erlebt seinen ersten Liebeskummer, seinen ersten Weltschmerz, und in ihm manifestiert sich die „Einsicht“, Liebe sei etwas ganz Schlimmes, etwas, was man nicht darf, da bekomme ich Strafe. Was glauben Sie wohl, was aus diesem Mädchen werden soll, wenn sie einmal eine Frau wird? Sie wird bei jeder Liebesbeziehung ein Schuldgefühl entwickeln, und sie wird nicht einmal wissen, warum das so ist.

Es gibt kaum eine stärkere Macht im Leben des Menschen als das Bedürfnis nach Liebe. Irgendwie ist dies in der Natur des Menschen verankert. Schon der Säugling könnte nicht am Leben bleiben, wenn er nicht neben Nahrung und Körperpflege auch die mütterliche Zuwendung erfahren würde. Die Liebe ist für das Seelenleben wie das Sonnenlicht und die Wärme für das Gedeihen des Körpers. Kinder ohne Mutterliebe verkümmern seelisch, selbst wenn sie psychisch gar keinen Mangel erleiden. Ähnlich wie das Kind bedarf auch der Erwachsene stets des Wohlwollens, der Freundschaft, der Liebe. Viel Unzufriedenheit mit dem Leben und Unglück rühren daher, daß dieses Bedürfnis nicht, oder nicht genügend, befriedigt wird. Viele seelische Störungen hängen damit zusammen. Nur muß man sich fragen, warum jemand nicht genug Liebe empfängt. Der Betroffene wird stets meinen, daß dies an äußeren Ursachen liege. Meistens ist es aber so, daß es an der eigenen Liebesfähigkeit mangelt. Wer selber lieben kann, wird stets etwas oder jemand finden, dem er seine Liebe zu schenken vermag. Und er wird auch, gewiß im unterschiedlichen Ausmaße, Gegenliebe erhalten. Aber selbst wo er nur wenig Gegenliebe erhält, ist ihm die eigene Liebesfähigkeit Trost und Freude. Ein liebender Mensch lebt in einer Welt, wo Liebe möglich ist.

Die Quellen der Liebesfähigkeit liegen in der Kindheit und Jugend. Wer als Kind im Elternhaus einen richtigen Umgang gehabt hat, hat die psychischen Dispositionen, im späteren Leben sich an andere anschließen zu können.

Wir lassen uns häufig durch Äußerlichkeiten beirren. Oft glauben wir, daß es sich nicht mehr lohnt, zu lieben, indes gerade unsere Liebe als ein beglückendes Heilmittel wirken könnte. Und in jeder liebevollen Zuwendung liegt auch immer ein Selbstheilungsprozeß: nicht nur der Geliebte gewinnt, sondern, und vielleicht noch viel mehr, der Liebende – denn Geben macht auch hier seliger als Nehmen. Dies ist auch der Sinn der großartigen Lehre, die Plato in seinem berühmten „Gastmahl“ verkündet. Der griechische Philosoph läßt eine Gruppe von Männern über die Liebe diskutieren. Alle möglichen Meinungen werden vertreten. Sokrates, der Krönung und Abschluß dieses Gespräches liefert, wirft die Frage auf, wer vollkommener sei, der Liebende oder der Geliebte. Diotima, eine weise Frau aus Mantinea, habe ihm die Auskunft erteilt, daß der Liebende der Vollkommenere sei, denn „in ihm sei die Gottheit anwesend“. Das Wort Enthusiasmus bedeutet im wesentlichen: von Göttlichem erfüllt. So sei denn auch der wahrhaft liebende Mensch in seinem Glück und in seiner Begeisterung „außer sich“, sei mehr als er selbst und damit in einer Region des Menschenlebens, in der er die Vollkommenheit ahnt.

Erich Fromm prägte den Unterschied zwischen kindlicher Liebe und reifer Liebe folgendermaßen: „Die kindliche Liebe folgt dem Grundsatz: „Ich liebe, weil ich geliebt werde.“ Die reife Liebe dagegen folgt dem Grundsatz: „Ich werde geliebt, weil ich liebe.“ Die unreife, kindliche Liebe sagt: „Ich liebe dich, weil ich dich brauche.“ Die reife Liebe dagegen sagt: „Ich brauche dich, weil ich dich liebe!“

In einem engen Zusammenhang mit der Entwicklung der Fähigkeit zur Liebe steht die Entwicklung des Objekts der Liebe. Die ersten Monate und Jahre des Kindes sind jene, in denen es mit der Mutter am engsten verbunden ist. Diese Verbundenheit beginnt mit dem Augenblick der Geburt, wenn Mutter und Kind noch eins und trotzdem zwei sind. Die Geburt ändert die Situation zwar in gewisser Hinsicht, keineswegs jedoch so drastisch, wie es scheint. Das Kind, das jetzt außerhalb des Mutterleibes lebt, ist immer noch völlig von der Mutter abhängig. Später lernt es zu gehen, zu sprechen und die Welt selbst zu erforschen; das Verhältnis zur Mutter verliert einen Teil seiner lebenswichtigen Bedeutung, und statt dessen wird das Verhältnis zum Vater wichtiger. Um diesen Übergang von der Mutter zum Vater zu verstehen, muß man die wesentlichen Unterschiede in der Eigenart der mütterlichen und der väterlichen Liebe beachten. Mutterliebe ist ihrem Wesen nach bedingungslos. Die Mutter liebt ihr Kind, weil es ihr Kind ist, nicht weil es irgendeine Bedingung erfüllt hat, oder irgendwelchen Erwartungen entspricht. Die bedingungslose Liebe entspricht einer der tiefsten Sehnsüchte nicht nur des Kindes, sondern eines jeden Menschen, andererseits erweckt die Tatsache, des eigenen Verdienstes wegen geliebt zu werden, immer irgendwelchen Zweifel. Man lebt immer in der Angst, die Liebe wieder zu verlieren. Verdiente Liebe hinterläßt oftmals das Gefühl, daß man nicht seiner selbst willen geliebt wird, sondern daß man nur geliebt wird, weil man dem anderen eine Freude bereitet hat. Was bedeuten würde, daß man letztlich nicht geliebt, sondern gebraucht wird. Kein Wunder, daß alle Menschen in ewiger Sehnsucht nach der Mutterliebe leben. Und gerade diese häufig fehlende Mutterliebe ist es, die die Menschen in die Neurose, in die Krankheit treibt. Es ist klar, kein Mensch kann so lieben, wie eine Mutter liebt. Das ist schon durch Schwangerschaft und Geburt vorgegeben. Bedingungslose Liebe kann eben nur eine Mutter geben.

Die Beziehung zum Vater ist ganz anders.

Die Mutter ist der Leib, aus dem wir kommen, sie ist die Natur, die Erde, das Meer, der Baum, der Felsen, das Leben selbst. Der Vater dagegen verkörpert nicht irgendetwas Erdverbundenes. In den ersten

Lebensjahren hat er kaum eine Verbindung mit dem Kind. Und seine spätere Liebe ist auch nicht mit der Mutterliebe vergleichbar. Wenn der Vater auch nicht die natürliche Welt repräsentiert, so steht er doch für die anderen Dinge der menschlichen Existenz: für die Welt der Gedanken, für die von den Menschen erschaffenen Dinge, wie Gesetz, Ordnung und Disziplin. Der Vater ist derjenige, der das Kind lehrt, der ihm den Weg in die Welt zeigt.

Vaterliebe ist bedingte Liebe. Ihr Grundsatz ist: Ich liebe dich, weil du meine Erwartungen erfüllst, weil du deine Pflicht tust, weil du mir ähnlich bist. Hier zeigen sich auch die Auswirkungen, wenn die Tochter beispielsweise einen Ausländer heiraten will, oder die Tochter eines begüterten Vaters, der sie dann enterbt, der nichts mehr von ihr wissen will: „Du betrittst mein Haus nie wieder!"

Genau wie in der bedingungslosen Mutterliebe, finden wir in der bedingten Vaterliebe einen negativen und einen positiven Aspekt. Negativ ist, daß Vaterliebe verdient werden muß, und daß man sie wieder verlieren kann, wenn man das nicht tut, was von einem erwartet wird. In der Natur der Vaterliebe liegt es, daß Gehorsam zur größten Tugend, Ungehorsam aber zur größten Sünde wird – und daß sie mit der Entziehung der Vaterliebe bestraft wird. Die positive Seite ist ebenso wichtig. Da diese Liebe Bedingungen stellt, kann ich etwas tun, um sie zu erwerben; Vaterliebe entzieht sich mir nicht wie die Mutterliebe meiner Kontrolle und Anstrengung.

Die Haltung des Vaters und der Mutter gegenüber dem Kind entsprechen seinen Bedürfnissen. Der Säugling braucht die bedingungslose Liebe und Fürsorge der Mutter, sowohl körperlich als auch seelisch. Um das sechste Lebensjahr herum jedoch, beginnt das Kind, die Autorität und Führung des Vaters zu brauchen.

In der Entwicklung von der mütterlichen zur väterlichen Bindung und ihrer schließlichen Synthese liegt die Basis für die seelische Gesundheit und das Erreichen der Reife. Im Versagen dieser Entwicklung dagegen liegt eine grundlegende Ursache für Neurosen.

Eine Ursache für die neurotische Entwicklung liegt beispielsweise in der Tatsache, daß ein Junge eine liebende, jedoch ihn viel zu verwöhnende Mutter, und gleichzeitig einen schwachen oder desinteressierten

Vater hat. In einem solchen Fall ist es möglich, daß der Junge der Mutterbindung weiterhin verhaftet bleibt und sich dann zu einem Menschen entwickelt, der immer von der Mutter abhängig bleibt, der sich hilflos fühlt und von dem Trieb zu empfangen, beschützt zu werden, umsorgt zu werden, bestimmt ist, ohne väterliche Eigenschaften zu erwerben, nämlich Disziplin, Unabhängigkeit und die Fähigkeit, das Leben selbst zu meistern. Er wird versuchen, in allen Menschen Mütter zu finden, manchmal in Frauen, manchmal auch in Männern, die eine autoritäre, und machtvolle Position einnehmen. Wenn andererseits die Mutter kalt, teilnahmslos oder tyrannisch ist, mag er das Verlangen nach mütterlicher Liebe auf den Vater übertragen, und er wird sich zu einem einseitig vaterorientierten Menschen entwickeln, der sich vollständig den Prinzipien von Gesetz, Ordnung und Autorität hingibt, dem jedoch die Fähigkeit fehlt, bedingungslose Liebe zu erwarten oder zu empfangen. Diese Entwicklung wird noch verstärkt, wenn der Vater autoritär und gleichzeitig dem Sohn eng verbunden ist. Weitere Untersuchungen ergeben, daß gewissen Formen der Neurose, wie zum Beispiel die Zwangsneurose, sich mehr auf der Basis der einseitigen Bindung an den Vater entwickeln, während andere – wie Hysterie, Trunksucht, das Unvermögen der realistischen Auseinandersetzung mit dem Leben und Depressionen – aus der einseitigen Mutterbindung resultieren.

„Liebe ist in erster Linie nicht Bindung an eine besondere Person, sie ist vielmehr eine Haltung, eine Orientierung des Charakters, die das Verhältnis einer Person zur Welt als Ganzes, nicht aber zu einem einzigen Objekt der Liebe bestimmt," sagt Erich Fromm.

Wenn ein Mensch nur eine einzige andere Person liebt, und seinen übrigen Mitmenschen gegenüber Gleichgültigkeit an den Tag legt, ist seine Liebe nicht Liebe, ist seine Liebe eine symbolische Bindung oder ein gesteigerter Egoismus. Trotzdem glauben die meisten Menschen, daß die Liebe durch das Objekt und nicht durch die Fähigkeiten bedingt ist. Sie glauben sogar, daß es ein Beweis für die Intensität ihrer Liebe sei, wenn sie außer der geliebten Person, sonst niemanden lieben. Es ist der gleiche Trugschluß, den ich bereits an anderer Stelle erwähnte.

Weil man die Liebe nicht als Aktivität ansieht, als eine Kraft der Seele, glaubt man, daß es nur nötig sei, das richtige Objekt zu finden – und daß dann alles übrige sich von selbst entwickele. So ähnlich verhält sich ein Mensch, der behauptet, ein Bild malen zu wollen, anstatt aber erst malen zu lernen, sich zunächst ein Objekt sucht, das er malen will. Wenn ein Mensch wirklich liebt, liebt er alle Menschen, liebt er die ganze Welt und liebt er das Leben. Wenn er zu einem anderen sagen kann: „Ich liebe dich“, muß er auch sagen können: „Ich liebe in dir auch die anderen Menschen. Durch dich liebe ich die ganze Welt, ich liebe auch mich selbst.“ Die Bibel berichtet von einem Land, in dem Milch und Honig fließen. Beide Begriffe sind symbolisch. Das Land ist immer ein Muttersymbol. Man spricht von der Mutter Erde. Die Milch ist der erste Aspekt der Liebe. Die Muttermilch ist die erste Nahrung des Menschen. Der Honig symbolisiert die Süße des Lebens, die Liebe zum Leben und das Glück, am Leben zu sein. Die meisten Mütter sind in der Lage, „Milch“ zu geben, aber nur wenige können auch daneben noch „Honig“ geben. Um Honig geben zu können, muß man nicht nur eine gute Mutter sein, sondern daneben auch noch ein glücklicher Mensch, und dieses Ziel wird nur von wenigen erreicht. Die Wirkung auf ein Kind ist nicht zu überschätzen. Die mütterliche Liebe zum Leben ist genauso ansteckend, wie die mütterliche Angst. Beide haben eine tiefgreifende Wirkung auf die ganze Persönlichkeit des Kindes; tatsächlich kann man bei Kindern – ebenso bei Erwachsenen – deutlich unterscheiden, wer nur „Milch“ oder wer „Milch und Honig“ bekommen hat. Aber das Kind muß heranwachsen. Es muß sich vom Mutterleib und von der Mutterbrust lösen; es muß sich schließlich ein vollkommenes, menschliches Wesen werden. Das eigentliche Wesen der Mutterliebe liegt darin, für das Heranwachsen des Kindes zu sorgen und das bedeutet auch die Trennung von Mutter und Kind. Hier liegt der grundsätzliche Unterschied zur erotischen Liebe. In der erotischen Liebe vereinigen sich zwei Menschen, die bisher getrennt waren; in der Mutterliebe dagegen werden zwei Menschen, die vorher eins waren, getrennt. Die Mutterliebe muß die Trennung vom Kind nicht dulden, sondern sie sogar wünschen und fördern. Erst in diesem Stadium wird die Mutterliebe zu einer schwierigen Aufgabe, da sie Selbstlosigkeit, sowie die Fähigkeit verlangt, alles zu geben, und nichts zu fordern. Gerade in diesem Punkt versagen jedoch viele Mütter. Die narzistische, die tyrannische und die besitzgierige Frau kann sehr gut eine „liebende“ Mutter sein, solange das Kind klein ist. Aber nur die wirklich liebende Frau, jene Frau, die im Geben glücklicher ist als im Nehmen und in ihrer eigenen Existenz fest verwurzelt ist, kann auch dann eine liebende Mutter sein, wenn sich das Kind im Prozeß der Lostrennung befindet.

Nach der mütterlichen Liebe kommt irgendwann einmal die erotische Liebe. Sie ist das Verlangen nach vollständiger Vereinigung, nach der Verschmelzung mit dem anderen. Ihrem ganzen Wesen nach ist sie ausschließlich und nicht allumfassend; sie ist aber auch vielleicht die irreführendste Liebe, die es gibt.

Vor allem wird sie häufig mit dem explosiven Erlebnis des „Verliebens“ verwechselt, mit dem plötzlichen Niederbrechen aller Barrieren, die bis dahin zwischen zwei einander Fremden bestanden. Über die erotische Liebe wurde bereits in anderen Kapiteln gesprochen. Fähig zur erotischen Liebe ist jedenfalls nur der Mensch, der auch sich selbst lieben kann. Während der Begriff der Liebe zu anderen Menschen als selbstverständlich hingenommen wird, ist der Glaube weit verbreitet, daß es zwar eine Tugend ist, andere zu lieben, aber eine Sünde, sich selbst zu lieben.

Jesus Christus sagte schon:

„Liebet euren Nächsten wie euch selbst,“ wobei die Betonung auf der zweiten Hälfte des Satzes: „. . . wie euch selbst“ lag. Man ist der Ansicht, daß man in dem Maße, in dem man sich selbst liebt, die anderen nicht liebt, daß Selbstliebe mit Selbstsucht gleichzusetzen sei.

Die Liebe zu anderen und die Liebe zu uns selbst sind keine Alternative. Ganz im Gegenteil: Die Liebe zu uns selbst findet sich bei allen, die fähig sind, andere zu lieben. Wer sich selbst nicht liebt, ist niemals in der Lage, andere zu lieben. Wer nur sich selbst liebt, kann andere nicht lieben – wer sich selbst nicht liebt, kann andere ebenfalls nicht lieben.

Auf dem Gebiet der Liebe liegen vor allem bei den Erwachsenen die größten Schwierigkeiten.

Außerordentlich häufig sind Eheschwierigkeiten aller Art, tätliche Auseinandersetzungen, Mißmut, Nörgeln, schlechte Laune, vorwiegend auf der Seite des Ehemannes. Aber auch Streitsucht, Eifersucht, Hysterie auf Seiten der Frau, und etwa gleich auf beiden Seiten depressive Verstimmungszustände, deren eigentliche Ursache mangelnde oder fehlende erotische Befriedigung ist.

Sie mag bewußt werden, dann klagen Männer vorwiegend über die kalte, und passive Haltung ihrer Frau oder ihre mangelnde sexuelle Anziehungskraft, Frauen beschweren sich dann meist über mangelnde Ritterlichkeiten, Rücksicht und Zärtlichkeit und nicht selten auch über ungenügende Vorbereitung des Liebesspiels oder mangelnde Potenz. Mit anderen Worten:

Es stimmt in vielen bundesdeutschen Betten nicht. Das daraus erwachsende Sehnen hat zur Folge eine Vielfalt der obengenannten Verstimmungszustände, als Ausdruck meist unbewußter Gründe der Schwierigkeiten.

Marianne Leibl stellt in ihrem Buch EINE FRAU ÜBER FRAUEN eine Tabelle von unbewußten Leitbildern zusammen, die von Dr. Thomas abgeändert vorgestellt wird: (s. S. 252, 253)

Diesen verschiedenen Leitbildern kommt dabei nach Häufigkeit und Gewicht nicht die gleiche Bedeutung zu.

Immer wieder suchen junge, meist nicht voll ausgereifte Mädchen bei den Eheberatern Rat, der von älteren, häufig verheirateten Männern gewonnen wurde und die in der Liebe eigentlich ihren Vater suchen. Soweit der Mann nicht nur die stärkere erotische Anziehung der Jugendlichen, sondern auch eine Tochterfigur sucht, mögen sich beide gut verstehen. Oder es ergeben sich oftmals extreme Schwierigkeiten.

Wo umgekehrt die wesentlich ältere Frau den jüngeren Mann anzieht, ist die Situation nicht so durchsichtig. Hier sind die Schwierigkeiten oftmals größer.

Manche Frauen suchen die Bruderfigur, mancher Mann die Schwester in einer Partnerin. Beide Verbindungen bringen nicht die Erfüllung. Die Liebe geht seltsame Wege, sagt man, und das alte Sprichwort, daß man von einem schönen Teller allein nicht satt wird, hat immer noch Gültigkeit. Schönheit hat auch nichts mit wahrer Liebe zu tun. Ein

Leitbilder des Mannes in der Seele der Frau

1. *Die Vaterfigur*		
a) Der machtvolle Führer	(auch Vorgesetzte)	entspricht dem Autoritätsbedürfnis
b) Der verständnisvolle Beschützer	(auch der Arzt)	Anlehnungsbedürfnis
c) Der geistvolle Lehrer	(auch der Pfarrer)	Wissensdurst
2. *Die Heldenfigur*		
a) Der todesmutige Retter	(der vergötterte Sieger)	entspricht der Neigung zum Verehren
b) Der gefeierte Künstler	(auch der berühmte Wissenschaftler)	Neigung zum Bewundern
c) Der zurückhaltende Ehrenmann	(auch der höfliche Gentleman)	Neigung zum Achten
d) Der mutige Kämpfer	(auch der Abendteurer und Sportler)	Neigung zum fürchtenden Anerkennen
e) Der unwiderstehliche Don Juan	(auch der Zuhälter)	Neigung zum Verführtwerden
f) Der rücksichtslose Draufgänger	(Auch der Verbrecher)	Neigung zum Vergewaltigtwerden
3. *Die Sohnesfigur*		
a) Der anhängliche Jüngling	(auch der Hörige)	entspricht der Neigung zum Bemuttern (Gluckensucht)
b) Der beschützte Unerfahrene	(auch der arme Student)	Streben nach Bevormundung (Geltungssucht)
c) Der beherrschte Dichter	(auch der Passive)	Streben nach Macht
4. *Die Gefährtenfigur*		
a) Der fleißige Mitarbeiter	(auch der Chef)	entspricht Streben nach Gemeinschaftsleistung
b) Der treue Lebenskamerad	(auch Weggenosse)	Streben nach Mit-Teilung
c) Der gleichgesinnte Freund	(auch der Kollege)	Streben nach Harmonie
5. *Die Bruderfigur*		
a) Der beneidete Frauenheld	(auch der Nebenbuhler)	entspricht der Neigung zur Eifersucht
b) Der blutgleiche Schicksalsgenosse	(auch der Gesinnungsgefährte)	Neigung zum Sozialempfinden
c) Der miterlöste Glaubensbruder	(auch das „Gotteskind“)	Neigung zur religiösen Gemeinschaft

Leitbilder der Frau in der Seele des Mannes

1. *Die Mutterfigur*		
a) Die treusorgende Ernährerin	(auch die gute Köchin)	entspricht dem oralen Streben
b) Die fürsorgliche Pflegerin	(auch das gemütliche Hausmütterchen)	Streben nach Wärme
c) Die erfahrene Beschützerin	(auch die „reife“ Gebieterin)	Streben nach Geborgenheit
2. *Die Venusfigur*		
a) Die reine Jungfrau	(auch die göttliche Mutter Maria)	entspricht der Neigung zum Verehren
b) Die unerreichbare Königin	(auch die ferne Geliebte)	Neigung zum Schwärmen
c) Die hohe Dame	(auch die erhabene Gönnerin)	Neigung zur echten Bewunderung
d) Die gefeierte Diva	(auch das Traumideal)	entspricht der Neigung zu Wachträumen
e) Das pin-up-Girl	(auch das Aktfoto)	Neigung zur Schaulust Neigung zur Fantasielust
f) Die aktive Verführerin	(auch die Dirne)	Neigung zur verantwortungsenthobenen Passivität
3. *Die Tochterfigur*		
a) Das anschmiegsame Kind	(auch die Hörige)	entspricht dem Streben nach tätiger Fürsorge
b) Die beschützte Unerfahrene	(auch die gefährdete Schülerin)	Streben nach Führung, Geltungssucht
c) Die beherrschte Dienerin	(auch die gehorsame Dulderin)	Streben nach Macht, Herrschsucht
4. *Die Gefährtenfigur*		
a) Die tüchtige Mitarbeiterin	(auch die Priv.Sekret.)	entspricht dem Streben nach Arbeitsteilung
b) Die treue Lebenskameradin	(auch Weggenossin)	Streben nach Mit-Teilung
c) Die gleichgesinnte Freundin	(auch die Kollegin)	Streben nach Harmonie
5. *Die Schwesternfigur*		
a) Das bevorzugte Prinzeßchen	(auch das Nesthäkchen)	Neigung zur Eifersucht
b) Die blutgleiche Schicksalsgenossin	(auch die Gesinnungsgefährtin)	Neigung zum Sozialempfinden
c) Die miterlöste Glaubensschwester	(auch das „Gotteskind“)	Neigung zur religiösen Gemeinschaft

Mensch liebt nicht, was schön ist, sondern er findet schön, was er liebt.

Eine deutsche Familienzeitschrift befragte ihre Leser nach ihrem schönsten Liebeserlebnis. Ich möchte hier die Auslese einer Woche vorstellen:

„Es war bei der Geburt meines Kindes. Viele Stunden lag ich in den Wehen, bis man mich nach unendlicher Pein in den Kreißsaal brachte. Als ich dachte, ich könne es vor Schmerzen gar nicht mehr aushalten, fragte mich eine Schwester, ob ich meinen Mann sehen wollte. In diesem Augenblick war alles gut. Mein Mann stand plötzlich in einem weißen Kittel neben mir und hielt meine Hand. Er sprach beruhigend auf mich ein. Ich entspannte mich völlig. Wie wohltuend seine Stimme in diesem Augenblick klang. Es war der schönste Augenblick meines Lebens."

Eine andere Leserin schreibt:

„Auf einer Party verliebte ich mich in meinen Freund. Auch bei ihm war es „Liebe auf den ersten Blick". Aber durch eine sehr strenge Erziehung in meinem Elternhaus hatte ich Angst vor SEX (!), den er von mir verlangte. Über zwei Jahre habe ich mich meinem Freund verweigert. Er hat gewartet, bis ich mit ihm schlief. Es war so wunderschön, ich danke ihm dafür." „In den acht Jahren unserer gemeinsamen Ehe", so schreibt die nächste Leserin, „waren Vereinsabende und Alkohol für meinen Mann das wichtigste im Leben. Dann hatte ich plötzlich einen Autounfall und behielt ein steifes Bein. Für meinen Mann war ich nur noch eine Last. Als ich dann – wegen des Unfalls – auch noch alle Zähne verlor, war ich seelisch am Ende. Da schlug mein Mann plötzlich vor, gemeinsam in Urlaub zu fahren. „Mein Gott, ohne Zähne", dachte ich voller Grauen. Mein Mann ist mit mir in Restaurants und in Bars gegangen. Wir haben getanzt, gelacht und geflirtet. Und das – ohne meine Zähne – vor allen Leuten. Seither weiß ich, daß ich geliebt werde."

Ein paar Seiten weiter in der gleichen Zeitschrift ist aber auch ein anderes Beispiel zu lesen: Fragen Sie Dr. H . . . heißt es dort. Eine Leserin schreibt:

„Ich habe Angst, daß ich auf die schiefe Bahn gerate. Trotz meines

Alters (17 Jahre) habe ich schon mit neun Männern geschlafen. Ich weiß, daß dies falsch ist, doch ich komme nicht dagegen an. Vor kurzem bin ich mit einem Jungen intim geworden, von dem ich nur den Spitznamen kannte. Nachher habe ich mich entsetzlich geschämt. Wenn meine Eltern das wüßten, wäre es aus. Sie sind zum Glück (!) oft unterwegs, und dann bin ich mit meinen beiden Geschwistern allein. Das war schon früher so, da hat uns unsere Oma betreut. Meine Kollegen im Betrieb, und meine Bekannten halten viel von mir, denn ich bin immer darauf bedacht, daß niemand etwas erfährt. Ich lasse mich von meinen Liebhabern ja nicht bezahlen (!), ich denke mir aber manchmal, jetzt brauchst du nur noch Geld zu nehmen, und dann wärst du eine Dirne. Vielleicht suche ich nur Liebe, die ich von meinen Eltern nicht bekomme (!). Daß ich sie nicht finden kann, mit dem was ich tue, weiß ich. Ich habe deswegen schon oft geweint. Zur Zeit habe ich einen Freund, den ich wirklich liebe (!). Der hat mich gefragt, mit wievielen ich schon geschlafen habe. Ich habe ihn belogen, denn ich möchte bei ihm bleiben (!). Erfährt er es, und macht er deshalb dann Schluß, geht es bei mir wieder los. Was kann ich nur tun?" Und hier die Antwort des Lebensberaters:

„Von Ihrem sexuellen Hunger könnte die Liebe Sie heilen. Die Liebe zu dem jetzigen Freund zum Beispiel. Da Sie fürchten, daß er Sie verläßt, wenn Sie die Wahrheit sagen, müssen Sie eben vorerst bei der Lüge bleiben. Mit der Wahrheit wäre ihm nicht gedient und Ihnen schwer geschadet. Was zurück liegt, können Sie dann vergessen."

So einfach ist das also. Daß das Mädchen längst eine Neurose entwikkelt hat, daß sie an sich arbeiten müßte, daß sie, innerlich gefestigt das Problem anders sehen würde, davon steht kein Wort in dem Rat (!). Ich bin sicher, daß dieser junge Mensch leider noch öfter in der Liebe Schiffbruch erleiden wird. Schade. Ein guter Rat ist eben nicht immer ein guter Rat.

Fehlende Liebe führt in die Neurose. Überall trifft man bei seelisch kranken Menschen auf „Liebesunterernährung"! Liebe ist das beste Schlafmittel, sagt man, und auch gegen Magengeschwüre ist Liebe ein gutes Mittel.

Auch wenn wir daran denken, daß fehlende Liebe die Menschen zur

Ersatzbefriedigung greifen läßt, wenn wir denken, daß der Weg zum Kühlschrank oft nur Hunger nach Liebe ist, erkennen wir, wie wichtig das Kapitel Liebe ist. Die Hypnose kann hier gut helfen und hat Manchem die Liebesfähigkeit wiedergebracht. Es genügt aber nicht, wie manche Hypnosetherapeuten es machen, indem sie ihren Patienten suggerieren, sie würden von nun an geliebt. Das ist eine Lüge, die keinem hilft. Die Menschen müssen lernen, daß sie sich für andere öffnen müssen, wollen sie Liebe empfangen. Fehlende Liebe allein ist nie die Ursache einer Neurose, immer sind es mehrere Faktoren, die da zusammenspielen, und diese Ursachen müssen aufgedeckt werden. Fehlverhalten, und falsche Denkprozesse müssen umgewandelt werden. Den Menschen zur Liebe motivieren ist ein Umerziehungsprozeß, der auch in der Hypnose schmerzhaft sein kann. Aber Heilung setzt nun manchmal „Schmerzen" voraus. Was sich aus einer Hypnosetherapie herausschälen kann, ist oftmals ein ganz neuer Mensch.

Am Anfang war die Lust. Der Geschlechtstrieb führte unseren Urahn und die Urahnin zueinander. Der Trieb fand seine Erfüllung in der Lust. Dieser Lust wegen und aus dem Streben nach Gemeinschaft blieben Mann und Frau beieinander. Kinder wurden geboren. Die Familie war entstanden.

Das ist auch schon alles, was wir über den Ursprung der Familie wissen. Es ist nicht viel – und unser Wissen über den Ursprung der Ehe ist ähnlich lückenhaft.

Es gibt – trotz aller gegenteiliger Behauptung von Männern, die ihre Untreue, wenn nicht entschuldigen, so doch wenigstens erklären wollen, keine natürliche Veranlagung des Mannes zur Polygamie, aber der Sexualtrieb des Mannes ist zweifellos nicht, oder jedenfalls nicht ständig, auf nur eine Frau fixiert. Es ist eine Binsenwahrheit, daß auch andere Frauen als die eigene ihn reizen. Daraus könnte man schließen, daß die Männer in den frühen menschlichen Gemeinschaften nichts gegen die Promiskuität, den Geschlechtsverkehr mit häufig wechselnden Partnern einzuwenden hatten. Und es waren immer die Männer, die bestimmten, was gut und böse, was moralisch und unmoralisch war.

Aber wo immer sich die Völkerkunde mit den sexuellen Verhaltensformen in primitiven Gemeinschaften beschäftigt hat, nirgendwo hat sie eine Gemeinschaft gefunden, die in ständiger Promiskuität gelebt hat. Zeitweilige Promiskuität – etwa vor der Ehe oder aus Anlaß besonderer kultischer Feste – gibt es zwar häufig, aber sie nimmt nie den Platz der Ehe ein.

Das hat Gründe, die tief in der menschlichen Psyche verwurzelt sind. Wenn man von wenigen Ausnahmen absieht, entstehen in dem Verhältnis zwischen Mann und Frau neben den sexuellen, tiefgreifende Affektbindungen. Die Psychologie hat erkannt, daß Promiskuität stets Ausdruck einer ernsten psychischen Störung, als Ausdruck einer Krankheit ist. Es spricht jedoch nichts dafür, daß die frühen menschlichen Gemeinschaften allesamt krank gewesen seien.

So berichtet Herodot viereinhalb Jahrhunderte vor Christi Geburt über die Massageten, ein Hirtenvolk, das zwischen dem Kaspischen Meer und dem Aralsee lebte:

„Allen Männern ist es erlaubt, die Ehefrauen anderer Männer zu gebrauchen."

Um die Zeitenwende nimmt der griechische Geograph Strabo diese Aussage seines Landsmanns Herodot auf. Er weiß noch detaillierter über die Massageten zu berichten:

„Jeder Mann ehelicht eine Frau, aber alle anderen Männer können diese Frauen gebrauchen. Sie tun es nicht im Verborgenen. Wer sich mit einer Frau abgibt, der übt den Beischlaf in aller Öffentlichkeit aus."

Was wiederum 200 Jahre später der in Ägypten geborene Grieche Athenäus von den Etruskern zu sagen weiß, das klingt, als habe er die Massageten-Berichte Herodots und Strabos als Vorlage benutzt:

„Die Etrusker haben die Sitte, ihre Frauen gemeinsam zu benutzen. Sehr häufig vergnügen sie sich bei Trinkgelagen und verkehren dabei mit allen Frauen. Den Beischlaf üben sie bei solchen Gelegenheiten in aller Öffentlichkeit aus. Wenn die Promiskuität nicht die frühe Form menschlichen Sexualverhaltens war, dann spricht vieles dafür, daß es die Ehe war. Funde haben bewiesen, daß etwa vor 15 000 Jahren die Ehepartner gemeinsam beerdigt wurden.

Es gibt eine nicht geringe Zahl von Gräbern aus jener Zeit, in denen zwei Menschen zugleich bestattet wurden. Stets handelte es sich dabei um einen Mann und eine Frau. An der Lage der Toten und an den noch erkennbaren Umständen der Bestattung ist zu ersehen, daß Mann und Frau gleichzeitig beigesetzt worden sind. Die Funde lassen den Schluß zu: Wenn der eine der Ehegatten starb, wurde der andere getötet, um dem Gestorbenen an die Seite gelegt zu werden.

Die Ehe hat im Laufe der Geschichte viele Formen gehabt. Es gab die Einehe, die Tauschehe, die Raubehe und schließlich die Kaufehe.

Bei einem Überangebot an Frauen in jenen Zeiten, gab es keine moralischen Hemmungen, von der Einehe abzugehen.

Es hat Zeiten gegeben, daß der Frieden in der Gemeinschaft und damit der Bestand der Gemeinschaften durch die Mehrehe (Polygamie) weit besser gewährleistet war, als durch die Einehe (Monogamie).

Wohlverstanden, nicht die Sittengesetze, sondern die sich aus äußeren Umständen ergebende Zweckmäßigkeit bestimmte, ob die Mehrehe moralisch geduldet oder gar gefordert wurde. Gottes Wille wurde dem Propheten Mohammed durch Offenbarungen zuteil, die im Koran niedergeschrieben wurden.

Im Koran findet sich auch das Gebot der Mehrehe. Mohammed heiratete mit etwa 25 Jahren – um etwa 595 nach Christus – und lebte mit seiner Frau Chadidscha mehr als 25 Jahre lang in streng monogamer Ehe, die erst durch Chadidschas Tod ihr Ende fand. Danach heiratete er zum zweiten Mal, Aischa, die Tochter seines Freundes Abu Bekr, die ihm schon als sechzehnjähriges Mädchen versprochen worden war, wurde seine zweite Ehefrau. Aber sie blieb nicht die einzige, der er seine Gunst zuwandte. Wenn sie auch Lieblingsfrau war, so versammelte Mohammed doch einen Harem weiterer Ehefrauen um sich. Gott selbst – so sagte der Prophet, hatte ihm die Erlaubnis zur Polygamie gegeben. – Und durch die Worte Mohammeds forderte Gott die Männer auf, es ihm gleichzutun. In der vierten Sure des Korans heißt es:

„Nehmt euch zu Weibern, die euch gut dünken, zwei oder drei oder vier."

Es war keine Laune Mohammeds, die zur Einführung der islamischen Mehrehe führte. Er verkündete die Aufforderung Gottes nach einer äußerst verlustreichen Schlacht, in der viele Männer gefallen waren. Schon lange war durch immerwährende Kämpfe das Gleichgewicht der Geschlechter gestört worden, aber nun wurde die Lage besorgniserregend. Allzuviele Frauen hatten die Männer, allzuviele Kinder hatten die Väter verloren. Als Almosenempfänger lebten die Witwen und Waisen am Rande der Gemeinschaft, ein ständiger Unruheherd, eine fortlaufende Bedrohung des sozialen Gefüges. Wenn diese Frauen und Kinder wieder in die Gemeinschaft eingegliedert werden sollten, dann gab es kaum einen besseren Weg, als den von Mohammed vorgeschlagenen.

Der Prophet hob die Möglichkeit der Einehe auch nicht rundweg auf. Er verdammte sie auch nicht als böse. Im Koran heißt es:

„So ihr fürchtet, mehrerer Frauen nicht gerecht zu werden, so heiratet nur eine."

Es gibt und gab aber auch den umgekehrten Fall. Nämlich, daß eine Frau mit mehreren Männern „verheiratet" war.

In den weiten Räumen Tibets und Nepals lebten und leben Bergvölker weitverstreut in relativ kleinen Gemeinschaften. Sie haben seit alters her an einem Mangel zu leiden – ihnen fehlt es an Salz. Bis vor wenigen Jahren mußten die Männer aus der Nähe der eisigen Gletscher auf gefahrvollen Wegen durch tropische Regenwälder voll wilder Tiere nach Indien hinabziehen, um dort Salz einzutauschen. Diese Reise, die einmal im Jahr unternommen wurde, dauerte etwa sechs bis acht Monate. So war ein großer Teil der Männer während der größten Zeit des Jahres nicht daheim. Während dieser Zeit mußten sie ihre Frauen und Kinder den daheimgebliebenen Männern in Obhut geben. Daraus entwickelte sich eine Eheform, die vor allem für viele Hirtenvölker Asiens und Afrikas typisch ist: die Polyandrie, die Ehe einer Frau mit mehreren Männern.

Die Ausschließlichkeit der nur auf einen Menschen gerichteten Geschlechtstriebe zeigt sich kaum deutlicher, als an jenem menschlichen Phänomen, das wir Eifersucht nennen. Diese Eifersucht, die keinen Nebenbuhler duldet, reicht vom noch erträglichen Unbehagen bis zu den schwersten neurotischen Störungen, die das Persönlichkeitsbild eines Menschen völlig verändern können. Sie kann so stark werden, daß

hinter dem Schleier der Eifersucht das Tötungstabu verschwindet. Morde aus Eifersucht sind gar nicht so selten.
All diese Tatsachen legen den Schluß nahe, daß die Eifersucht und damit die Fixierung auf nur einen Sexualpartner dem Menschen angeboren ist. Das ist aber ein Fehlschluß. Eifersucht ist ein Ergebnis der Erziehung, die sich nach den jeweiligen Normen der Gesellschaft ausrichtet. Schon der Säugling in der Wiege lernt ein Verhalten, das die Billigung der Umwelt findet. Deshalb ist auch das Verhalten der Erwachsenen so ausgerichtet, daß die Umwelt es billigt. Das ist bei uns nicht anders, als es bei den Urmenschen war. Wir wissen aus der Psychologie, daß seelische Konflikte vermieden werden, solange die Normen der Gesellschaft beachtet werden, daß ein Übertreten dieser Normen jedoch zu Konfliktsituationen führt, die sich nicht selten in neurotischen Störungen äußern und den Menschen krank machen. Da unsere Gesellschaft sich für eine sehr ausschließliche Form der Einehe entschieden hat, muß sie jeden Mann verachten, der seine Frau einem anderen zum Geschlechtsverkehr überläßt. Sie muß auch die Frau verachten, die bereitwillig ihren Mann mit anderen Frauen teilt. Wir befinden uns mit der Auffassung unserer Umwelt in Übereinstimmung, wenn wir jeden Nebenbuhler von unserem Sexualpartner fernhalten – wenn wir eifersüchtig sind. Wenn diese auf Ausschließlichkeit bedachte Eifersucht dem Menschen angeboren wäre, hätten sich die weitverbreiteten Eheformen der Polygamie niemals herausbilden können.
Im ersten Jahrhundert vor Christus berichtete der griechische Geschichtsschreiber Diodor beispielsweise von den Bewohnern der Balearen-Inseln:
„Bei ihren Hochzeiten haben sie einen seltsamen Brauch. Zuerst wohnt der älteste der Freunde und Bekannten des Bräutigams der Braut bei, danach die übrigen. Der Bräutigam ist der letzte, dem diese Ehre zuteil wird."
Daß die Eskimos ihren Gästen die eigene Frau anbieten, ist bekannt.
Die Frau wurde nie gefragt. Der Mann bestimmte über sie, wie der Mann der Steinzeit über die Frau bestimmt hat. Er behandelte sie wie eine Sache, mit der er nach seinem Willen schalten und walten konnte. Er kannte keine Eifersucht, aber über die Einhaltung der Grenzen

wachte er ebenso schlimm wie ein Eifersüchtiger. Wehe dem anderen, der sich ohne Einwilligung des Ehemanns der verheirateten Frau mit sexuellen Absichten näherte! Wehe der Frau, die sich einem anderen hingab, ohne vom Mann dazu aufgefordert worden zu sein.

Auch bei den Juden war das nicht viel anders. Die Ehe brauchte keine Einehe zu sein. Das hatte Gott nicht gefordert. Schon Abraham hatte sich in seiner ägyptischen Magd Hagar eine Nebenfrau genommen und sie geschwängert, weil seine Frau unfruchtbar war. (1. Mose 15) Und Gott hatte ihn gesegnet: „Und in dir sollen gesegnet sein alle Geschlechter auf Erden (1. Mose 12, 3). Das mosaische Gesetz änderte daran nichts (5. Mose 21, 14): „Wenn jemand zwei Weiber hat, und sie ihm Kinder gebären . . .). Starb ein Mann in kinderloser Ehe, so war es für seinen Bruder sogar Pflicht, die Witwe zu ehelichen und Kinder zu zeugen. Diese Pflicht schloß auch den bereits Verheirateten nicht aus (5. Mose 25, 5-9).

Für den Mann blieb es wie eh und je leicht, sich von einer ihm nicht genehmen Frau zu trennen:

„Wenn jemand ein Weib nimmt und ehelicht sie und sie nicht Gnade findet vor seinen Augen, weil er etwas Schändliches an ihr gefunden hat, so soll er ihr einen Scheidebrief schreiben und ihr in die Hand geben und sie aus seinem Hause entlassen." (5. Mose 24, 1)

Wenn es auch keinen Schutz für die Ehefrau gab, der sie vor dem Ehebruch des Mannes bewahren konnte, so bestand für den Mann immerhin das Verbot der Hurerei. Damit war ihm scheinbar die Möglichkeit des Ehebruchs genommen. Doch so ganz einfach lagen die Dinge nicht. Das Verbot der Hurerei ließ sich für den Mann ganz leicht umgehen. Immerhin erlaubten die Gesetze Mehrehe und Scheidung.

Wie die frühen Christen dachten, welche Einstellung sie zur Moral und zur Ehe hatten, wie sehr auch sie gegen die Reichen standen, wissen wir vor allem aus den Evangelien. Sie wurden in den Jahren zwischen 70 und 120 nach Christus aufgezeichnet. auch die Jesus-Worte der Evangelien – frühestens 40 Jahre nach seinem Tode festgehalten – spiegeln den Glauben und die Auffassung der Gemeinde.

In der römischen Welt war die Gemeinde der Christen eine Gemeinde von Armen, die von den Reichen bedrückt wurde. Sie hatte schlimmer als die Juden in ihrem Heimatland zu leiden. Wie sehr die Kluft zwischen arm und reich von den Christen empfunden wurde, hören wir aus den Jesus-Worten, die der Evangelist Lukas aufzeichnete:

„Weh euch ihr Reichen, denn ihr habt euren Trost. Weh euch, die ihr voll seid, denn euch wird hungern. Weh euch, die ihr lachet, denn ihr werdet weinen und heulen. (Lukas 6, 24-25) Die Reichen konnten sich leisten, mehr als eine Frau zu haben, der arme Mann nicht. Deshalb wußte der Arme, auf wen es gezielt war, wenn der Evangelist Matthäus den Vorwurf der Essener aufnahm und zürnend meinte:

„Habt ihr nicht gelesen, daß Gott, der im Anfang den Menschen geschaffen hat, wollte, daß ein Mann und ein Weib sein sollte . . . Mose hat euch erlaubt zu scheiden von euren Weibern um eures Herzens Härtigkeit, aber von Anbeginn ist es nicht so gewesen." (Matthäus 19, 4 + 8)

Mit diesen Worten wurden gleich zwei Tabus errichtet. Einmal wurde die Einehe, die längst zur praktischen Norm aller Armen und damit der überwiegenden Mehrzahl aller Menschen geworden war, zu einer moralischen Norm. Da Gott in seiner Weltschöpfung einen Mann und ein Weib geschaffen hatte, konnte er nur die Einehe gewollt haben. Zum anderen aber wurde auch die Unauflöslichkeit der Ehe aus dieser Tatsache abgeleitet.

Es ist nur logisch, daß die Christen aus dem Alten Testament auch die Verdammung der Sexualität entnahmen. In ihrer Ablehnung des Sexuellen waren die Christen dabei allerdings mosaischer als Moses. Sie sahen auch in der Sexualität der Ehe einen Makel. Der Grund zu dieser Verschärfung in der Ablehnung der Sexualität hat im wesentlichen zwei Ursachen.

Die eine besteht darin, daß man angesichts des täglich erwarteten Gottesreiches mit all seinen unsagbaren Freuden die irdischen Freuden nur noch gering achtete.

Die andere Ursache liegt in der Person jenes Mannes, der wie kein anderer zum neuen Prediger des neuen Glaubens wurde, in der Person des Apostels Paulus. Er erklärte den Menschen den Christlichen Glauben, er interpretierte ihnen die Worte Jesu. Paulus aber, selbst unverheiratet, hatte mit der Ehe nicht allzuviel im Sinn. Für ihn war sie ein Übel, ein unvermeidliches für viele Menschen, aber dennoch ein Übel. Von Paulus stammt die neue und viel mehr typisch paulinische als typisch christliche Hochschätzung des sexuellen Lebens. Es ist kein Jesu-Wort bekannt, das die Sexualität verpönt.

Der Begriff „keusch“, der später in der Christlichen Lehre eine so große Rolle spielen sollte, kommt in der Bibel genau zehnmal vor – und alle zehnmal bei Paulus, und sonst nirgendwo!

Paulus war es auch, der den Begriff der minderwertigen Frau in die Welt setzte. „Denn der Mann ist nicht geschaffen um des Weibes willen, sondern das Weib um des Mannes willen!“ (Korinther 11, 9)

„Die Weiber seien untertan ihren Männern als dem Herrn (Epheser 5, 22)

Die angebliche Minderwertigkeit der Frauen wird von Paulus begründet:

„Adam ward nicht verführt. Das Weib aber ward verführt und hat die Übertretung eingeführt ...“ (1. Thimotheus 2, 14)

Ich glaube, daß dieser Ausflug in die Geschichte notwendig war, wenn man begreifen will, warum gerade so viele Neurosen in der Sexualität wurzeln. Und eine große Störung zwischen den Partnern ist die Eifersucht.

Ein Mensch ist krank vor Eifersucht – so sagt man. Und das stimmt auch im wahrsten Sinne des Wortes. Eifersucht ist eine Krankheit und folglich kann sie auch geheilt werden. Doch das ist oft ein mühseliger Weg.

„Eifersucht ist eine Leidenschaft, die mit Eifer sucht, was Leiden schafft.“ Nie hat es jemand in deutscher Sprache treffender und zugleich eleganter ausgedrückt, was Eifersucht eigentlich ist, als der Philosoph Friedrich Ernst Daniel Schleiermacher. Was er vor mehr als 150 Jahren mit soviel Wortwitz notierte, ist ein Problem, das so alt ist, wie die Menschheit.

Wer kennt es nicht, dieses quälende Gefühl, der geliebte Partner könnte sich uns entziehen, abtrünnig werden, sich davonstehlen – zu einem anderen Menschen überlaufen, der schöner, klüger, erfahrener und begehrenswerter ist?

Zweifel nagen im Gehirn, das dumpfe Eingeständnis der Minderwertigkeit breitet sich aus. Wir geraten in Panik und stellen die verrücktesten Sachen an, um uns von der „Leiden schaffenden Tatsache" zu überzeugen: Ja, wie recht wir doch mit unserem Verdacht hatten!

„Eine Frau, die noch niemals in ihrem Leben eifersüchtig gewesen ist, kann man nicht als seelisch normal bezeichnen", sagt der Düsseldorfer Psychiater Dr. Dr. Hans-Joachim von Schumann. Er sagt aber auch gleich hinterher:

„Wenn sie jedoch ihrem Mann andauernd hinterherspioniert, ist sie genausowenig normal!"

Was ist normal?

Wann ist eine Eifersucht krankhaft?

Der Seelenarzt, der Hunderte von krankhaft Eifersüchtigen auf seiner Psychiater-Couch behandelt hat, sagt:

„Wenn ein Mann nachts gegen drei nach Hause kommt und kein Licht macht, wenn er sich ins Schlafzimmer schleicht und den Schrank anrempelt, wenn seine Frau dann wach wird und auf seinem Hemd Spuren von Lippenstift und Make-up findet, wenn sie außerdem ein fremdes Parfüm schnuppert und feststellt, wie dieser Mann verzweifelt nach Ausreden sucht, dann ist ihre Eifersucht normal.

Sexualität spielt bei der Eifersucht fast immer die ganz große Rolle. Auch wenn sich die Betroffenen darüber nicht klar sind.

Es gibt aber auch die Eifersucht, die grundlos jedem und allem nachspürt, die voller Mißtrauen und Neid ist. Diese Eifersucht ist krankhaft. So ein Mensch muß wissen, daß er krank ist, daß er an einem seelischen Ausnahmezustand leidet, der sich allein auf die eingebildete Untreue des geliebten Partners bezieht.

Eine Patientin, die sich bei einem Hypnosetherapeuten auf die Couch legte, erlebte in der Hypnosesitzung, daß ihre Eifersucht Erlebnissen und Wunschphantasien aus ihrer frühen Kindheit entsprang.

Starke negative Gedanken und Gefühle brachen in der Hypnosetherapie aus der Patientin heraus. Diese starken negativen Gefühle galten ursprünglich anderen Personen als dem Ehemann: Vor allen den Eltern. Als der Patientin im Laufe der Therapie klar wurde, daß sie schon als kleines Kind Eifersucht gegen ihre Mutter verspürt hatte, weil sie den Vater ganz für sich alleine haben wollte, konnte sie allmählich erkennen, wo die eigentlichen Wurzeln ihrer grundlosen Eifersucht lagen. Die Frage, ob Frauen eifersüchtiger sind als Männer, muß man verneinen. Allerdings äußert sich die Eifersucht bei den verschiedenen Geschlechtern unterschiedlich, bedingt durch die Erziehung.

Während eine Frau vielleicht nur in Tränen ausbricht, und ihm lautstarke Szenen macht, sind Männer in ihrem grenzenlosen Mißtrauen und ihrem verletzten Stolz zu allem fähig. Sie werden regelrecht krank und sehen in der – möglicherweise nur eingebildeten – Untreue so etwas wie einen Diebstahl. Ihr männliches Selbstbewußtsein gerät gefährlich ins Wanken, sie denken mit Grauen an den Spott von Freunden und Kollegen.

„Der Trauschein ist eine Einrichtung, die von der Gesellschaft geschaffen wurde, um die Einmischung der Eltern auszuschalten", sagt der amerikanische Sexualwissenschaftler Dr. med. Eric Berne. „An ihre Stelle soll der Segen der Gesellschaft treten, was oft genug auch geschieht. Aber mit dem Trauschein in der Hand ist man lange noch kein guter Ehemann, so wie man allein durch den Besitz des Führerscheins noch lange kein guter Autofahrer ist.

In günstigen Fällen löscht der Trauschein alle Schuldgefühle aus und gibt so einem verheirateten Paar die beste Chance, auch weiterhin intim zu bleiben, obwohl oft genug ein Zusammenleben ohne den Segen der Gemeinschaft noch harmonischer ist als mit Trauschein. Ob ein Paar in seinem intimen Verhältnis lebt, kann man daran erkennen, wie die beiden die Straße entlanggehen. Ihre Augen leuchten, ihre Schritte sind beschwingt, ihre Kinder, falls sie welche haben, lachen die meiste Zeit. Der Frau sollte man zu ihrem guten Aussehen gratulieren und dem Mann zu dem Glück, das er eingefangen hat.

Dieses Empfinden von Glück beruht größtenteils auf der Wirkung der Sexualität und Intimität auf Körper, und Geist, aber es wirkt noch etwas anderes mit.

Und das ist das Gefühl der Freiheit. Geschiedene Leute zeigen kurz nach der Scheidung das gleiche Strahlen und den gleichen Schwung, wenn sie von den Banden der Ehe befreit sind. Hier kommt der alte Konflikt zwischen Freiheit und Sicherheit zum Ausdruck. Baut eine Ehe auf Liebe und Sicherheit auf, werden die Beschränkungen mit

Freuden in Kauf genommen. Wird aber eine Ehe als Verpflichtung angesehen, die die geistige Freiheit eines anderen Menschen beschneidet, dann wird sie gern geopfert für etwas, das wichtiger ist als Sexualität und belebender als Gleichförmigkeit, und das ist die Freiheit. Diese Behauptung läßt sich leicht beweisen. Wie würde ein Mensch sich entscheiden, wenn er zwischen einem Gefängnis mit ehelichem Beischlaf und einem Leben in Freiheit, aber ohne Sexualität wählen könnte?

Eifersucht ist eine Art Gesamtzustand, von dem ein Mensch in seinen Beziehungen zu seiner Umgebung fundamental erfaßt wird. Sie verzerrt seine ganze Wahrnehmung der Welt, in der er sich bewegt. Kurz gesagt, der ist auf jenen Geliebten, wo ihn die Eifersucht erfaßt hat, „nicht ganz bei Sinnen". Die Eifersucht wird gewöhnlich als Emotion angesehen. Deshalb ist hier die Feststellung wichtig, daß sie eine umfassende Veränderung der ganzen Art des Sehens und Handelns darstellt. Wenn wir sagen, ein Mensch leide an Eifersucht, dürfen wir nicht glauben, es handle sich nur um eine Beunruhigung seiner Gefühle. Wir müssen erkennen, daß er in einer Fessel gefangen ist, die sein ganzes Tun einschränkt und in eine andere Richtung lenkt – es verzerrt und verdüstert. Wir müssen erkennen, daß diesem Menschen ein spontanes, glückliches Leben unmöglich ist, solange er seiner falschen Vorstellung verhaftet bleibt.

Die Eifersucht wird allgemein mit Auseinandersetzungen Liebender in Verbindung gebracht. Die meisten Menschen streiten entweder ab, ein Eifersuchtsgefühl außer dem eben genannten zu haben, oder sie sind sich nicht bewußt, daß ein solches Gefühl sie beherrscht. Wenn sie überhaupt an ein derartiges Gefühl denken, sehen sie es gewöhnlich als einen Fehler anderer Menschen an. Und doch ist es so, daß die meisten Menschen, Kinder ebenso wie Erwachsene, davon befallen werden, natürlich in unterschiedlichen Graden der Intensität und Häufigkeit. Ihnen ist größtenteils nicht bewußt, daß sie sich nur deshalb als Menschen zweiter Klasse fühlen, weil sie die Gewohnheit haben, die Köpfe anderer höher zu bewerten als die eigenen. Sie deuten mit tadelndem Finger auf etwas außerhalb ihrer selbst, auf einen anderen Menschen, als sei dieser für ihre Qual und ihre Gefühle der Unzulänglichkeit verantwortlich. Zweifellos wird niemand je in diesem Sinne von einem anderen Menschen zerstört. Ein eifersüchtiges Individuum oder jedes gestörte Individuum wird nur aus seinem eigenen Inneren ruiniert.

Die Eifersucht ist in allen Lebenskonflikten ein so bedeutender und verbreiteter Faktor, daß sie mit allergrößter Aufmerksamkeit behandelt werden muß. Sie ist das vorherrschende Syndrom jener Krankheit, die von Psychologen als hartnäckige Infantilität genannt wird. Auf diese Krankheit oder Schädigung gehen alle Charakterstörungen zurück.

Der Name „hartnäckige Infantilität“ bedeutet genau das, was er aussagt: fortgesetztes Handeln in infantiler oder kindischer Art. Die Menschen bemerken immer, daß sich unangenehme, lästige Personen kindisch benehmen, auch wenn sie die offensichtliche Bedeutung dieses Benehmens meist vergessen haben. Wie ein Kind zu handeln, bedeutet, in abhängiger, unselbständiger, nicht verantwortlicher Weise zu handeln. Die Heilung dieser Krankheit und ihrer verschiedenen Symptome läge somit darin, den Menschen zu rehabilitieren oder noch einmal zu schulen, bis er ein unabhängiger, selbständiger, verantwortungsbewußter Erwachsener ist. Diese Umschulung, dieses Umpolen der gesamten Persönlichkeit kann in sehr gut durchgeführter hypnotischer Therapie geschehen, aber erst dann, wenn die krankmachenden Fakten aus dem Kranken herausgeholt wurden, wenn der Kranke auf diese Weise durch Einsicht lernt, was er falsch gemacht hat, wie er sich falsch entwickelt hat.

Der reife, selbstsichere, verantwortungsbewußte Mensch hat nicht, oder kaum, das Bedürnis, eifersüchtige Vergleiche anzustellen, zu zerstören, zu sabotieren, zu erpressen, auszubeuten, zu belügen, zu betrügen oder die Menschen seiner Umgebung anderweitig zu quälen und zu erniedrigen. Er ist viel zu beschäftigt und ausgefüllt mit Aufbauen, Schaffen und Produzieren. Sein Interesse konzentriert sich auf die nützliche Seite des Lebens. Selbstvertrauen ist das einzige Gegenmittel der Abhängigkeit.

Emotionelle Schwierigkeiten entstehen nur auf den Gebieten, wo ein Mensch sich an andere anlehnt und von ihnen abhängig ist, anstatt sich auf seine eigenen inneren Stimmen zu verlassen, seine eigenen inneren Möglichkeiten und seine eigene Initiative. Ein Problem ist nichts anderes als die Situation, zu deren Bewältigung auf produktivem Weg man sich nicht geschult hat. Deshalb ist klar, daß die Lösung für emotionelle Probleme eines Menschen darin liegt, das Selbstvertrauen auf jenen Gebieten zu stärken, wo Abhängigkeit und Kummer herrschen. Wenn ein Mensch sich nicht länger an andere anlehnt, und auf andere verläßt, sondern den Schwerpunkt in sich selbst zurückverlegt, kann er ohne Krücken stehen. Er kann „loslassen und gehen". Nur unter solchen Verhältnissen vermag ein Mensch als vollwertige Person zu funktionieren. Das Selbstvertrauen versteht sich natürlich nicht nur im physischen Sinn, sondern auch im emotionellen und psychologischen. Ein Mensch muß auf beiden Ebenen Unabhängigkeit erlangen. Alle erzieherischen Bemühungen müssen darauf ausgerichtet sein, mit einer derartigen Schulung so früh um das Leben eines jeden einzelnen zu beginnen, wie es physisch und menschlich möglich ist. Ein Arzt sagte einmal: „Viele Menschen durchschlafen das Leben von der Kindheit bis ins hohe Alter, ohne je eine Reife zu erlangen. Der Untergang des Römischen Reiches erfolgte, als die Mehrheit der Römer das Selbstvertrauen verlor und von Spielen, Sklaven, Brot und Wein abhängig wurde."

„Eine infantile Bevölkerung trägt den Keim zu ihrer eigenen Vernichtung in sich", sagen Marguerite und Willard Beecher, „höchst gefährlich ist die hartnäckige Infantilität, wenn sie mit der Atomenergie zusammenkommt, wir müssen entweder erwachsen werden, oder wir fliegen in die Luft."

Die Voraussetzung zur Heilung einer Krankheit ist, daß die Symptome erkannt werden. Die Symptome der hartnäckigen Infantilität liegen klar auf der Hand: Passivität, Aggressivität, Magenfunktionsstörungen, Kopfschmerzen ohne organische Basis, Lispeln, Stottern, Gesichtsverzerrungen, negativer Gehorsam, Pflichtvergessenheit, Süchtigkeit und Eifersucht auf andere. Alle diese Symptome treten im Verhalten von Kindern auf, genauso wie im Verhalten von Erwachsenen. Außerdem zeigen Kinder und infantile Erwachsene häufig Symptome wie Bettnässen, Nahrungsverweigerung, Daumenlutschen, Anstoßen des Kopfes, Schmollen, häufige Wutausbrüche und so weiter. Alle diese Verhaltensweisen sind Anzeichen für hartnäckige Infantilität. Sie werden, einfach ausgedrückt, als Kindertricks bezeichnet. Der entscheidende Vorbote dieser Krankheit dürfte die Eifersucht und die Rivalität sein.

Eltern neigen besonders dazu, Rivalität unter Geschwistern zu übersehen. Schlimmer noch, sie betrachten die Rivalität als normales Verhalten, das mit der Zeit abgelegt wird. Doch die Tatsachen rechtfertigen eine solche Auffassung nicht. Die Rivalität wird zur beständigen Geistesgewohnheit. Das Symptom der Rivalität oder Konkurrenz herrscht in allen menschlichen Beziehungen derart vor und stört die Kooperation und die gesunden Beziehungen dermaßen, daß wir sie nur mit einem infektionösen Virus vergleichen können – mit einer Infektionskrankheit, die wie jede Infektionskrankheit durch Unwissenheit und Ansteckung verbreitet wird.

Sobald ein Mensch etwas ganz versteht, vermag er sich selbst einen Weg zu suchen, um damit fertig zu werden – so er dies überhaupt will. Ich sagte schon an anderer Stelle: Man kann nichts tun, um jemandem zu helfen, bevor dieser nicht bereit ist, alles zu tun – sogar gesund zu werden.

Als Kain seinen Bruder Abel erschlug, geschah das, weil er „gelb vor Neid" war. Ein eifersüchtiger Mensch ist immer auch ein zorniger Mensch. Er fühlt sich im Leben zurückversetzt. Während er lediglich eine Beute der Eifersucht ist, hält er sich für arm und betrogen. Das Selbstmitleid raubt ihm die Zufriedenheit. Er ist sich nur des nagenden Schmerzes seiner eifersüchtigen Frustration bewußt.

Ein Mensch, der willens ist, sein Bestes zu tun, vertraut darauf, daß andere den Wert seines Beitrags erkennen und akzeptieren. Er muß nicht rechts und links schauen, sondern kann im Leben frei und ungehindert geradeaus gehen. Er ist heiter und gelassen. Der Erfolg anderer wird für ihn nicht zu einem Stolperstein auf seinem Weg, gleichgültig, ob sie mehr oder weniger Erfolg haben als er. Ihr Glück ist, was ihn anbelangt, auch seines.

Vergleicht jemand sich selbst ständig mit anderen, verdirbt er sich viel. Er gerät in die Fänge seiner unerfreulichen Vergleiche. Er kann nicht mit den Menschen leben, die für ihn Schrittmacher sind, ohne sich zurückversetzt zu fühlen. Da es ihm unmöglich ist, den Gegenstand seines Neides in normalen Größenverhältnissen zu sehen, baut er Spannungen auf, die oft seine Gesundheit und sein Glück zerstören. Letzten Endes zieht er dann häufig vor, den anderen zu vernichten wie Kain es tat. Wer andere als Stütze benutzt, dem fehlen der Mut und das Training, auf eigenen Füßen zu stehen. Werden keine Anstrengungen unternommen, den Mut eines solchen Menschen zu steigern und ihn Selbstvertrauen zu lehren, fängt er schließlich an, eifersüchtige Vergleiche zwischen sich und den Mitmenschen zu entwickeln. Das führt dazu, daß er vielfältige Minderwertigkeitsgefühle entwickelt. Lernt er nicht, mutiger, unabhängiger zu handeln, werden seine Minderwertigkeitsgefühle wachsen und sich zu einer ständigen verborgenen Strömung in seinem Leben ausweiten. Angewachsene Minderwertigkeitsgefühle bewirken, daß der Mensch eine Kompensationsbewegung in Richtung Überlegenheitsgefühle macht, die ein Weg zum Streben nach Macht, Herrschaft sind, ein solcher Mensch will dominieren. Diese Überlegenheitsgefühle werden genauso groß, wie die ehemaligen Minderwertigkeitsgefühle, wenn sie diesen auch entgegengesetzt sind, und sie stehen im unmittelbaren Widerspruch zu jeder Forderung nach Kooperation. Das bedeutet, daß die Überlegenheitsgefühle den Menschen auf die unnütze Seite des Lebens stellen, weil sein wirkliches Problem des Anlehnens an andere und des Abhängens von anderen nicht gelöst ist. Die Überlegenheitsgefühle offenbaren sich in vieler Weise: Stolz, Prahlerei, sinnloser Ehrgeiz, Selbstverherrlichung, Herabsetzung anderer und ein eifersüchtiger Kampf, dominierend zu sein, um die Sonderrechte zu bewahren, an die er sich gewöhnt hat.

Diese Verhaltensweise bewirkt immer ein unabsichtliches Entgegenarbeiten des verwöhnten, abhängigen, sich anlehnenden Menschen gegen die Menschen seiner Umgebung, die ihn mit der Zeit als störendes Element empfinden. Seine Art des Handelns bringt ihn aber nicht nur in Konflikt mit anderen in seiner Umgebung, sondern auch in Kontakt mit der dunklen Seite des Lebens; und sie verhindert, daß er am Leben irgendeine Freude hat. Er ist weder glücklich noch frei. Er kann weder seine angeborenen Möglichkeiten noch seine Spontaneitäten entwickeln. Die Lösung der Probleme eines derartigen Menschen ist, seinen Mut zu steigern, damit er der Wirklichkeit ins Auge sieht. Viele Menschen stehen mit anderen ständig in eifersüchtiger Konkurrenz, daß sie nicht wissen, wie geistige Gesundheit bei ihnen selbst und bei anderen aussehen würde. Sie rechtfertigen ihr eifersüchtiges Streben und ihre nervösen Spannungen gern damit, indem sie auf den Zustand anderer Menschen hinweisen, die genauso „leiden" wie sie.

Hin und wieder begegnen sie einem Menschen, der sie zum Nachdenken über sich selbst bringt und in ihnen Mißtrauen gegen die eigenen Argumente weckt. Sie bemerken, daß dieser Mensch allem Anschein nach fähig ist, sich um seine eigenen Angelegenheiten zu kümmern, daß er sich nicht in das Leben seiner Umgebung einmischt. Sie beginnen ihn mit Ehrfurcht zu betrachten und fragen sich, warum er nicht so ein nervöser Typ ist wie sie. Wie kann er den Lärm, das Durcheinander und ähnliche kleine Störungen aushalten, ohne mürbe zu werden wie sie? Und warum muß er nicht alle neuen Kinkerlitzchen haben, die teuersten Sachen, das größte Haus in der Stadt, um zufrieden zu sein? Wie kann er über Politik, Religion, Rassenprobleme und andere strittigen Themen diskutieren, ohne zum Angriff oder zur Verteidigung überzugehen? Wie bringt er es fertig, bei Glücksfällen nicht aufgeblasen zu werden und vor allen seinen Nachbarn zu prahlen? Oder wie hält er Enttäuschungen und das Zerrinnen seiner Hoffnungen aus, ohne den Mut zu verlieren und den Kampf aufzugeben? Warum ist er so anders als die übrigen?

Alle diese Errungenschaften sind natürlich Anzeichen für den reifen Menschen und sind so selten, daß sie fast einen unauslöschlichen Eindruck machen, wenn man solchen Menschen begegnet.

In Gegenwart reifer Menschen erkennen wir, daß wir die meiste Zeit „nicht wir selbst" sind. Durch den Vergleich üben wir keine nennenswerte Kontrolle über unser Leben und unser eigenes Verhalten aus. Was haben wir denn in uns, das uns zu einem lächerlichen, kindischen Verhalten veranlaßt? Besteht eine Chance, daß wir lernen, wie Erwachsene zu leben?

Der reife Mensch scheint alle Eifersüchteleien in sich längst bearbeitet zu haben. Seine Kraftquelle und seine Schwerpunkte liegen scheinbar in ihm selbst. Er muß sich nicht an andere anlehnen, hängt in seinen eigenen kreativen Gedanken nicht von anderen ab und ist nicht auf ihre Unterstützung angewiesen. Er muß nicht nach dem Urteil und den Normen der Masse leben. Er besitzt genügend Sicherheit, um seine Entscheidungen über das, was für ihn richtig oder falsch ist, selbst zu treffen. Er bleibt angesichts jeder Versuchung und des ganzen Geschwätzes der Masse ein nach innen gewandter Mensch.

Die Wurzeln zu negativen Gefühlen wie Neid und Eifersucht werden schon in unserer Kindheit gelegt.

Kinder in der Familie sind wie Samen, die man im Garten angesät hat. Die verschiedenen Pflanzen wachsen mit unterschiedlicher Schnelligkeit heran! Jene, die sich am schnellsten entwickeln, können auf die anderen, neben ihnen stehenden Pflanzen, Schatten werfen. Jene, im Schatten wachsen entweder schief oder gehen ein in dem Bemühen, das Licht zu erreichen. Die Wurzeln der schnellwachsenden Pflanzen entziehen dem Boden Nährstoffe und Feuchtigkeit, sodaß die langsam wachsenden Pflanzen nicht nur nach Licht, nach oben, sondern auch nach Nahrung von unten hungern. Jeder Gärtner muß darauf achten, daß keine Pflanze die andere bedrängt. Er muß dafür sorgen, daß sie im Verhältnis zueinander genügend Raum haben.

Dasselbe gilt auch für eine Familie. Jeder muß sich so entfalten können, das frei von jeder Konkurrenz ist, die verhindert, daß er seine eigene beste Entwicklung durchleben kann. Jedes Lebewesen muß um sein eigenes Überleben kämpfen. Niemand ist selbstsüchtig, wenn er sich um das eigene Wohl einsetzt. Dies ist die Basis des Gemeinschaftslebens. Keiner sollte eine Last für den anderen sein. Unsere Schwierigkeiten im Leben basieren nicht auf der Tatsache, daß jeder Mensch eine eigene Lebensweise, eigenen Besitz und eigene Erfüllung sucht. Sie entstehen nur, wenn ein Mensch beharrlich das nehmen will, was einem anderen rechtmäßig gehört. Es geht um das Problem des mein und dein. Mit anderen Worten, alles hängt davon ab, ob die Familie in zügellosen, eifersüchtigen Neid verfällt oder ob jedes Mitglied es lernt, sich um seine eigenen Angelegenheiten zu kümmern.

Viele halten die endlosen Streitereien unter Kindern für einen normalen Faktor des Familienlebens. Sie betrachten die fast ununterbrochene Keiferei, Petzerei und gegenseitiges Einmischen als Teil des Naturplanes. Sie sind natürlich verzweifelt, wenn das ältere Kind dem jüngeren eines auf den Kopf gibt, und sie danken Gott, wenn dem Kleinen der Schlag nichts ausgemacht hat. Ihnen kommt nicht der Gedanke, daß solche Dinge fast immer unterbleiben, wenn die Familie richtig geführt wird.

Manche Eltern ermutigen ihre Kinder zum Petzen, weil sie wissen wollen, was die Kinder tun, wenn man ihnen den Rücken zukehrt. Oder sie erlauben Hänseleien und unschöne Spitznamen im Haus, weil sie glauben, dies sei guter, sauberer Humor. Tatsächlich sind aber solche Familien ein übler Quell negativer Gedanken, negativen Lebens. Es gibt viel zu wenige Familien, in denen gewohnheitsmäßig gegenseitiger Respekt geübt wird, daß wir irrtümlicherweise etwas für normal halten, was es gar nicht ist.

Jedes Familienmitglied müßte vielmehr – genau wie ein Gärtner für seine Pflanzen – die Bedingungen schaffen, damit jedes Individuum sich zu der Persönlichkeit entfaltet, die es gemäß seinem inneren Wesen werden möchte. Jeder bringt eine Naturbegabung mit auf die Welt, die einmalig ist oder anders als die Begabungen anderer, genau wie sich jedes Blatt eines Baumes von allen anderen unterscheidet.

Goethe hat einmal gesagt:

„Jedes Kind unter sechs ist ein Genie!“

Es gibt in der jüdischen Tradition eine alte Anekdote über den berühmten Rabbi Hillel, der zur Zeit Herodes des Großen – also nur wenige Jahre vor Christi Geburt – lehrte. Er war ein kluger Mann, der alle 364 Verbote und 248 Gebote aus den fünf Büchern Mose im Kopf hatte. Zu ihm kam eines Tages ein wenig kluger Heide, beklagte sich über die Unzahl der mosaischen Vorschriften und sagte: „Ich will mich zu deiner Religion bekehren, aber ich stelle eine Bedingung. Du mußt mir den Inhalt des ganzen jüdischen Gesetzes sagen, solange ich auf einem Bein stehen kann.“

Der Rabbi dachte nur einen Augenblick lang nach. „Gut“, sagte er dann, „stell dich auf ein Bein, du brauchst nicht lange zu stehen. Denn dies ist der Inhalt unserer Lehre: Was dir selber unlieb ist, das tue auch keinem Nächsten an. Das ist Gesetz, alles andere ist Erläuterung."

Was der kluge Rabbi so schlicht verkündete, das ist als goldene Regel in die Geschichte unserer Moral eingegangen. Aber Hillel ist nicht der Urheber dieser goldenen Regel. Schon 600 Jahre vor ihm sagte der griechische Philosoph Thales, niemand solle tun, was er anderen übelnehmen würde. Außerhalb unseres Kulturkreises schrieb der Weise Kung-fu-tse um das Jahr 500 vor Christus: „Was dir selber unlieb ist, das sollst du auch einem anderen nicht antun."

In allen diesen Aussprüchen wird die goldene Lebensregel negativ formuliert. Es geht um das Unterlassen, nicht um das Vollbringen. In dieser Form sagt die goldene Lebensregel nichts Neues: Alle alten Tabus besagen dasselbe.

Neu ist erst die positive Form, die zum Handeln auffordert. Sie ist am klarsten in dem Jesuswort des Matthäus-Evangelium ausgedrückt: „Alles was ihr wollt, das euch die Leute antun sollen, das tuet ihnen auch." (Matthäus 7, 12) Man könnte einwenden, daß mit diesem Wort an den Egoismus appelliert wird, daß nicht das Gute um des Guten willen, sondern wegen dem „das euch die Leute tun sollen" aufgefordert wird. In einem anderen Jesus-Wort wird die goldene Regel noch deutlicher ausgedrückt: „Liebet eure Feinde und betet für Eure Verfolger." (Matthäus 5, 44) Es gibt ältere Prägungen dieses Gedankens, der die Moral scheinbar ganz und gar aus ihren ursprünglichen zweckdienlichen Quellen löst. Schon auf einer Tontafel in der Bibliothek des assyrischen Königs Assurbanipal findet sich um etwa 650 vor Chr. die Aufforderung: Handele nicht böse an deinem Widersacher. Vergelte mit gutem, was dir Böses angetan wird."

Auch der Chinese Lao-Tse nennt schon um 550 vor Chr. die Lebensregel: „Feindschaft vergilt mit Liebe."

Das Alte Testament wendet die Moral der jüdischen Gemeinschaft auf die Fremden an: „Der Herr euer Gott hat die Fremdlinge lieb." (5. Mose 10, 17-18) „Verflucht sei, wer das Recht des Fremdlings beugt." (5. Mose 27, 19) Damit ist scheinbar sogar der Fremde eingeschlossen in jenes hohe Gebot, das wie kein anderes von einer hohen Moral zeugt: „Du sollst deinen Nächsten lieben, wie dich selbst" (3. Mose

19.18). Warum habe ich mich über diese goldene Regel so lange ausgelassen? Es handelt sich um eins der ältesten, elementarsten und prägendsten Lebensgesetze. Wer dieses Gesetz beachtet, kann niemals seelisch krank sein. Der verspürt die Kraft des Gebens und Nehmens in sich, der hat keine Zeit, krank zu sein. Prinzip jeder Hypnosetherapie ist es auch, dem Kranken diese Gedanken näher zu bringen.

Das Verlangen nach sexueller Vereinigung ist die stärkste Macht im Menschen. Es ist das elementarste Verlangen im Menschen überhaupt, die Kraft, die die menschliche Rasse zusammenhält, den Clan, die Familie. Sein Versagen bedeutet Wahnsinn der Vernichtung – Selbstvernichtung, oder die Vernichtung anderer. Ohne Liebe könnte die Menschheit nicht einen Tag existieren. Jeder kennt das Verlangen nach einem anderen Menschen vom anderen Geschlecht. Wenn dieses Verlangen blockiert ist, oder was ebenso schlimm ist, wenn der eine oder andere nicht fähig ist, die sexuelle Vereinigung auszuführen, dann ist das für ihn eine schlimme Geißel. Ich habe schon an anderer Stelle darauf hingewiesen, daß Liebe aus Geben und Nehmen besteht. Was gibt ein Mensch dem anderen? Er gibt von sich selbst, von dem kostbaren, was er besitzt, von seinem Leben. Das bedeutet, er gibt von dem, was in ihm lebendig ist. Seine Freude und seine Traurigkeit – seine Dankbarkeit, und seine Interessen – seinen Humor und seine Verständnisbereitschaft. Und dadurch, daß er von seinem Leben gibt, bereichert er den anderen, steigert er das Lebensgefühl des anderen in der Steigerung des eigenen Lebensgefühls. Er gibt nicht um etwas zu empfangen, aber durch sein Geben kann er nicht vermeiden, im anderen etwas zum Leben zu erwecken, das natürlich wieder auf ihn zurückfällt. Geben und Empfangen sind natürliche Dinge. Wenn eine Frau sich an den geliebten Mann schmiegt, wenn sie die Arme um seinen Hals legt, ihm die Beine öffnet, gibt sie Freude, gibt sie sich selbst. Wenn ein Mann in eine Frau eindringt, gibt er sich ihr ganz hin.

Die Sexualität kann zwei Menschen zu immer größerer Einigkeit und Gemeinsamkeit führen. Mit ihr werden alte Bündnisse bekräftigt und neue geschlossen, mit ihr werden vorhandene Barrieren allmählich abgebaut und zwei Menschen immer enger aneinander gebunden.

Sexualität bedeutet Intimität und Zuneigung, das Zusammenwachsen zweier Seelen im Feuer der Leidenschaft zu einer Einheit, die vielleicht ewig währt – wenn sie nicht zerbricht unter den Hammerschlägen des Alltags.
Sexualität kann der höchste, immer wieder erneute Ausdruck der Liebe sein.
Man kann die Sexualität als Mittel der Fortpflanzung ansehen. Ihre Bedeutung liegt dann darin, die Befruchtung der Eizelle durch die Samenzelle zu erreichen und so neues Leben zu erzeugen. Fortpflanzung kann aber auch ohne Sexualität erfolgen, nämlich bei der künstlichen Befruchtung.
Einige Menschen betrachten Sexualität als Pflichtübung. Sie sprechen von der Pflicht der Frau, ihrem Gatten Kinder zu gebären und von der Pflicht des Mannes, Kinder zu zeugen. Weiterhin sprechen sie von der Pflicht der Frau, sich den Wünschen des Mannes zu unterwerfen, und von der Pflicht des Mannes, der Frau all das zu geben, was sie in ihrer Mädchenzeit entbehren mußte. Heutzutage spricht man auch noch viel von der Pflicht der Partner, sich gegenseitig zum Orgasmus zu verhelfen.
Der amerikanische Psychiater und Sexualforscher Eric Berne sagt über die Sexualität:
„Sie erfüllt ihren Zweck am besten, wenn sie selbst als Ziel angesehen wird. Ihre Aufgaben liegen in zwei Bereichen. Einmal im biologischen Bereich – diese Aufgaben haben sich im Laufe von Milliarden Jahren entwickelt – zum anderen im psychologischen und sozialen Bereich – diese Aufgaben wurden ihr vor 10 000 Jahren gegeben.
Biologisch gesehen hat unser Körper keine andere Funktion als die Fortpflanzung sicherzustellen. Wir leben auf einem sehr kleinen Planeten – der Jupiter, um nur ein Beispiel zu nennen, ist 1300 mal so groß. Lediglich die Tatsache, daß auf der Erde menschliche Wesen umherspazieren, läßt die Erde unter den Himmelskörpern eine besondere Stellung einnehmen. Soll die Menschheit nicht aussterben, müssen genausoviele Menschen geboren werden wie sterben. Die vornehmste Aufgabe der Sexualität besteht darin, die Existenz der menschlichen Gattung zu sichern und darüberhinaus eine stetige Evolution durch

ständig neue Gen-Kombinationen zu gewährleisten. So gesehen sind unsere Körper nichts anderes als Träger des Samens und der Eizellen, sie selbst sind jedoch belanglos. Unsere Pflicht der Menschheit gegenüber ist es, am Leben zu bleiben, bis wir geschlechtsreif sind, und um uns fortzupflanzen. Die Samenzellen und Eizellen wiederum sind Träger und Schutzhülle für die Gene, die in ihnen eingebettet sind. Mit anderen Worten, was die Erde von allen anderen Ansammlungen von Materie im Weltraum unterscheidet, ist eine Handvoll menschlicher Gene. Das meine ich wörtlich", so Eric Berne, „denn man kann alle Gene der gesamten Menschheit in einer Hand halten. Die Samenzellen und Eizellen sind nur die Behausung der Gene, unser Körper nur Herberge der Keimzellen – das ist ihre Mission."

Glücklicherweise hat die Sexualität für viele Menschen neben der Fortpflanzungsfunktion noch eine andere Aufgabe, nämlich Freude zu bereiten. Auch Menschen, die sich nicht fortpflanzen, sei es, weil sie dazu nicht in der Lage sind, sei es, weil sie es nicht wollen, erhalten durch die Sexualität denselben Ansporn wie alle Menschen.

Wir verdanken allein der Sexualität unsere Unsterblichkeit. Unsere Häuser, die Geschäfte und Fabriken, die Bücher, Gemälde, alle diese Dinge, die wir herstellen und unseren Kindern vererben, sind vergänglich.

Die Sexualität kettet uns an unsere Partner und bewahrt uns so vor Einsamkeit und Verlassenheit. Sie ist der Antriebsmotor vielfältiger und starker Lebensäußerungen, von Liebkosung und Streit, von Verführung und Verstoßen, von Zerstörung und Aufbau. Sie spendet uns Glück und Arbeitslust. Sie macht Drogen überflüssig und behebt viele Beschwerden. Die Sexualität bringt uns Freude, Vergnügen, ja höchste Wonne. Sie bindet die Menschen aneinander durch ihren Zauber, durch Dankbarkeit und Liebe. Und sie bringt uns Kinder. All das kann die Sexualität für unser Leben und unsere Liebe sein – und das ist denn wohl auch ihre ureigenste Bestimmung.

Eric Berne schreibt in seinem Buch SPIELARTEN UND SPIELREGELN DER LIEBE:

„Es gibt wohl kaum etwas, das religiöse Menschen so aus der Fassung bringen kann, wie die Sexualität, zumindest die ungeregelte Sexualität. Jede Religionsgemeinschaft hat ihre eigenen Vorschriften, und so werden die Angehörigen der verschiedenen Kirchen jeweils auch durch verschiedene Sachverhalte beunruhigt. Nur in einem sind sie sich alle einig: Die Sexualität ist Sache der Religion. Sie überlassen es daher ihren Priestern, Gemeindeältesten oder auch den Medizinmännern, zu bestimmen, wann Sexualität sittlich ist, und wann unsittlich." Diese „Bestimmer" werden aber vom Establishment gestützt. Kein Wunder, daß ihre Regeln für ältere Menschen vorteilhafter sind als für jüngere, für Lehrer vorteilhafter als für Schüler.

Es gibt einige Leute – sie können auch religiös sein –, die Sexualität in jeder Form als sittlich ansehen. Sie sind der Meinung, es müsse für jeden Menschen einen Bereich geben, in den ihm niemand hineinreden oder -schauen darf. Wird ihm dieser Bereich weggenommen, so wird er langsam vor die Hunde gehen. Das andere Extrem verkörpert die Menschen, für die Sexualität immer unsittlich ist. Hier treffen sich die Bigotten und die Prinzipienreiter, etwa die russischen Skopzen, die sich sogar zum Beweis ihres rechten Glaubens kastrieren ließen. Wieder eine andere Gruppe bilden die Leute, die sich zur Aufgabe gemacht haben, all das, was andere für heilig halten, in den Schmutz zu ziehen.

Man könnte die Sexualität auch anders unterteilen, nämlich in ehrlich oder betrügerisch. Das hängt von dem „Kontakt", dem gegenseitigen Einverständnis der Beteiligten ab. Wenn zwei in gegenseitigem Einverständnis handeln und auch zu dem stehen, was sie tun, dann ist Sexualität ehrlich. Aber wenn irgendeine Verderbtheit, eine Ausnutzung, eine Täuschung oder etwas derartiges mit im Spiel ist, dann ist sie betrügerisch. So ist es zum Beispiel betrügerisch, die Schwäche eines anderen Menschen auszunutzen, das ist verderbt, selbst dann, wenn ein Einverständnis vorzuliegen scheint. Es ist verderbt, mit einem Kind Sexualität auszuüben und ihm dafür Süßigkeiten zu geben. Selbst wenn das Kind zustimmt, wird es ausgenutzt, denn es hat keine Ahnung, in was es sich da einläßt, und welche Folgen sein Handeln haben können.

Wie schon an anderer Stelle erwähnt, leiden sehr viele Frauen an Orgasmusschwierigkeiten. Der Orgasmus ist ein Ergebnis, bei dem das

Verhalten beider Partner bis in alle Einzelheiten aufeinander abgestimmt ist. In ihm zeigt sich die meisterhafte Wirkungsweise der Evolution, sowohl im Bereich der Anatomie, als auch der Physiologie. Mann und Frau ergänzen sich im Geschlechtsakt vollkommen.

Jede Bewegung, jede Empfindung trägt dazu bei, den „Kessel zum Überkochen" zu bringen, in einer plötzlichen Entladung, schöpferische Energie freizusetzen. Im Normalfall wirkt der Orgasmus auf beide Partner reinigend und befreiend. Die Sorgen treten zurück und machen einem neuen und optimistischen Ausblick auf das Leben Platz.

Man kann es auch so sagen: Nur in den wenigen Minuten nach einem Geschlechtsakt ist der Mensch wahrhaft Mensch. Oder: Jede Nacht, die man allein verbringt, muß unter verlorene Zeit abgebucht werden.

Der biologische Sinn des männlichen Orgasmus ist die Befruchtung, der biologische Sinn des weiblichen Orgasmus bleibt jedoch weitgehend im Dunkeln. Die sexuelle Erregung hat durchaus seine einleuchtende Funktion. Sie bewirkt, daß genügend Gleitmittel für die Scheide sekretisiert wird und dadurch die Lebensbedingungen für die Spermien verbessert, vielleicht sogar erst geschaffen werden. Eines ist jedenfalls sicher: Der Orgasmus ist für die Frau beseligend, möglicherweise auch hilfreich, aber nicht unbedingt für eine Befruchtung erforderlich.

Die Verbindung des Orgasmus mit höchster Lust dient in erster Linie wahrscheinlich dem Zweck, ihn erstrebenswert und anziehend zu machen. Das gilt für den Mann ebenso wie für die Frau. Psychologisch gesehen hat der Orgasmus noch eine andere, wichtige Funktion: den Menschen neu zu beleben, ihn gleichsam zu erneuern. Und das wird wohl auch der wahre Sinn des Orgasmus sein.

Einem Orgasmus sollte man sich ohne Vorbehalte hingeben können und ihn genießen. Doch viele Menschen, die zum Beispiel nie auf die Idee kämen, die Musik zu irgendetwas anderem als zu ihrem eigenen Vergnügen anzuhören, können es nicht lassen, Nutzen aus dem Orgasmus zu ziehen, ihn „auszuschlachten". Meist verwenden sie ihn brav dazu, sich ihre Männlichkeit – oder Weiblichkeit – bestätigen zu lassen. Aber mehr noch, um im Wettbewerb um die Männlichkeit oder Weiblichkeit mit mehr und schöneren Orgasmen protzen zu können. Im gerade erst erschienenen Hite-Report lassen sich Frauen über ihre Orgasmen folgendermaßen aus: „Ich hätte am liebsten zwanzig Orgasmen. Nachdem mein Mann aber schon meistens nach einem genug hat, muß ich mich wohl nach ihm richten!" „Nachdem ich jahrelang Sex mit Männern hatte, habe ich herausgefunden, daß bei Frauen viele Orgasmen möglich sind, daß die Liebesspiele viel länger dauern. Die Männer kamen immer nur einmal und brachen dann zusammen. Sie nehmen selbstverständlich an, ich sei befriedigt, und ich habe nie widersprochen. In Wirklichkeit war ich nach dem Orgasmus immer noch erregt, sogar mehr als zuvor."

„Ich habe gelesen, daß eine Frau fünfzig Orgasmen in einer Stunde hatte – und ich strample mich ab, einen Miniorgasmus in der Woche zu haben. Mein Gott, wie ich sie beneide!"

Hier wird Sexualität zur Leistung!

Es gibt auch einige Menschen, die betrachten den Orgasmus als ihr eigenes Werk. Sie versuchen etwa durch akrobatische Bewegungen beim Geschlechtsakt einen luxuriösen Orgasmus mit allem Drum und Dran zu erzielen.

Manche dagegen sehen den Orgasmus als Siegesbeute oder als Geschenk an. Das hört sich dann so an: „Ich hatte einen Orgasmus mit ihr!" oder: „Ich verhalf ihr zu einem Orgasmus." Viele sogenannte Fachleute geben in Fachartikeln und Fachbüchern Anweisungen, die etwa so lauten: „Wenn Sie diesen Anweisungen folgen, dann werden Sie mit großer Wahrscheinlichkeit zum Orgasmus kommen."

Wie in einem Rezeptbuch: Man nehme ...

Manche betrachten ihn als Labsal und Trost. Sie vermeiden es sehr sorgsam, das Vergnügen mit in Betracht zu ziehen.

Schwieriger wird es, wenn es darum geht, keinen Orgasmus zu haben. Es gibt nämlich Frauen und auch einige Männer, die es als besondere Leistung ansehen, keinen Orgasmus zu haben. Sie fühlen sich dadurch vollkommen und den anderen überlegen. Für eine puritanische Frau ist der Geschlechtsverkehr vielleicht auch annehmbarer, wenn sie keinen Orgasmus hat. Sie wird dann ein Gefühl der Rechtschaffenheit bekommen, das sie der Lust und dem Vergnügen beim

Geschlechtsverkehr vorzieht. Oftmals mag sie dabei ihren Mann, ihren Freund aus Rache oder Boshaftigkeit foppen, quälen oder belügen.
In einigen Fällen wird der Orgasmus wohl auch aus Angst oder aus Sparsamkeit vermieden. Manche Frauen haben Angst, sie könnten sterben, wenn sie sich gehen lassen. Die Angst kann sie völlig frigide machen. Solche Frauen gehen nur selten das vermeintliche Wagnis ein und naschen ein klein wenig von der Lust und von der Freude, wobei sie ängstlich darauf bedacht sind, es nur nicht so weit kommen zu lassen. Das gibt ihnen das Gefühl, dem Tod ein Schnippchen zu schlagen – ein zusätzlicher Kitzel zu ihrem bißchen Vergnügen.
Manche Frauen glauben, wenn sie keinen Orgasmus haben, sie seien treu geblieben. Ihrem Ehemann, ihrem Liebhaber oder irgendjemand sonst, vielleicht dem Vater oder einem Idol. Manche Frauen glauben auch eine Art Jungfräulichkeit zu bewahren, wenn sie zwar bis zum Orgasmus kommen, aber nicht in der Stellung von Gesicht zu Gesicht. Diese Stellung heben sie sich für den Liebhaber auf, ganz egal, ob es ihn schon gibt, oder nicht. Diese Einstellung nennen die Fachleute Aufschub, das bedeutet, daß die Frau wohl duldet, daß der Mann beim Geschlechtsverkehr zum Orgasmus kommt, daß sie ihren eigenen Orgasmus aber aufschiebt. Diese Frauen brauchen zum Orgasmus ein ganz bestimmtes Vorgehen des Mannes beim Akt, oder aber sie sind auf einen besonderen Liebhaber angewiesen, mit dem allein sie zum Orgasmus kommen können. Manche Frauen können auch nur durch Masturbieren zum Orgasmus kommen.
„Masturbation ist im Augenblick meine einzige sexuelle Entspannung, denn ich bin seit zwei Jahren Witwe und möchte noch keinen neuen Freund“, berichtet eine Frau im Hite-Report. Aus dieser Sicht scheint die Masturbation gerechtfertigt. Doch dann schreibt dieselbe Frau weiter: „Ich habe schon mein Leben lang masturbiert, ab und zu, wann immer ich die Notwendigkeit fühlte. Jetzt ist es zum täglichen Bestandteil meines Lebens geworden.“ Hier wird die Masturbation zur reinen Ersatzbefriedigung einer einsamen Frau. Einer Frau, die möglicherweise nicht in der Lage ist, neue Kontakte zu knüpfen.
Häufig werden an Hypnosetherapeuten die Fragen herangetragen, ob sexuelle Phantasien neurotischer Natur seien.

Phantasien beim Geschlechtsverkehr, die nicht direkt auf den Partner bezogen sind, müssen als ein Zeichen von Neurose oder sexueller Fehlentwicklung gewertet werden. Im Gegenteil: Frauen, die beim Lieben phantasieren, sind völlig normal und steigern dadurch ihr sexuelles Verlangen und ihre sexuelle Befriedigung. Sigmund Freud legte den Grundstein der Theorie, daß Frauen mit sexuellen Phantasien neurotisch veranlagt seien, indem er erklärte: „Glückliche Menschen haben keine Phantasien, nur unbefriedigte."

Ein Schüler Freuds, Wilhelm Reich, war der Meinung, daß Phantasien während des Geschlechtsverkehrs Fluchtmechanismen darstellen. Ablenkungsmanöver, die den betreffenden Menschen helfen, sich nicht völlig hingeben zu müssen.

Freud wie Reich sahen also sexuelle Phantasien als Zeichen von Neurose und sexueller Fehlentwicklung an.

Viele gegenwärtige Psychologen lassen sich bei ihrer Arbeit mit weiblichen Patienten weiter von dieser Einstellung leiten. Sie vertreten die Auffassung, erotische Phantasien seien so etwas wie Penisneid. Sie seien Mechanismen, die Frauen benutzen, um eine seelische Distanz zwischen sich und ihrem Partner zu halten oder als Hilfsmittel, die dazu dienen, der vollen Verantwortung für sexuelle Handlungen auszuweichen, da die uneingeschränkte Bejahung der eigenen Sexualität unerträgliche Schuldgefühle mit sich bringen würde.

Zwei Phantasien tauchen bei Frauen am häufigsten auf:

Mit einem anderen als dem tatsächlichen Mann zusammenzusein – einem früheren Liebhaber, einem berühmten Schauspieler, einem flüchtigen Bekannten – und mit Gewalt zum Geschlechtsverkehr von einem leidenschaftlichen, gesichtslosen Mann gezwungen zu werden.

Die Amerikanerin Barbara Hariton, die an der City University von New York in Psychologie promovierte, schrieb ihre Dissertation über die Sexualphantasien bei Frauen. Heute arbeitet die Psychologin als Psychotherapeutin im Long-Island Jewish-Hillside Medical Center. Nach ihren Untersuchungen gaben 60 Prozent der Frauen, die erotische Phantasien hatten, an, wenigstens gelegentlich einmal an einen Phantasiepartner während des Geschlechtsaktes gedacht zu haben. 18 Prozent dieser Frauen erklärten, daß dies sehr häufig geschehe. Mit

Gewalt genommen zu werden, diese Vorstellung gaben 53 Prozent der Befragten an. 15 Prozent davon hatten diese Vorstellung oft. Eines der wichtigsten Ergebnisse der Wissenschaftlerin war, daß erotische Phantasien kein Indikator für Mißvergnügen mit der ehelichen Situation sind. Frauen, die von positiven Gedanken während des Geschelchtsverkehrs mit ihrem Ehemann begleitet werden, gaben ebenso häufig Phantasien zu Protokoll wie Frauen, die negative Gedanken gegenüber ihren Partnern hegten.

Das Auftreten erotischer Phantasien steht demnach in keiner Beziehung zu den Gedanken der Personen während des Geschlechtsverkehrs. Es scheint aber eine Beziehung zwischen der Häufigkeit und der Art der Phantasien und der Persönlichkeitsstruktur der Frau zu geben. Frauen, die beispielsweise viel phantasieren, sind impulsiv, unabhängig und nonkonformistisch. Diese Frauen weisen Persönlichkeitsmerkmale auf, die gewöhnlich Männern zugeschrieben werden, wie beispielsweise Aggressivität. Ihnen fehlen die ausgesprochen weiblichen Merkmale, wie die Tendenz zur Anlehnung und Fürsorge. Tagträume treten bei ihnen auch zu anderen Zeiten als während des Geschlechtsverkehrs auf. Der Inhalt der Frauen dieses Typus wechselt häufig. Das Angstniveau ist bei ihnen höher als beim Durchschnitt, aber ihr Gefühlsleben ist nicht ständig von Schuld oder Furcht geprägt wie bei unglücklichen Frauen.

Für viele Frauen ist das Träumen in der Sexualität Stimulation. Diese Frauen werden durch ihre Phantasien sexuell stimuliert, für sie sind die Träume etwas genauso natürliches, wie Kuß oder Petting. Sie haben eine von Entdeckerfreude geprägte Einstellung zur Sexualität.

Die Persönlichkeitsmerkmale von Frauen, die stark phantasieren, sind denen von kreativen Menschen sehr ähnlich. Dann gibt es noch jene Gruppe von Frauen, die sich ständig an andere Orte, in andere Zeiten und in Gesellschaft anderer Männer phantasieren. Sie sind ihren Mann überdrüssig, aber sie haben Angst, eine Affäre zu beginnen. Während des Geschlechtsverkehrs stellen sie sich frühere Liebhaber, berühmte Schauspieler vor. Häufig handelt es sich um sogenannte Heldenfiguren. Manche Frauen träumen von Männern, die in einer Schlange stehen, um mit ihnen Geschlechtsverkehr zu haben. Hier drücken sich schon echte neurotische Züge aus. Wenn die Phantasien derartige Wege gehen, dann stimmt irgendetwas nicht. Mit der Liebe nicht, mit der Sexualität nicht, in der zwischenmenschlichen Kommunikation nicht.

Die Psychoanalytikerin Helene Deutsch deutet Phantasien von gewalttätigen Sexualszenen als ein Zeichen dafür, daß diese Frauen von Natur aus masochistisch sind. Eine andere amerikanische Psychoanalytikerin Karen Horney, argumentiert, daß diese Phantasien – wenn sie auch Zeichen für Masochismus sind, – sich nicht aus angeborenen weiblichen Neigungen, sondern aus der Unterdrückung der Frau in der Gesellschaft herleiten läßt.

Der berühmte Psychiater Maslow ist da wieder ganz anderer Meinung. Ihm fiel auf, daß Frauen mit großem Selbstwertgefühl am ehesten Unterwerfungsphantasien während eines Geschlechtsverkehrs haben, während passive oder masochistische Frauen am wenigsten phantasieren.

Die sexuelle Reaktion – sowohl des Mannes als auch der Frau – wird beeinflußt von biologischen Gegebenheiten. Unser Körper ist nun einmal so und so gebaut und vermag auf bestimmte Weise zu reagieren. Daneben spielen aber auch psychologische Fakten eine erhebliche Rolle. Es gibt so vieles, das uns sexuell erregt. Aber auch so vieles, das unsere Sexualität hemmt. So haben Stimmen in uns großen Einfluß darauf, was passiert, wann es passiert, wem es passiert und wie es passiert. Wichtiger noch als diese Stimmen sind die Bilder im Hintergrund, die ursprünglichen Bilder, die die Potenz und den Grad der sexuellen Erregung bestimmen. Erst wenn der Orgasmus einmal ausgelöst ist, verlieren diese Stimmen und Bilder für kurze Zeit ihre Wirkung, und nur die einprogrammierten, biologischen Abläufe rollen ab.

Es spielt zum Beispiel eine Rolle, welche Einstellung und Haltung der Mann gegenüber der Sexualität hat. Hat er Angst vor ihr, oder kann er sich nicht ganz hingeben? Von entscheidender Bedeutung ist die Mutter. Es kommt darauf an, ob sie sagt: „Sei auf der Hut" – oder: „Los ran!"

Sehen wir uns so ein Beispiel einmal an:

Verzweifelt kämpft der fünfjährige Klaus gegen die Tränen an. Im Fernsehen ist Erschütterndes geschehen. Das liebe Pferdchen war gestürzt und sollte nun erschossen werden. Der siebenjährigen Schwester rollen dicke Tränen über die Wangen, während der kleine Mann schluckt und schluckt. Natürlich gelingt es ihm dann doch nicht, nur einen trockenen Schluchzer auszustoßen. Und prompt folgt die mütterliche Mahnung: „Aber Klaus, ein Junge weint doch nicht, du bist doch kein Mädchen (!)“ Das zwingt ihn zur Beherrschung, auch wenn es dem Kleinen noch schwer fällt.

„Wenn du ein richtiger Mann werden willst, dann darfst du nicht zeigen, was du fühlst!“ Diese Worte werden Klaus noch viele Jahre hindurch begleiten. Und das ist allerdings wirklich zum Weinen. Denn Psychologen haben längst erkannt, daß die „tränenreiche Erziehung“ die bessere ist. Längst hat man erkannt, daß die harten Erziehungsmethoden nur Nachteile bringen. Wenn nämlich aus dem tapferen Jungen ein Mann geworden ist, wird er nicht mehr fähig sein, Fürsorge und Einfühlung für andere zu empfinden.

„Es ist ja nur das in einem Menschen verhaftet, was er sich als Kleinkind erworben hat“, erklärt die Wiener Kinderpsychologin Dr. Elisabeth Jagsch. „Der kleine Junge, dem ständig eingebleut wird, daß er seinen Gefühlen nicht freien Lauf lassen darf, sondern sie verdrängen muß, wird sich zwangsläufig zu einem gefühlskalten Menschen entwickeln.“

Wahrscheinlich wird die Mutter des kleinen Klaus ihre Erziehungsmethoden noch am eigenen Leib zu spüren bekommen. Dann zum Beispiel, wenn ihr Sohn – als erwachsener Mann – nur wenig Anteilnahme an ihrem Leben und ihren Kümmernissen zeigt. Sicher wird auch ihre Schwiegertochter darüber gekränkt sein, daß er so wenig zärtlich ist und keine liebevolle Einstellung zu seinem Kinde hat.

Kein Wunder! Wie soll er als erwachsener Mensch Gefühle zeigen, da er doch immer darauf gedrillt wurde, sie zu unterdrücken? Er durfte nicht weinen, wenn ihm ein anderes Kind sein Lieblingsauto wegnahm. Oder wenn die liebe Omi abreiste. Und jetzt soll er seinen Gefühlen Ausdruck verleihen können, wenn er seine Frau im Arm hält!

Früher waren die Menschen nicht so verbohrt wie viele Mitbürger der Gegenwart. Weinend standen die Jünger Christi um sein Grab, weinend hatte Kaiser Augustus von seinem Feldherrn Varus die Legionen zurückgefordert. Fürst Bismarck, so wird authentisch berichtet, soll jedesmal, wenn ihm Kaiser Wilhelm einen Wunsch abgeschlagen hatte, in einen Schreikrampf ausgebrochen sein. Als Katte, der beste Freund von Friedrich dem Großen hingerichtet wurde, ließ der junge Friedrich seinen Tränen ungeniert in aller Öffentlichkeit ihren Lauf. Zum Verdruß seines Vaters, des Soldatenkönigs, denn in ausgesprochen militärischen Staaten, wie im alten Sparta oder in Preußen, galten Tränen als unmännlich.
Niemals berichtet die Zeitgeschichte darüber, daß die tränenlosen Familienoberhäupter besonders zärtliche Ehemänner waren. Sie galten im Gegenteil als herrschsüchtig und tyrannisch. Es ist eine Kette ohne Ende.
Wer als Kind selbst nicht weinen durfte, wird es auch seinem eigenen Sohn verbieten. Diese Kette gilt es endlich zu durchbrechen. Tyrannische Väter und gefühlsarme Männer sind ein verstaubtes Überbleibsel, das unsere Familien nicht glücklicher macht. Die Hypnosetherapie vermag diese Kette zu durchbrechen. Die alten Programme werden aufgehoben und durch neue, positive Gedanken ersetzt.
Für die Sexualität ist es wichtig, daß man sie als anständig und nicht als unanständig auffaßt. Auch hier gibt es so viele von einer falschen Moral gesetzten Programme.
Die Reaktion des Mannes hängt auch von seiner Partnerin ab, ob sie auf sexuelle Reize anspricht oder nicht, ob sie ihn ermutigt oder entmutigt.
Ihre Stimme gibt ihm Auskunft über ihre Einstellung, sie kann warm klingen oder gleichgültig, oder auch abweisend und kalt. Ihr ganzer Körper kann das Spiel mitmachen, in lebhaften, lustvollen Bewegungen, kann aber auch reglos und starr bleiben.
Viele Ehepartner erwarten für das, was sich in ihren Betten tut, auch noch Dankbarkeit. Nehmen wir einmal einen typischen Fall.
Die Frau tut ihre Pflicht und kommt den Wünschen ihres Gatten in mancher Beziehung nach, ist aber unfähig, alle seine Wünsche zu be-

friedigen. Er seinerseits wagt nicht, sich ihr ganz zu offenbaren, nicht einmal sich selbst gesteht er ein, daß ihm noch einiges fehlt. Die Frau gibt sich große Mühe und erwartet von ihm Dankbarkeit. Um ihr Gerechtigkeit widerfahren zu lassen, versucht er, Dankbarkeit zu empfinden. Trifft dieser Mann eine andere Frau, die mehr für ihn tut, als er sich je erhofft hatte, ohne sich Mühe geben zu müssen, und ohne Dankbarkeit dafür zu erwarten, dann hält ihn seine Ehefrau, die viel von ihrem Stolz für seine Befriedigung geopfert hatte, für einen erbärmlichen Lumpen. Es kann aber auch sein, daß die Frau sich von einem anderen Mann angesprochen fühlt, weil sie bei ihrem Ehemann nicht die volle Befriedigung erlangen kann. In jedem Fall können erste Eheschwierigkeiten aus diesem Widerstreit zwischen Erziehung und Biologie entstehen. Einer Frau in den Vierzigern fällt es sehr schwer, einzusehen, daß sie ihrem Mann das Gleiche geben könnte wie seine junge Freundin, wäre sie nur imstande, ihre Erziehung über Bord zu werfen. Die meisten Frauen entscheiden sich jedoch in so einer Situation für eine Trennung, nur um ihre Eltern nicht zu verraten. Denn Verrat würde es ja, gäben sie ihren eigenen sexuellen Wünschen oder denen ihres Mannes nach. Derartige Wünsche, die sie ihr Leben lang unterdrückt hatten, erscheinen ihnen fremdartig und sündhaft, auch abstoßend und schlicht unzüchtig.

Die körperlich vollbefriedigte Erlebnisfähigkeit ist eine Hauptgrundlage der Ehe. Der Kenntnis, Fähigkeit und Übung des Liebesspiels kommen erhebliche Bedeutung zu. Leider sind in den letzten Jahren eine Menge Bücher auf den Markt gekommen, die Liebestechniken verkaufen, anstatt von Gefühl, vom Geben und Nehmen zu sprechen. Es hat sich aber mittlerweile herumgesprochen, daß der „vollkommene Liebesingenieur" nach Kolle nicht der ideale Liebhaber ist. Nicht Technik ist in dem Zusammenleben zwischen zwei Menschen gefragt, sondern echte Zuneigung, das füreinander-da-sein.

Die Konflikte in Liebe und Sexualität sind vielgestaltig. Man kann ihnen mit Hypnose beikommen. Sind erst einmal die Ursachen der Konflikte, der Neurosen, aber auch der einfachen seelischen Störungen aufgedeckt, dann lassen sich gut korrigierende Suggestionen geben.

Liebe und Hypnose, das ist schon immer ein Thema für dubiose Gestalten gewesen.
Die Versuchung, von „Geheimen Kräften" im Bereich der Liebe Gebrauch zu machen, ist für die Menschen immer groß gewesen. Zaubersprüche und Zaubertränke und seltsame Gebräuche vieler Art sind durch die Zeiten hindurch immer wieder ausprobiert worden. Kein Wunder, wenn man auch versucht hat, mit der Hypnose gerade auf diesem Gebiet Einfluß zu haben.
Bekannt ist der vor etwa fünfzig Jahren aufgedeckte Fall Czynski. Es ist die Geschichte eines netten jungen Mädchens aus gutem Haus, das durch Suggestionen mißbraucht wurde. Das Mädchen geriet im Verlauf eines ihr suggestiv aufgezwungenen Liebesverhältnisses durch ihre Entgleisungen mit der Polizei in Konflikt. Die Affäre war ein aufsehenerregender Skandal in der Wiener Gesellschaft. Liebe und Suggestionen stehen immer irgendwie in Zusammenhang. Wenn ein Mann ein Mädchen herumbekommen will, wenn er sie immer wieder mit seinen „Argumenten" bombardiert, dann sind das nichts anderes als Suggestionen. Wenn man von Hörigkeit in der Liebe spricht, dann sind immer Suggestionen mit im Spiel.
Viele Frauen fürchten, der Hypnotiseur könnte sie in der Hypnose mißbrauchen. So ein Fall ist mir nicht bekannt, und ein Hypnotiseur würde es auch nicht wagen, derartig vorzugehen. Denn damit stünde schließlich seine Existenz auf dem Spiel.

Aus ererbten Anlagen werden Fähigkeiten

„Ich möchte gerne einen Job haben, der mir mehr einbringt".
„Ich möchte von meinen Mitmenschen anerkannt werden."
„Ich möchte so gerne glücklich sein!"
Das sind die Wünsche, die vielen Mitbürgern durch die Köpfe spuken.
Jeder von uns hat Vorstellungen und Sehnsüchte. Bei vielen aber bleibt es nur bei den geheimen Wünschen. Sie scheinen ihnen so unerreichbar, so unmöglich, daß diese Gedanken nicht einmal ausgesprochen werden.
Warum ist das so? Warum verzichten so viele Menschen von vornherein auf die Möglichkeit, im Leben weiterzukommen?
„Die Trauben hängen mir viel zu hoch", sagte der Fuchs in der bekannten Tierfabel, „und außerdem sind sie mir zu sauer." Das sieht nach Verzicht aus. Es ist mehr: es ist Selbstbetrug! „Ich lasse mich nicht aus der Ruhe bringen".
„Was ich nicht weiß, das macht mich nicht heiß."
„Ich stürze mich nicht in geistige Unkosten."
Wer so daherredet, betrügt sich ebenfalls. Je lauter er davon spricht, umsomehr will er damit verdecken, daß er längst zu der Selbsterkenntnis kam: „So geht das nicht weiter, ich müßte längst an mir arbeiten, damit ich nicht ständig auf der Stelle trete."
Solche Menschen, wie eigentlich alle, möchten sich gerne zu einer Persönlichkiet entwickeln. Sie alle wollen nicht nur ein Rädchen in der großen Masse Mensch sein.

Sie wollen – und das mit Recht – nicht ständig als neurotische Krüppel durchs Leben gehen. Sie wollen selbstbewußte, verantwortungsbewußte, heitere, gelassene Menschen sein.

Aber wie entwickelt man sich heutzutage zu einem Menschen, der frei von allen Störungen lebt?

In den bisherigen Kapiteln wurde von Krankheit, von Neurosen, von Psychosen und seelischen Störungen gesprochen. In diesem letzten Kapitel möchte ich aufzeigen, wie sich ein Mensch entwickelt, der frei von all diesen Belastungen ist.

Ein neugeborenes Kind hat noch keine Begegnung mit der Welt, in die es hineingeboren wurde und in der es leben soll. Zum anerkannten Bürger wird das Kind erst durch die Anmeldung beim Standesamt.

Von allen Behörden, von Polizei und Gericht wird nunmehr die Bezeichnung „Person" benutzt.

Der Säugling in der Wiege macht sich darüber noch keine Gedanken. Von seinen Eltern und Vorfahren hat er eine Menge Anlagen geerbt. Sehr bald läßt er bestimmte Eigenarten erkennen, die ihn von anderen Säuglingen unterscheiden.

Zur Welt des kleinen Kindes gehören zunächst die Angehörigen. Im Umgang mit dieser kleinen Welt werden die ersten Fähigkeiten erworben. Sie entstehen aus den ererbten Anlagen. Entscheidend dafür ist aber vor allem, daß diese Anlagen auch geweckt werden – und wie das geschieht; nur sehr gering und schwach oder regelmäßig und stark. Ein Kind ist kaum wenige Monate alt, da hebt es den Kopf, wenn es Geräusche an der Tür hört, und es schaut sogar zur Tür hin. Es hat die Erfahrung gemacht, daß von dort die Mutter kommt, und von ihr ist Nahrung, ist Liebe zu erwarten. Wenn sich das lachende Gesicht der Mutter oder des Vaters dem Säugling nähert, zeigt sich die freudige Erregung des Säuglings nicht nur auf dem Gesicht, sondern auch im Strampeln, im schnellen Atmen, im seligen Aufjauchzen. Sein ganzes Leben lang reagiert der Mensch auf Reize, die von außen kommen. Mit zunehmender Entwicklung werden diese Reaktionen immer mehr verfeinert. Das erste Lachen eines Säuglings mag vielleicht einer Grimasse ähneln, mehr und mehr nimmt das Lachen jedoch feinere Züge an, je nachdem, was die Mutter sagt, und wie das geschieht. Vom Lä-

cheln und Schmunzeln, vom geöffneten Mund und von den geweiteten Augen bis zum Strahlen über das ganze Gesicht, zum glückseligen Quietscher und lauten Lachen gibt es bald eine ganze Skala von Verhaltensweisen, fein abgestuft nach den jeweiligen Außenreizen.
In den Bereichen des Sehens und Hörens, des Schmeckens, Riechens, Tastens und Fühlens geht das ebenso.
Und vor allem im Bereich des Denkens. Denn Denken ist verstandesmäßiges Anpassen an neue Situationen. Wenn häufig der Begriff Intelligenz gebraucht wird, so heißt das nichts anderes, als sinnvolles Anpassen an neue Situationen.
Zur gedanklichen Verarbeitung neuer Außenreize – und damit zum vernunftgemäßen Reagieren auf neue Situationen ist jeder Mensch, der durchschnittliche geistige Anlagen geerbt hat, befähigt. Je individueller die Weiterentwicklung des jungen Menschen wird, desto feiner abgestuft verlaufen die Reaktionen auf die Umweltreize. Je regelmäßiger und stärker der Mensch immer neuen und veränderten Außenreizen ausgesetzt wird umso mehr entfalten sich seine Fähigkeiten. Je häufiger und je intensiver die Anforderungen an den jungen Menschen werden desto mehr wird der Mensch gezwungen, zu reagieren und sich anzupassen. Er muß sich gedanklich anstrengen, und damit übt er seine Intelligenz.
Ein Kind wird in die Familie hineingeboren. Bis zum Schulantritt ist seine Umgebung eng und feststehend; es ändert sich kaum etwas. In diesen Jahren bilden sich die ersten Gewohnheiten, von denen viele während des ganzen Lebens beibehalten werden. Manche dieser Verhaltensweisen werden gedankenlos und mechanisch durch das ganze Leben geschleppt, ohne Abwandlung, Abstufung: Ohne Anwendung der eigenen Intelligenz, also ohne Anpassung an neue Forderungen, die von außen kommen.
Der Schulantritt stellt ein Kind vor neue Situationen: Das Kind muß sich an neue Menschen und Bedingungen außerhalb der Familie anpassen. Wer das nur passiv tut und sich willenlos nur überall beeinflussen läßt, ohne eigene Ansprüche zu bekunden, der wird nur ein „Mitläufer“ und bleibt mit seinen Leistungen unter dem Durchschnitt. „Er ist ein unbeschriebenes Blatt“, sagen die Lehrer von solchen Schü-

lern. „Er könnte viel mehr leisten, wenn er aus sich herausginge!“
Nach Abschluß der Schulausbildung beginnt das Einordnen in die Welt der Erwachsenen. Wer sich über sich und seinen eigenen Standpunkt in der Welt keine Gedanken macht – und daraus also auch keine Folgerungen zieht, – der ordnet sich eben auch reibungslos und unauffällig ein. „Er fällt nicht auf, weder nach oben noch nach unten“, sagen seine Vorgesetzten. „Er hat keine eigene Meinung, er ist weder Fisch noch Fleisch.“ Das Berufsleben verläuft dann aufregungslos, aber auch ohne Anstrengungen. Er schwimmt mit der Masse mit, er macht aus seinem Leben nichts besonderes.

Irgendwann heiratet so ein Mensch, Kinder kommen, er hat eine Familie. Der Lebensablauf geht friedlich und ohne Schwankungen vor sich. Sie führen ein Leben ohne Krisen, ohne Konflikte. Ein solcher Mensch lebt im Nebeneinander von Erwerbsleben und privatem Dasein. Das eine ist säuberlich vom anderen getrennt und hat nichts miteinander zu tun. Man beschränkt sich auf einige alte und liebe Gewohnheiten und ist nicht bereit, sich umzustellen, geschweige denn durch Reagieren auf andere Situationen, Neues hinzuzulernen. So ein Mensch ist einer von vielen: eine Person! Er hebt sich aus der Masse der vielen anderen nicht heraus.

Spätestens mit 30 Jahren ist seine Entwicklung gänzlich abgeschlossen. Es passiert nichts Neues mehr für ihn. Er erscheint wie seine eigene Statue, nicht mehr weiter zu formen und zu verändern. Es gibt Menschen, die sich schon von Kindheit an ganz anders verhalten.

Bereits in der Vorschulzeit interessieren sie sich lebhaft für Bilderbücher, kennen Lieder und Märchen auswendig, fragen sehr viel und verlangen Beantwortung auf ihre Fragen. Sie spielen Kasperltheater und Rollenspiele, kneten und basteln, können lange und ausgiebig sich mit einem Baukasten beschäftigen, zeigen lebhafte Phantasie und sind aktiv.

Im Geschwisterkreis setzen sie sich durch, im Spielkreis mit Gleichaltrigen behaupten sie sich. Jedenfalls spielen sie ihre „eigene Rolle“ und lassen sich nicht einfach irgendwie gängeln. Auch wenn sie stiller und weniger lebhaft sind, nachdenklich und besinnlich, so entwickeln sie sich doch nach eigenen Gesetzen.

In der Schule unterscheiden sich solche Kinder dann sehr bald von den „vielen anderen". Sie haben eigene Auffassungen, sind aufgeschlossen und denken mit – und nehmen nicht so ohne weiteres alles an, was der Lehrer ihnen vorträgt. Die täglichen Erfahrungen, die sie eifrig sammeln, werden von ihnen verstanden und verarbeitet. Sie nehmen Stellung zu allem, was ihnen begegnet. Man erkennt, daß sie bereits eine eigene Haltung haben. Aus einer Erfahrung lernen sie für weitere Erfahrungen. Solche Menschen lösen sich oft schon frühzeitig in ihrer Jugend vom Elternhaus los, weil sie eigene Wege gehen wollen. Sie wollen nicht mehr kritiklos gehorchen. Es kann zu Konflikten mit den Erwachsenen kommen. Es kann tiefe seelische Probleme geben – die aber durchstanden und durchkämpft werden müssen, weil sie zur Läuterung, zur Klärung des eigenen Standpunktes zur Reifung führen.
Das Hineinwachsen in die Welt der Erwachsenen kann lange dauern und Schwierigkeiten mit sich bringen. Der junge Mensch wehrt sich dagegen, sich ducken zu müssen und in die Rolle des Untertanen abgedrängt zu werden.
Es ist eine Kette von Erfahrungen, die der denkende Mensch im Laufe seines Lebens sammelt. Und je mehr Erfahrungen er sammelt, desto reifer wird er.
Die einzelnen Erfahrungen stehen aber nicht beziehungslos nebeneinander, sondern sie durchdringen einander. Aus der Fülle der bisherigen Erfahrungen werden neue Erkenntnisse gewonnen für neue Erfahrungen. Das Netz der selbstverarbeiteten Erfahrungen wird dadurch immer dichter und feinmaschiger, immer fester und sicherer. Bei jeder neuen Erfahrung erfolgt eine Nutzanwendung, die sich immer besser an die jeweilige Situation anpaßt. Jede Anpassung an eine Situation erfordert Intelligenz – und vertieft dadurch auch die weiteren Intelligenzleistungen.
Das denkende Verarbeiten hinterläßt deutliche Spuren. Tatsächlich, es sind richtige Spuren – die Wissenschaft nennt sie Engramme, in der Großhirnrinde. Ein solches Engramm – als die bleibende Spur eines geistigen Eindrucks, wird umso tiefer, je öfter und nachhaltiger dieser Eindruck erlebt wird. Hier entstehen auch die positiven und auch die negativen Lebenseinstellungen. Denn nicht das Erlebnis an sich

führt den Menschen in die Neurose, in die Krankheit, sondern die Art, wie er dieses Erlebnis verarbeitet, wie er es gedanklich verarbeitet, wie es sich ihm als Engramm einprägt. Sind diese Engramme überwiegend negativer Art, entwickelt sich der Mensch zu einem negativen, ängstlichen, neidischen, eifersüchtigen, pessimistischen Menschen. Durch die Hypnosetherapie versucht der Therapeut nun, diese alten negativen Engramme aufzulösen und durch neue zu ersetzen. Durch die Hypnosetherapie wird also ein Reifeprozeß nachvollzogen. Es wird versucht, und überwiegend gelingt es auch, den negativ gestimmten Menschen positiv umzupolen. Das kann aber nur gelingen, wenn dieser Mensch zur Mitarbeit bereit ist. Immer wieder kommen Menschen in eine Hypnosepraxis, legen sich auf die Couch und denken, 'nun mach mich mal gesund'. Wer mit dieser Einstellung zu einer Therapie kommt, hat schon verloren. Denn Therapie ist immer Arbeit, gemeinsame Arbeit zwischen Therapeuten und Patient!

Das Dasein einer Person wird geregelt durch erworbene Gewohnheiten, und durch das, was andere Menschen ihm zumuten. Eine Person ordnet sich reibungslos ein, fügt sich – und bleibt immer Mitläufer.

Das Leben einer Persönlichkeit hebt sich immer von dem anderen Menschen deutlich ab.

Eine Persönlichkeit bestimmt ihren Lebensweg selbst, nach eigenständigem Denken, nach eigenem Plan. Oft gegen den Trott der anderen!

William Shakespeare hat vor mehr als dreihundert Jahren in seinen berühmten Dramen dichterisch seine Auffassung dargelegt, daß der Mensch sich dauernd wandelt und verändert, und daß alle sieben Jahre ein neuer Mensch aus ihm wird. Die moderne Biologie hat das bestätigt. Alle sieben Jahre werden sämtliche Zellen im Körper des Menschen erneuert. In der Pädagogik, also in der Erziehung des Menschen, gibt es zwei Methoden. An erster Stelle steht die Fremderziehung, die Anregungen werden durch Eltern, Lehrer, Vorgesetzte und andere gegeben. An zweiter Stelle steht die Selbsterziehung: Der Mensch gibt sich selbst die Antriebe zu seinem eigenen Handeln. Je älter der Mensch wird, umsomehr tritt die Fremderziehung zurück und macht Platz für die Selbsterziehung, so sollte es jedenfalls sein. Viele Menschen aber lassen sich allzu lange bevormunden.

Mancher wird an dieser Stelle denken, das ist bei mir ebenso, ich bin mein Leben lang gegängelt worden, ich durfte mich nicht zu einem selbständigen Menschen entwickeln. Solche Gedanken sind ein gefährlicher Trugschluß!

Denn, solange der Mensch denkt, ist er in der Lage, sich zu einem selbständigen Menschen zu entwickeln. Wer will, kann die Fesseln abstreifen. Selbsterziehung ist nicht und niemals vom Alter abhängig!

Zu jeder Zeit kann ein Mensch aus der Herde, hinter der er bislang hertrottete, ausbrechen!

Wer meint, in seinem Leben habe die Fremderziehung versagt, weil er vielleicht erziehungsuntüchtige Eltern, schlechte Lehrer gehabt hat, kann jederzeit mit der eigenen Selbsterziehung beginnen.

Selbsterziehung ist in erster Linie Selbst-Bildung!

Unter Bildung versteht man den Anteil, den der einzelne Mensch an dem geistigen Leben der Welt gewonnen hat. Es gab zu allen Zeiten in der Geschichte der Kulturvölker „die Gebildeten" und „die Ungebildeten".

Im Zeitalter der Griechen war der Gebildete schreibkundig, konnte Verse dichten und beschäftigte sich mit der damaligen Philosophie. Im Zeitalter der Minnesänger kannten die Gebildeten die Lieder und Weisen der fahrenden Sänger und versuchten, solche selbst zu verfassen.

Im Zeitalter des Humanismus bildete man sich an den klassischen Sprachen und der Geschichte des Altertums. Noch heute haben wir die humanistischen Gymnasien, die mit Latein als erster Fremdsprache beginnen und später auch das Griechische lehren, das Griechisch des Dichters Homer, nicht etwa die Sprache des heutigen Griechenlands.

Heute unterscheidet man drei Grundformen des Wissens:

1. Das Lebenswissen
2. Das Bildungswissen
3. Das Leistungswissen

Das Bildungswissen dient dem einfachen Zurechtfinden im Leben. Es sind die Erfahrungen und Kenntnisse, die den Menschen befähigen, den einfachsten Lebensanforderungen nachzukommen. Im Mittelalter konnten nur die Gebildeten Lesen und Schreiben. Alle anderen waren Analphabeten.

Heute gehören die formalen Kenntnisse des Lesens, Schreibens und Rechnens ebenso zu den selbstverständlichen Fähigkeiten auch des einfachsten Menschen wie das einfache Denken, das Erkennen von Situationen und Zusammenhängen des praktischen Lebens. In unserer technisch komplizierten Welt wäre das Leben jedes einzelnen sonst gar nicht möglich. Das Bildungswissen dient der Vollentfaltung der wissenden Persönlichkeit, wie der bedeutende Philosoph Max Scheler es formulierte.

Das Leistungswissen dient der praktischen Bewältigung und Beherrschung der Wirklichkeit. Dieses Wissen ermöglicht es uns, die Welt zu gestalten. Wissen ist Macht, heißt es hier richtig.

Für den heutigen Menschen ist Leistungswissen entscheidend! Bildung allein – „im leeren Raum", ohne unmittelbare Beziehung zur Wirklichkeit kann nutzlos und sogar wirkungslos sein. Das Bildungswissen unserer Zeit erweitert sich täglich. Es ist völlig unmöglich, alles zu wissen. Es gehört zur reifen Persönlichkeit, die Sachgebiete abzustecken – und die Grenzen des eigenen Wissens zu erkennen.

Der Bildungswille ist die wichtigste Voraussetzung der Selbstbildung. Scharfes Beobachten, Überlegen, Prüfen, kritisches Abwägen, Auswerten der bisherigen Erfahrungen und Verknüpfungen mit neuen Erfahrungen, eigene Stellungnahme durch gedankliche Kombinationen suchen nach neuen Lösungen und Urteilsbildungen, alle diese Vorgänge gehören zum Denken.

„Narrenpossen sind eure allgemeine Bildung und alle Anstalten dazu; daß ein Mensch etwas ganz entschieden verstehe, vorzüglich leiste, wie nicht leicht ein anderer, der nächsten Umgebung, darauf kommt es an", das sagte Goethe in Wilhelm Meisters Wanderjahre.

Halbgebildete sind Leute, die von allem etwas wissen, die überall einmal hineingerochen haben, aber nichts gründlich wissen.

Ein Spezialist dagegen ist einer, der mehr und mehr über weniger weiß, könnte man ironisch sagen. Nicht selten sind Spezialisten völlig lebensfremd.

Der Mittelweg ist hier immer noch der Richtige.

Jeder Wissenserwerb erweitert den geistigen Horizont.

Ein Interesse ist niemals angeboren. Es stellt sich nicht von selbst ein. Alle unsere Interessen sind erworben. Durch Fremderziehung, durch Selbsterziehung und Selbstbildung. Interessen können geweckt werden. Es gibt keine uninteressanten Dinge auf der Welt, es gibt nur Dinge, für die der einzelne sich nicht interessiert. Wer sich für viele Dinge interessiert, hat keine Zeit, krank zu sein. Er denkt nicht ständig an sich selbst, an seine „Krankheit", dazu hat er einfach keine Zeit. Immer wieder liest man in sogenannten Lebenserfolgsbüchern, man könne alles ändern, man müsse nur wollen. Wer so schreibt, hat den tiefen Gehalt einer seelischen Krankheit nicht erkannt. Wille allein genügt nicht. Der Wille, was ist darunter zu verstehen? Gibt es überhaupt eine Erziehung des Willens? Können wir unseren Willen beeinflussen und formen?

„Du willst nicht, das ist der einzige Grund für deine grundlose Faulheit!" Diesen Satz müssen sich gerade junge Menschen häufig anhören.

„Wenn man willensstark ist, dann kommt man morgens auch früher aus den Federn", sagt mancher Chef.

„Wie werde ich energisch und willensstark?"

Bücher mit derartigen Überschriften gibt es in jedem Buchladen. Sie raten dem Leser, sich morgens früh drei Minuten vor einen großen Wandspiegel zu stellen, sich selbst fest in die Augen zu sehen, und laut und stark zu sagen: „Ich will!" Das sieht nach Selbstsuggestion, nach Selbsthypnose aus. Man muß aber wissen, daß eine derartige Suggestion niemals wirken kann. Nämlich der Satz: Ich will, ist Anspannung, ist eine verkrampfte Haltung! Wenn schon Selbstsuggestion, dann müßte sie lauten: „Ich schaffe es!"

Überzeugung schafft Vertrauen, bringt Entspannung, der Mensch geht gelassener an seine Aufgabe heran.

In einem Buch las ich, man solle bei allem, was man tut und unternehmen möchte, die Zähne fest zusammenbeißen, angespannt nach vorne sehen, und die Nasenflügel aufblähen. Es gibt genügend Menschen, die sich vergeblich nach solchen Rezepten abmühen und von einem Mißerfolg in den anderen schlittern. Sie werden immer mutloser und zerfleischen sich in Selbstzweifeln, jedes Selbstvertrauen schwindet, Minderwertigkeitsgefühle verstärken sich, bis so ein Mensch eines Tages auf der Couch eines Therapeuten landet.

Die Willenspsychologie ist zu wichtigen Erkenntnissen gelangt: Der Wille ist nicht einfach eine Eigenschaft, die der eine hat, und die dem anderen fehlt.

Was man mit dem Wort Wille meint, ist in Wirklichkeit ein ganzes Bündel von geistig-seelischen Vorgängen, die zumeist gar nicht bis in alle Teilvorgänge zerlegt werden können. Eine Triebhandlung darf nicht verwechselt werden mit einer echten Willenshandlung. Erst der menschliche, sittliche Gehalt einer Handlung – und die Überwindung der niederen Triebe – entscheidet über den Persönlichkeitswert. Wenn ein Vater seinem heranwachsenden Sohn den Besuch eines Pornofilmes verbietet und zu diesem Zweck den Sohn in seinem Zimmer einschließt, der Sohn aber dann durch das Fenster ausreißt und doch ins Kino schleicht, dann ist das keine Willenshandlung, sondern sein Tun wird von der eigenen Triebstärke geprägt. Dieser junge Mann hat nicht Willensstärke bewiesen, sondern er wurde zum Sklaven seiner eigenen Triebe.

Nur wertgerichtete Entscheidungen führen zur Beherrschung der Triebe.

Das Motiv ist der Bestimmungsgrad für eine Willenshandlung. Das Motiv ist der seelische Hintergrund, der die Richtigkeit des Handelns bestimmt – und das Handeln leitet.

Nur selten ist es ein einzelnes Motiv, das einer Handlung vorausgeht. Meistens sind es zwei oder mehrere Motive. Oft ist es sogar ein ganzes Motivbündel, mit dem der Mensch sich herumschlagen muß. Der Mensch muß sich mit diesen Motiven auseinandersetzen. Wenn ihm das nicht gelingt, dann kann es zunächst zu einem Konflikt, später zu einer seelischen Störung, und schließlich zu einer Neurose kommen, wenn der Konflikt nicht gelöst wird.

Willensstärke hat auch nichts mit Körperkraft zu tun, wie viele meinen. Keineswegs ist der Kraftmensch auch ohne weiteres ein Willensmensch. Die Geschichte der Forscher und Entdecker, der Helden und Heiligen, hat bewiesen und beweist es jeden Tag aufs neue, daß gerade zarte und sogar grazile Naturen überaus starke Willenskräfte entwickeln können.

Vorbilder und Leitbilder formen die Persönlichkeit. Alle jungen Menschen brauchen solche Vorbilder, denen sie nachstreben können. Dabei ist entscheidend, ob es sich um falsche Ideale oder um echte Leitbilder handelt.

Ein konkretes Vorbild eines anderen Menschen leitet und führt den Menschen in seinem Erleben, in seinem Denken und Fühlen, in seinen Wünschen und Zielen. In seinem Handeln und Gestalten.

Von einem solchen Leitbild gehen viele Eigenschaften und Verhaltensweisen in die Persönlichkeit über. Das vollzieht sich ganz unbewußt, ohne eine bewußte Absicht, ohne einen festen Plan.

Gerade große Persönlichkeiten der Geschichte und des öffentlichen Lebens haben solche Vor- und Leitbilder gehabt. Je älter der Mensch wird, desto weniger behält er ein Leitbild vor Augen.

Bei der Wirkung eines solchen Leitbildes handelt es sich weder um ein „Abgucken“ noch um ein Kopieren. Man übernimmt von einer anderen Persönlichkeit ja nur solche Verhaltensweisen und Eigenschaften, die zu unserem eigenen Wesen passen. Erst die Vermischung mit unseren eigenen Erfahrungen, machen die Eigenschaften des Vorbildes wertvoll.

Ein negativer Mensch gibt auf, er denkt, ich schaffe das nicht, mich will ja doch keiner, ich bin zu nichts nütze. Das sind die Gedanken, die in eine Krankheit führen.

Der positive Mensch denkt: 'Was der geleistet hat, das kann ich auch', oder: 'Was der kann, das traue ich mir auch zu', oder: 'Ich werde mir ein Beispiel daran nehmen.'

„Ich vermute, daß Sie selten denken! Es gibt wenige Menschen, die mehr als drei- oder viermal im Jahr denken. Ich, der es wagt, so zu Ihnen zu sprechen, bin deshalb berühmt, weil ich ein- bis zweimal in der Woche denke!“

Mit diesen Worten hat der große irische Dichter G.B. Shaw einmal eine Ansprache vor einem erlesenen Publikum begonnen. Selbstverständlich war das eine sehr überspitzte Formulierung – wie alles, was dieser sarkastische Denker zur Kritik unserer heutigen Gesellschaft sagte und schrieb –, aber trotzdem ist darin viel Wahres enthalten.

Ist es nicht so, daß die meisten von uns „in den Tag hineinleben“, ohne planmäßig und gründlich zu denken?

„Die Ursache allen Übels auf dieser Welt ist falsches Denken“, das ist die Kernaussage aller Lebensphilosophien.

Ich sagte es schon an anderer Stelle – es sind weniger die Konflikte, die uns krank machen, als die falsche, gedankliche Verarbeitung unserer Erlebnisse.

Die Welt des Menschen von heute ist überwiegend auf das äußere Dasein gerichtet, während sie von der inneren Welt und ihrem eigenen wahren Wert wenig wissen. Hier liegt die Ursache von Halbheiten und Unzulänglichkeiten der menschlichen Bemühungen um Ordnung und Sinnerfüllung des Lebens, um Frieden und Feinheit und Harmonie in der Welt, der Kluft zwischen dem, was der Mensch will und erträumt, und der gefahr- und leidvollen Wirklichkeit, in der er heute lebt.

Der Mensch hat sich so daran gewöhnt, alle Hilfe von außen zu erwarten, daß ihm die sicheren inneren Hilfsquellen zumeist unbewußt und unbekannt sind.

Das Denken gehört zu jenen Wörtern, die in unserer täglichen Umgangssprache am häufigsten benutzt werden.

„Was denkst du?“

„Woran denkst du?“

„Denk daran!“

Wir möchten so gerne Gedanken anderer lesen können und sind manchmal nicht in der Lage, die eigenen Gedanken in den Griff zu bekommen. Die Wahrnehmung ist der Anfang allen Erkennens. Sie ist die erste geistige Tätigkeit des Menschen. Wahrnehmen heißt ja nichts anderes als „für wahr annehmen!“

Sämtliche Wahrnehmungen, die wir mit Hilfe unserer Sinnesorgane machten, sind in unserem Gehirn gespeichert, wie ich schon sagte. Wenn diese aufgespeicherten Wahrnehmungen wieder „wachgerufen werden“, so sprechen wir von Vorstellungen. Die Vorstellungen sind also die Erinnerungsbilder unserer sinnlichen Wahrnehmungen. Hier wird auch wieder die Wirkungsweise der Hypnose sichtbar. Denn sie ist in der Lage, jede Wahrnehmung unseres Lebens wieder in unser Gedächtnis zu rufen. Sind diese Wahrnehmungen erst einmal wieder bewußt gemacht, ist es leicht, sie richtig einordnen zu lernen, und damit jeden Konflikt zu lösen.

Zuerst ist die Wahrnehmung da, aus ihr wächst die Vorstellung, und unsere Vorstellungen haben die Eigenschaft, sich mit anderen Vorstellungen zu verknüpfen. Die eine Vorstellung ruft eine andere hervor. Die Wissenschaftler nennen solche Verknüpfungen von Vorstellungen Assoziationen. Dieses Aneinanderreihen von Vorstellungen läuft ohne inneren Zusammenhang ab, oft wechselnd und sprunghaft. Dabei gehen die einzelnen Vorstellungen ohne erkenntlichen Leitgedanken, durcheinander. Das gleiche kann auch in der Hypnoanalyse geschehen. Nur der erfahrene Therapeut ist in der Lage, Ordnung in das Geschehen zu bringen.

Die geistigen Vorgänge, das Prüfen, das Verwerfen, das Auswählen von Vorstellungen, sind erste Stufen des Denkens.

Je mehr Erfahrungen ein Mensch im Leben gemacht hat, umso mehr kann er durch richtiges Denken für seine Zukunft erwarten und auch „voraussehen".

Das Leben des denkenden Menschen besteht aus einer großen Fülle solcher Anzeichen und ihrer geistigen Verarbeitung. Es gibt eine ganze Menge von Denkstufen, sie hier alle zu erläutern, würde zu weit führen. Es gibt eine Reihe von Sachbüchern, die sich eindeutig damit auseinandersetzen. Die weiteren Stufen sind die Auffassung, der Begriff und die Definition. Denken ist zielbewußtes Verstehen und Zuordnen von geistigen Sachverhalten.

Will man das Denken vieler Neurotiker definieren, so müßte man sagen, daß sie sich wie ungeschickte Autofahrer verhielten. Den einen Fuß haben sie auf dem Gaspedal, den anderen auf der Bremse. Irgendwo ist bei ihnen das richtige Denken blockiert. Wie falsches Denken sein kann, zeigt das Beispiel der Mutter, die auf die Frage ihres Kindes: „Warum soll ich gehorchen?" antwortet: „Kinder, die nicht gehorchen, leben nicht lange. Sie kommen unter ein Auto. Sie essen giftige Sachen. Sie werden vom bösen Onkel mitgenommen, also müssen Kinder gehorchen!"

Wer seine Kinder mit derartigen „Beweisen" abspeist, muß sich nicht wundern, daß eben diese Kinder nie richtig Denken lernen. Denn diese Prozesse werden von den Eltern abgeguckt. Hier wird Denkfaulheit schon auf die Kinder übertragen.

Vielen Kranken geht es so, wie man vor zwanzig Jahren noch gelegentlich auf Briefkästen lesen konnte: Postsendungen, die nicht durch den Briefkastenschlitz gehen, dürfen nicht eingeworfen werden!"

Ihnen geht es mit ihren negativen Gedanken ebenso. Sie gehen nicht durch ihren „Briefkastenschlitz", also behalten sie sie. Es ist notwendig, daß das Denken nicht erstarrt, nicht in festgefahrenen Gleisen stecken bleibt. Der Mensch muß elastisch bleiben und sich anpassen können, auch im Geistigen. Als der Philosoph Aristoteles von einer Reise heimkam, berichtete ihm ein Schüler, man habe den großen Meister während seiner Abwesenheit verleumdet. Die Antwort des weisen Denkers war: „Wenn ich nicht hier bin, dann kann man mich von mir aus sogar verprügeln!"

Eine junge Frau verbringt ihren Urlaub erstmalig in Afrika. Dort wird sie von einem Neger zur Liebe genötigt. Daheim erklärt die Frau: „Alle Neger sind gewalttätig!"

So kommen Vorurteile zustande.

Ein Vorurteil wird immer leichtfertig vor dem erforderlichen eigenen Nachdenken abgegeben. Vorurteile sind negatives Denken! Die Welt ist voller Vorurteile:

„Ein Jude bleibt ein Jude!"

„Die Russen sind brutal!"

„Alle Gastarbeiter taugen nichts!"

„Arbeiter sind dumm!"

„Kapitalisten sind Blutsauger", so schrien die Arbeiter früher. Heute haben sich diese Klassenunterschiede glücklicherweise verwischt. „Reiche Leute haben kein Herz", so reden viele, die lieber faul und arbeitsscheu herumlungern, anstatt selbst etwas an der Änderung ihrer eigenen Misere zu tun. Die negative Wirkung solcher dummen Vorurteile können die gesamte sachliche Denk- und Urteilsfähigkeit eines Menschen hemmen.

„Wer war der erste Mensch?" wurde ein Münchner gefragt.

„Adam natürlich!"

„Nein, die Neandertaler!"

„Ja, wenns die Preißn mitzählen wollen."

Wenn die Bayern über die Preußen schimpfen, so ist das heute ein gut-

gemeinter Spott. Nur wenns einer wirklich noch ernst meint, dann könnte man von einem verbohrten Vorurteil sprechen. Wer von Vorurteilen behaftet bleibt, ist unfähig, selbst zu beobachten, eigenständig zu denken und sachlich zu urteilen. Eines der weitverbreitetsten Vorurteile unter Kranken ist:
„Ich werde nie gesund!"
„Mir kann doch keiner helfen!"
„Alle Ärzte taugen nichts!"
„Meine Krankheit ist eben mein Schicksal."
Untersucht man den Krankheitsweg eines solchen Menschen, dann stößt man häufig auf die Tatsache, daß dieser Mensch in Wirklichkeit nicht gesund werden will, er braucht seine Krankheit als Schutzschild, als Entschuldigung oder auch um Liebe, oder Mitleid zu erheischen.
Solange solche Gedanken in seinem Kopf herumspuken, wird er tatsächlich nicht gesund. Denn es handelt sich nicht nur um Vorurteile, sondern um höchst gefährliche Selbstsuggestionen. Längst glaubt sein Unterbewußtsein, daß alle Ärzte nichts taugen, daß er niemals mehr gesund wird. Und aus dieser Sicht wird viel geklagt, aber nichts unternommen, diesen Teufelskreis zu durchbrechen. Dabei wäre es durch eine Hypnosetherapie durchaus möglich, diesen negativen Gedankenkreis zu durchbrechen. Am Anfang des Denkens steht das Staunen!
Ein kleines Kind beispielsweise macht die Augen auf und öffnet sogar noch den Mund, wenn es zum ersten Mal sieht, wie sein geliebter Luftballon in die Luft hochfliegt. Das Öffnen von Augen und Mund ist ein sinnvolles Reagieren: Mit allen Sinnen will der Mensch die neue Erscheinung wahrnehmen. Wer den Mund öffnet, kann bekanntlich besser hören.
Am Anfang der Philosophie steht das Staunen: Dieser Ausdruck zieht sich durch die gesamte Geschichte der Philosophie. Alle großen Denker staunten zunächst, als sie erstmalig ein geistiges Erlebnis hatten; freilich ist die persönliche Ergriffenheit, die gefühlsmäßige Anteilnahme an einem Eindruck nur die erste Reaktion. Der denkende Mensch wundert sich darüber, daß es Gedanken und Gedankenzusammenhänge gibt, die er bisher noch nicht kannte und die er bisher sogar für unmöglich gehalten hatte.

Der denkende Mensch ist persönlich ergriffen und gepackt von neuen Gedanken. Er nimmt innerlichen Anteil an neuen Eindrücken. Das Denken besteht in der Erfassung und Herstellung von Bedeutungen, von Beziehungen und Sinneszusammenhängen. Dazu gehört das Fragen, das Zweifeln und das Widersprechen. Friedrich Nietzsche hat einmal gesagt: „Wir sind nicht nur berechtigt, gegenüber allen Erscheinungen und Neueinrichtungen zu widersprechen, sondern wir haben die Aufgabe, es zu tun.“ Natürlich muß jeder Widerspruch begründet sein.

„Man muß beinahe ständig die Dinge in Zweifel ziehen, um wirkungsvoll denken zu können!“ Das sagt der englische Denker Harry Lorayne. Niemand soll sich für dumm verkaufen lassen. Es gibt nichts, was sich nicht vergleichen ließe. Im Widerspruch zu den Dogmen der Kirche kann man auch sagen:

Auch Gott läßt sich denkend vergleichen!

Sämtliche Erscheinungen der Welt können und müssen verglichen werden. Dieses Vergleichen, das Prüfen und Anzweifeln und das strenge Beurteilen ist nichts anderes als Kritik!

Bei der Wehrmacht im Dritten Reich und in anderen Diktaturen muß alles widerspruchslos hingenommen werden. Auch Neurotiker, Psychopathen neigen dazu, vieles widerspruchslos hinzunehmen. In ihrer depressiven Stimmung sagen sie: „Es hat ja doch alles keinen Sinn. Nichts wird sich bei mir ändern. Ein gesunder Mensch ist auch deswegen gesund, weil er kritisch mitdenkt, weil er weiß, daß beispielsweise Krankheit kein endgültiges Schicksal sein muß. Eine junge Frau litt an offenen Beinen. Der behandelnde Arzt sagte ihr, daß sie wohl nicht vor einem Jahr gesund werden würde, wenn überhaupt. Das war eine Suggestion, eine gefährliche Suggestion! Die Frau hatte sie kritiklos angenommen, und wäre wahrscheinlich daraufhin tatsächlich nicht mehr gesund geworden, wenn sie nicht einen Bekannten gehabt hätte, der den Worten des Arztes widersprochen hätte. Ein Schmiedemeister, der sein Leben lang die kranken Beine von Pferden behandelt hatte, half ihr. „Du mußt nicht glauben, was dir dieser Arzt gesagt hat“, meinte er und behandelte das Bein der Frau. Nach drei Monaten waren die Wunden geschlossen! Eine Frau mußte vor Jahren in eine

Klinik, um an der Niere operiert zu werden. Da sie schwanger war, war diese Operation mit Schwierigkeiten verbunden. Der Klinikgynäkologe behauptete, sie wäre im fünften Monat schwanger, aus diesem Grunde müßten die halbe Gebärmutter und die Eierstöcke wegoperiert werden. Die Frau glaubte ihm nicht und ging zu einem anderen Gynäkologen. Dieser Arzt stellte fest, daß die Frau erst im dritten Monat schwanger war. Somit wurde aus der großen Operation eine normale Abtreibung. Durch ihr kritisches Denken ist die Frau heute noch im Besitz ihrer Gebärmutter und der Eierstöcke!

„Um überhaupt sehen zu können, muß man den Sand aus den Augen kriegen, den die Gegenwart beständig hineinstreut." Das sagte der Dichter Hugo von Hofmannsthal.

Und wenn die Menschen nicht mehr verblendet sind und sich nicht mehr überrennen lassen vom großen Lärm der Zeit, dann schärfen sie ihre Sinne und werden scharfsinnig. Scharfsinn bedeutet ja nichts anderes, als daß man mit den Sinnen scharf beobachtet. Wenn man eine Sache scharf unter die Lupe nimmt, dann will man sie richtig erkennen. Wenn mancher „Kranke" seine Krankheit scharf unter die Lupe nimmt, wird er erkennen, daß seine Krankheit kein unabänderliches Schicksal ist, dann wird er begreifen, daß er durch richtiges Denken die Ursachen seiner Erkrankung erkennt. Ich habe an anderer Stelle gesagt, Schmerzen sind Signale. Durch die Schmerzen will uns der Körper etwas mitteilen. Wir müssen auf diese Signale achten und dürfen sie nicht einfach unterdrücken. Scharfsinnig denken und scharfsinnig beobachten heißt schließlich nichts anderes, als daß die Menschen künftig nicht mehr wie der Vogel Strauß den Kopf in den Sand stecken sollen oder wie früher die Kutschpferde mit Scheuklappen durchs Leben laufen sollen. Scheuklappen behindern nun einmal die Urteils- und Entscheidungsfähigkeit.

Es gibt auch Leute, die dauernd kritisieren. Es sind die Besserwisser, die Kritikaster. Der Volksmund nennt sie auch die „Haarspalter". Leute, die ewig nur kritisieren, stehen auf gleicher Stufe wie etwa jene, die dauernd Recht haben wollen: Ihre Haltung stammt aus Gefühlen innerer Unzulänglichkeit, aus Minderwertigkeitsgefühlen. Solche Leute wollen mit ihrer Kritikasterei nur abbauen, und ihre ganze Kritik ist nur negativ. So wie das Denken des Menschen aber positiv ausgerichtet sein soll, so muß auch jede Kritik positiv sein. In unserem modernen Zeitalter neigt man zu der Auffassung, sämtliche Probleme müßten ausschließlich mit der strengen Nüchternheit naturwissenschaftlicher und mathematischer Methoden gelöst werden. Wir vergessen dabei zu sehr, daß die großen Fortschritte der Menschheit weitgehend der Phantasie zu verdanken sind.

Phantasie (griechisch Phantasma = Erscheinung) ist die Fähigkeit, neue Vorstellungen mit vorhandenen Vorstellungen in einer neuartigen Denkweise, die noch nicht erlebt wurde, zu verbinden. Die Kräfte der Phantasie können aber nicht von selbst wachsen. Sie müssen genährt werden durch großartige Eindrücke und nachhaltige Erlebnisse. Wer sich, wie viele seelisch Kranke, in seinen vier Wänden vergräbt, kann keine große Erlebniswelt besitzen. Man muß schon auf das Leben zugehen, will man von ihm mit offenen Armen angenommen werden.

Beobachten wir doch einmal ein Huhn, das sich auf dem Hühnerhof verirrt hat. Vielleicht ist es durch ein kleines Loch im Drahtzaun nach draußen gelangt. Im Garten nebenan gibt es den schönsten Salat. Nun kommt der Gartenbesitzer und verscheucht das Huhn. Es läuft aufgeschreckt immer den Zaun hin und her. Nach langer Zeit entdeckt es endlich das Loch, durch das es hinausgeschlüpft war. So wie dieses Huhn, irren viele Menschen blind durchs Leben. Ihr ganzes Leben baut sich auf Versuch und Irrtum auf. Dabei lassen sie Federn. Sie sind oft verzweifelt und hilflos und ohne Hoffnung. Sie resignieren, sie geben auf.

„Ich schaffe es nie", sagen sie und wissen nicht, daß sie sich damit selbst begrenzen. Sie merken nicht, daß sie sich mit solchen Sätzen und Worten den eigenen Mißerfolg, die eigene Krankheit einreden. Ihr Leben ist Stillstand und Rückgang. Manche finden dann doch noch das „Loch im Zaun". Es gibt Menschen genug, die durch derartige wiederholte Irrtümer ein gewisses Quantum an Lebenserfahrung und Lebensbewältigung erlernen. Wie mühsam ist das aber – und wieviele Fehler und Mißerfolge müssen erst eingesteckt werden.

„Wenn man Fehler gemacht hat, bezeichnet man das oft gern als „Erfahrung sammeln", sagte Oscar Wilde einmal.

Wie jämmerlich ist es doch, wenn diese Lebenserfahrungen immer nur negativ verlaufen – und wenn nichts aus ihnen gelernt wird, sich beim nächsten Mal anders zu verhalten.

Es gibt allerdings auch Fälle, in denen eine anfängliche Verzweiflung und Hoffnungslosigkeit übergehen kann in sinnvolle Entscheidungen.

Jeder kennt das Beispiel der zwei Frösche, die in den Milchtopf gefallen sind. Der eine Frosch ertrinkt, während der andere solange strampelt, bis aus der Milch Butter wurde und er von dem Butterberg in die Freiheit hüpfen konnte.

Der Unterschied liegt im vitalen Lebensdrang. Es gibt Menschen, die geben nie auf, die suchen nach immer neuen Möglichkeiten, die treffen immer neue Entscheidungen!

„Was die Leute gemeinhin ihr Schicksal nennen, sind meistens nur ihre eigenen Dummheiten", hat Schopenhauer einmal gesagt. Jeder Gedanke, der in einem Menschen lebendig wird, hat das Bestreben, verwirklicht zu werden. Diesem Drang steckt eine Gesetzmäßigkeit inne.

Positive und bejahende, kraftvolle und zielbewußte Gedanken machen stark und gesund!

Negative und verneinende und unbestimmte Gedanken machen schwach und krank!

Auf diesen Erkenntnissen baut die Hypnosetherapie auf. Der Hypnotiseur pflanzt, nachdem er die krankmachenden Fakten in der Hypnoanalyse aufgedeckt hat, positive, kraftvolle Gedanken. Seine Stärke überträgt sich auf den Patienten, seine innere Festigkeit überträgt sich auf den Kranken, der bei diesem Prozeß durch Einsicht lernt, daß vor allem die eigenen negativen Gedanken krank gemacht haben, und daß nur eine positive Lebenseinstellung aus diesem Teufelskreis heraushilft. Vor allem, was sehr wichtig ist, und was ich immer wieder wiederholen muß: Der Kranke muß wirklich gesund werden wollen! Dieser Wunsch darf aber kein Lippenbekenntnis sein, dieser Gedanke darf nicht schwach und voller innerer Zweifel gedacht werden: „Ich möchte gerne gesund werden, aber ich bin schon bei so vielen Ärzten gewesen und keiner hat mich gesund gemacht."

Wahrscheinlich wäre so ein Mensch ohne die inneren Zweifel schon längst gesund.

Wer nicht innerlich durchdrungen ist, von der Richtigkeit seiner Zielvorstellung, der gelangt nicht einmal zu den allerersten Etappen einer Besserung.
Ob positives oder negatives Denken vorliegt, kommt auch bei jeder Entscheidung zutage. Egoistische (Ich-Sucht) -Entscheidungen bleiben fragwürdig und sind höchstens von vorübergehendem Wert.
Altruistische (Selbstlosigkeit) -Entscheidungen sind allgemein gültig und bleiben dauerhaft.
Eine entscheidende Situation muß genau durchdacht werden. Tatsächlich kann man sich das, was man erreichen will, nicht oft genug „vorstellen". Ein Mensch beispielsweise, der abnehmen will, der wieder schlank wie in seiner Jugend werden will, vor dessen geistigem Auge muß das Bild erscheinen, wie er aussehen will. Ein kranker Mensch, der gesund werden will, muß sich selbst erst einmal gesund sehen. Wie will er gesund werden, wenn er es sich nicht einmal vorstellen kann?
Es gibt Menschen, die sich nicht entschließen können. Sie zögern zu lange mit der Durchführung ihrer Erkenntnisse. Sie wagen es nicht, den ersten Schritt zu tun. Sie haben Angst vor ihrer eigenen Courage! Ich habe schon im Kapitel Angst darüber gesprochen. Menschliche Konflikte, vor allem bei Neurotikern, werden nicht aus der Welt geschafft, weil diese Menschen sich nicht entscheiden können. Da lebt beispielsweise eine Frau in einer unglücklichen Ehe. Der Mann ist gleichgültig, lieblos und behandelt sie schlecht. In der gleichen Stadt lebt ein anderer Mann, der diese Frau liebt, der sie vergöttert, der ihr ein harmonisches Leben bieten könnte. Und diese Frau liebt den Mann ebenfalls. Alles in bester Ordnung, könnte man sagen. Eben nicht. Aufgrund ihrer moralischen Erziehung kann die Frau sich nicht entscheiden, ihren Mann zu verlassen, und zu dem anderen Mann zu ziehen. Nicht die schlechte Ehe eigentlich macht die Frau krank, sondern der Umstand, daß sie sich nicht entscheiden kann. Ihre Seele findet keine Ruhe, solange sie sich nicht endgültig für einen dieser beiden Männer entschieden hat.
Erfolg und Mißerfolg. Sieg und Niederlage hängen im menschlichen Leben vielfach von der rechtzeitigen und richtigen Benutzung sich darbietender Gelegenheiten ab. Die Eigenschaft, in kritischen Momen-

ten schnell entschlossen zu sein und ohne lange Überlegung das Richtige zu tun, ist vielen Leuten zum Segen geworden.
Negative Gedanken müssen abgebaut werden: Wer einen Entschluß gefaßt hat, und trotzdem vor seiner Durchführung zurückschreckt, muß zunächst seine negativen Gedanken abbauen lernen.
Nichts anderes tut der Hypnotiseur bei Menschen, die an Ängsten, Selbstzweifeln oder Depressionen leiden: Alle negativen Gedanken müssen zergliedert, zerpflückt werden. Dadurch verlieren sie ihre Wirkungsmöglichkeit. Das ist aber nur der erste Schritt. Als nächstes sollte sich mancher selbst einen Ruck geben, sozusagen eine Dynamitpatrone in den Hintern stecken, wie die Soldaten im Kriege immer sagten. Wichtig ist die Erkenntnis, sich nicht von den eigenen Schwächen besiegen zu lassen, sondern neuen Lebensmut zu fassen, um mit den vielfältigen Lebensschwierigkeiten selbst fertig zu werden. Entschlußunfähige Menschen machen ihre Entscheidungen von äußeren Umständen abhängig. Ein Entschluß muß immer von innen kommen, soll er kraftvoll sein. Eine Willenshandlung setzt immer Kampf der Motive voraus. Dieser Motivkampf spielt sich immer innen ab.
Wenn in einer Sache einmal ein Entschluß gefaßt ist, darf es innerlich keinen neuen Motivstreit geben.
Auch dann, wenn es sich um folgenschwere Entschlüsse handelt, sollte man, nachdem die Entscheidung gefallen ist, nicht wankelmütig werden. Es gibt sehr oft im Leben keine halben Lösungen, man kann nicht auf halbem Weg steckenbleiben. Hier ist der gesunde Mensch standhaft. Er läßt sich nicht irremachen. Er läßt sich nicht mehr bereden, nicht beeinflussen. Der Entschluß steht fest, er wird durchgeführt.
Die Ausführung eines Entschlusses muß in jedem Fall straff und zügig sein, ohne den geringsten Aufenthalt, ohne jedes Zögern und Zaudern. Mit heißem Herzen, aber kühlem Verstand! Das ist ein Lösungswort, das zu allen Zeiten seine Gültigkeit hatte.
Es ist bekannt, daß der Mensch den Mitmenschen braucht. Im Umgang von Mitmenschen werden Verhaltensweisen gebraucht, damit wir erfolgreich und gesund durchs Leben kommen. Ich habe schon zu Anfang dieses Kapitels darauf hingewiesen, daß das Mitlaufen mit der

Masse ein Fehler ist. Auf diese Weise werden wir unterdrückt und geraten in Abhängigkeit von anderen Menschen. Sicher ist beispielsweise Gehorsam im Leben ein guter Zug. Ohne Gehorsam kommen wir nicht aus. Wo das hinführt, wenn Menschen immer aufbegehren, zeigen die Terroristengruppen. Mit Gehorsam allein aber kommt kein Mensch aus. Blinder Gehorsam allerdings führt dazu, daß der Mensch das tut, was andere wollen. Wer nicht aufgrund seiner eigenen Überlegungen gehorsam ist, handelt falsch. Ähnliches gilt auch für das ewige Nachgeben. Denn meistens ist es so, irgendwann wird jemandem dieses Nachgeben zuviel, in ihm stauen sich Aggressionen, und er schlägt Krach. Der angestaute Ärger wird entladen. Wem nutzt das aber schon? Die Verhältnissse werden damit meistens nicht gebessert. Es ist immer besser, die Verhältnisse zu ändern, als einfach Krach zu schlagen.

Bedenken wir, auch andere Menschen wollen etwas gelten und haben es daher nicht gern, herabgesetzt zu werden. Sie reagieren mit Feindseligkeit, zumindest mit Widerstand, wenn man sie herabsetzt.

Zu ähnlichen Ergebnissen kann man auch kommen, wenn man zuviel von sich selbst spricht. Die Frage, wie wirkt man, mein Verhalten auf andere, hat manchem schon genützt.

„Tue keinem an, was man dir selbst nicht antun soll", hat der Rabbi Hillel gesagt.

Also lautet die Frage:

„Was will ich, was bewegt mich? – Was will er, was bewegt ihn? Wo sind gemeinsame Berührungspunkte, wo ist das Verbindende? Der Mensch, der alle Verhaltensweisen, die unmittelbar mit seelischen Problemen zusammenhängen, positiv verändert oder ausgeräumt hat, mag als fiktive Gestalt erscheinen; von selbstzerstörerischem Verhalten frei zu sein, ist dennoch keine reine Fiktion, sondern eine reale Möglichkeit.

Menschen ohne seelische Probleme sind keine Nullachtfuffzehn-Typen. Zwar unterscheidet sie im Aussehen nichts von Jedermann, doch besitzen sie deutlich unterschiedene Qualitäten, von denen allerdings keine rassischer, sozialökonomischer oder sexueller Natur sind. Mit irgendwelchen Rollen, Stellenbeschreibungen, geographischen

Gesetzmäßigkeiten, Ausbildungsstufen oder Einkommensstatistiken lassen sie sich nicht so ohne weiteres einordnen. Es hat seine eigene Bewandtnis mit ihnen; der Unterschied ist jedoch an den üblichen äußeren Merkmalen nicht ablesbar. Sie können ebensogut reich wie arm, männlich oder weiblich, schwarz wie weiß sein, überall und praktisch in jedem Beruf ansässig.

Als erstes fällt ins Auge, daß seelisch gesunde Menschen das Leben lieben, ganz und ohne Einschränkungen. Sie fühlen sich wohl, ganz gleich, was immer sie auch machen. Sie verschwenden ihre Zeit niemals mit Klagen und Wünschen. Sie sind begeistert vom Leben, sie möchten viel davon haben.

Wer mit solchen Leuten zusammen ist, dem wird auffallen, daß sie weder nörgeln noch jammern, kaum einmal passiv seufzen. Regnet es, so ist es ihnen recht, ist es zu heiß, so sind sie genauso in ihrem Element.

Da ist kein vorgetäuschtes Genießen, sondern vernünftiges Akzeptieren der Wirklichkeit und die seltsame Fähigkeit, sich an ihr zu freuen. All die Dinge, die andere Menschen in Rage versetzen, die andere mit Sorgen und mit Angst erfüllen, die kennen sie nicht. Sie leben weder in der Vergangenheit, noch in der Zukunft. Sie leben heute und jetzt. Das Unbekannte birgt für sie keinen Schrecken, und sie suchen aktiv nach neuen, unbekannten Erfahrungen.

Man wird bei diesen glücklichen Menschen auf einen großen Mangel an Bestätigungsstreben stoßen, sie brauchen keinen Beifall. Im Gegenteil, wie mancher kranke Ehrgeizling streben sie weder nach Ruhm noch nach Macht. Sie wollen andere nicht schockieren, noch deren Zustimmung erlangen.

Sie können lachen und verstehen es auch, Heiterkeit um sich zu verbreiten. Es gibt keine Lebenslage, in der sie nicht auch das Komische sähen.

Sie sind Menschen, die zu sich ja sagen, ohne zu klagen. Sie wissen, daß sie menschliche Wesen sind und daß bestimmte Eigenarten einfach zum Mensch-sein gehören.

Sie schätzen die Natur. Sich draußen in der Natur aufzuhalten und alle Fleckchen, wo sie noch unverdorben und ursprünglich sind, zu durchstreifen, macht ihnen besonderes Vergnügen. Solche Menschen können sich in das Verhalten anderer hineinversetzen. Was anderen oft als komplex und undurchschaubar erscheint, sieht in ihren Augen klar und verständlich aus. Nie verschwenden sie ihre Zeit mit nutzlosen Kämpfen. Sie sind keine Opportunisten, die sich bei allen möglichen Anlässen dem Sieger anschließen, um auch ein bißchen Glanz zu erhaschen.

Kränkeln ist diesen Menschen unbekannt. Sie halten nichts davon, sich durch Erkältung oder Kopfweh ausmanövrieren zu lassen, sondern vertrauen auf ihre Fähigkeiten, sich von solchen Unpäßlichkeiten selbst befreien zu können. Niemals hängen sie an die große Glocke, wie schlecht sie sich fühlen, wie müde sie seien oder welche Krankheiten gerade ihren Körper heimsuchen. Sie behandeln ihren Körper gut. Da sie sich selbst lieben, essen sie auch vernünftig, treiben regelmäßig Sport – als fester Bestandteil ihrer Lebensweise – und lehnen es schlichtweg ab, die meisten Gebrechen, die so viele Menschen immer wieder für einige Zeit hilflos darniederwerfen, selbst durchzumachen.

Ein weiteres Kennzeichen dieser ihr Leben intensiv ausschöpfenden Menschen ist Aufrichtigkeit. Weder geben sie ausweichende Antworten noch heucheln sie anderen etwas vor oder lügen. Lügen betrachten sie als Verzerrung ihrer eigenen Wirklichkeit, und auf derart selbsttäuschendes Verhalten wollen sie sich nicht einlassen.

Menschen dieser Art verfügen über außergewöhnlich viel Energie. Sie scheinen mit weniger Schlaf auszukommen als andere, und doch sprühen sie vor Lebensfreude. Aktiv sind sie und gesund. Zur Erledigung einer Aufgabe können sie gewaltige Energiereserven mobil machen, weil sie sich nämlich entscheiden, sich dafür als einer im gegenwärtigen Augenblick erfüllenden Aktivität voll einzusetzen. An ihrer Energie ist nichts unnatürliches, sie erwächst einfach aus ihrer Liebe zum Leben mit all seinen Aktivitäten.

Vor Fehlschlägen haben sie keine Furcht. Fehlschläge sind ihnen manchmal willkommen. An den eigenen Fehlschlägen ermessen sie auch die eigenen Erfolge.

Und was das allerwichtigste ist: diese Menschen lieben sich selbst.

Sie werden vom Wunsch, sich weiterzuentwickeln angetrieben, im Zweifelsfalle ziehen sie es vor, gut mit sich umzugehen. Für Selbstmitleid, für Selbstablehnung oder Eigenhaß haben sie nichts übrig.

June Callwood schreibt in einem Artikel, der im Juni 1974 im Readers digest erschien:

„Es gibt nichts auf Erden, was das Glück weniger erreichbar machte, als der Versuch, ihm auf die Spur zu kommen." Der Historiker Will Durant hat beschrieben wie er das Glück in der Wissenschaft suchte und stattdessen nur Enttäuschungen fand. Dann suchte er es auf Reisen und fand nichts als Überdruß, suchte es im Reichtum und stieß bloß auf Zwietracht und Sorgen. Er suchte das Glück im Schreiben und fand nichts als Erschöpfung.

Eines Tages beobachtete er eine Frau, die wartend in einem winzigen kleinen Auto saß, ein schlafendes Kind im Arm. Ein Mann stieg aus dem Zug, ging zu den beiden hin und küßte zärtlich die Frau und dann das Baby ganz sanft, um es nicht aufzuwecken. Die Familie fuhr davon und zurück blieb Durant mit der blitzartigen Erkenntnis vom tatsächlichen Wesen des Glücks. Nun gab er seine Bemühungen auf, um zu erkennen, daß „jeder normale Lebensvorgang Freude bringt."

Der iranische Mystiker Rumi hat im 13. Jahrhundert für das gleiche Erlebnis folgende Worte gefunden:

„Ich habe die ganze Welt auf der Suche nach Gott durchwandert und ihn nirgends gefunden. Als ich wieder nach Hause kam, sah ich ihn an der Tür meines Herzens stehen, und er sprach: 'Hier warte ich auf dich seit Ewigkeiten'! Da bin ich mit ihm ins Haus gegangen."

Anhang

Auskünfte über Hypnosetherapiemöglichkeiten erteilt die

Deutsche Gesellschaft für ärztliche Hypnose
und Autogenes Training:
Langenbeckstr. 1, 6500 Mainz

Medizinische Hypnosetherapie betreiben:

Pfälzer Felsenlandklinik
Hypnoseklinik Dr. Klaus Bick
6783 Dahn Pfalz
Tel. 06391 – 871

Burghofklinik – Dr. Dogs
Ritterstr. 19, 3260 Rinteln 1
Tel. 05751 – 41054

Dr. Hellmut Binder
Von-Vincke-Str. 10, 5349 Bad Driburg
Tel. 5253/28 33

Dr. E.G. Brachmann
Schmidtstr. 4, 799 Friedrichshafen
Tel. 07541/23355

Dr. med. Maria Graf
Germanicusstr. 2
5000 Köln 51
Tel. 0221/384758

Heilpraktiker Otto (Rufname) Herrmann
Finsterbachstr. 5
7953 Bad Schussenried

Dr. med. H.-E. Ringler
Facharzt für Innere Medizin
Psychotherapie
Löhner-Str. 138
497 Bad Oeynhausen

Dr. med Rudolf Siegmund
Bayerischer Platz 5
1 Berlin 30
Tel. 030/247700

Außenseiter der Medizin:

Kurt Tepperwein
Pfaffrather Str. 311
507 Bergisch-Gladbach
Tel. 02202/53134

Institut für Hypnoseforschung
Erhard F. Freitag
– Heilpraktiker –
Leopoldstr. 70 (Ecke Fend-Beichstr.)
8000 München 40
Tel. 089/335078

Rosi Langenhan – Heilprakterin –
Kreuzstr. 11
6000 Frankfurt 50
Tel. 0611/5481520

Josef Günzel – Heilpraktiker –
Grünwalder Str. 11
8000 München 90
Tel. 089/6516592

H.G. Kinas – Heilpraktiker –
Am Hang
214 Bremervörde
Tel. 04761/4936

Helga Eisenbacher – Heilpraktikerin –
Niedere Straße 51
773 Villingen
Tel. 07721/22473

Susanne Siegmund – Heilpraktikerin
Bayerischer Platz 5
1 Berlin 30
Tel. 030/24 83 80

Gerda Franken – Heilpraktikerin
Pohlstraße 3
2901 Metjendorf-Oldenburg i.O.
Tel. 0441/62282

Dr. phil. P.J. Saher – Heilpraktiker
Gutenbergstr. 33
Ärztehaus
4600 Dortmund
Tel. 0231/526012

Margit Will – Heilpraktikerin
Maintalstr. 113 a
8582 Bad Berneck
Tel. 09273/6428

Friedhelm Giesern – Heilpraktiker
Friedrich-Alfred-Str. 98
41 Duisburg 14
Tel. 0203/73272

Günter Lippert – Heilpraktiker –
Bernhardstr. 13
8750 Aschaffenburg – Damm
Tel. 06021/44679

D. Schmidt – Heilpraktiker –
Schloßmühlendamm 25
2100 Hamburg 90
Tel. 040/774499

Heinz und Helga Hillebrand – Heilpraktiker –
Max-Reger-Str. 125
437 Marl-Hüls
Tel. 02365/42772

Karl Franz Stadler
Psychotherapeut
Sendlinger Str. 23/IV
8000 München 2
Tel. 089/267887

Günter Hoffmann – Heilpraktiker –
P 7 - 24
6800 Mannheim
Tel. 0621/23109

Wolfgang Schmitz – Heilpraktiker –
Hildegardstr. 2
8000 München 22
Tel. 089/222144

Diese Liste erhebt nicht den Anspruch auf Vollständigkeit, zumal die Deutschen Heilpraktiker-Verbände jede Auskunft aus Gründen des unlauteren Wettbewerbs verweigerten.

Ärzte für Hypnose und autogenes Training sind in folgenden Städten niedergelassen:

Bundesrepublik Deutschland:

Aachen, Ahlem, Altenberge/W., Andernach, Augsburg, St. Augustin, Bad Bramstedt/Holstein, Bad Driburg, Bad Dürkheim, Bad Füssing, Bad Harzburg, Bad Hersfeld, Bad Homburg, Bad Kreuznach, Bad Nauheim, Bad Oeynhausen, Bad Orb, Bad Rothenfelde, Bad Segeberg, Bad Soden/Taunus, Bad Tönisstein, Bad Wildungen, Bad Zwischenahn, Baden-Baden, Baienfurt, Balingen, Barnstorf, Bederkesa, Benninghausen, Bergen, Berlin, Bernried, Bevensen, Bielefeld, Bispingen (bei Soltau), Bonn, Borghorst/Westf., Braunschweig, Breklum, Bremen, Celle, Dahn/Pf., Darmstadt, Dortmund, Düsseldorf, Duisburg, Elmshorn, Erdweg bei Dachau, Erlangen, Essen, Esslingen, Frankfurt/M., Freiburg/Br., Friedrichshafen, Germering, Göttingen, Grönenbach, Hagen, Hahnenklee, Hamburg, Hanau, Hannover, Harburg, Heidelberg, Heilbronn, Heiligenhafen/Ostholstein, Heiligenhaus, Herford, Hofheim/Taunus, Husum, Karlsruhe, Kassel, Kempten, Kiel, Köln, Königstein/Taunus, Konstanz, Krefeld, Krumbach, Landau, Lemgo, Leopoldshöhe-Asemissen, Leverkusen, Lingen, Lübeck, Lüdenscheid, Mainz, Marburg, Mayern/Eifel, Memmingen, Minden, Mönchen-Gladbach, Mülheim/Ruhr, München, Münster, Neuhäusel, Neu-Isenburg, Neumünster, Neustadt/Weinstraße, Nürnberg, Offenbach/M., Osnabrück, Peiting, Reutlingen, Rheine, Rheinfelden, Rheus bei Koblenz, Rinteln, Siegen, Singen, Solingen, Speyer, Starnberg, Stuttgart, Trier, Tutzing, Viersen, Wendlingen, Wiesbaden, Willingen, Wissen/Sieg, Worms, Wuppertal-Elberfeld, Würzburg.

Österreich:

Eggenburg/Nieder-Österreich, Hausbrunn/Nieder-Österreich, Innsbruck, Rankweil/Vorarlberg, Wien.

Schweiz:

Basel, Forch, St. Gallen, Solothurn, Zürich.

Adressen über die Deutsche Gesellschaft für ärztliche Hypnose und autogenes Training e.V., Prof. Dr. med. Reinhard Lohmann, Universitätsklinik Köln, 5000 Köln 41, Joseph-Stelzmannstr. 9, Tel. 0221/ 4784365.

Literaturverzeichnis

Andreas Peter:	PSI im Alltag, Düsseldorf 1976
Bartlett Frederic:	Denken und Begreifen, Köln 1951
Beecher, H. + M.:	Besser leben ohne Neid und Eifersucht, Genf 1972
Berne Eric:	Spielarten und Spielregeln der Liebe, Hamburg 1971
Birkenbihl Vera F.:	Der persönliche Erfolg, München 1973
Dembicki Leo:	Psychologie, Stuttgart 1971
Dirks Heinz:	Psychologie, eine moderne Seelenheilkunde, Gütersloh 1966
Durant Will:	Die großen Denker, Zürich 1943
Ellen Arthur:	Ich hypnotisierte Tausende, Genf 1973
Ey Henri:	Das Bewußtsein, Berlin 1967
From Erich:	Die Kunst des Liebens, Frankfurt 1976
Hargous Sabine:	Beschwörer der Seelen, Basel 1976
Heyer Gustav R.:	Organismus der Seele, München 1932
Hill, N./Stone, W.C.:	Erfolg durch positives Denken, Genf 1969
Hite Shere:	Hite-Report, München 1977
Hofmann, W.A.:	Trainiere deinen Willen, München 1953
Jung, C.G.:	Der Mensch und seine Symbole, Zürich 1968
Kirch Karl:	Schlafstörungen, Köln 1975
Kölbl Gerhard:	Über die Einsamkeit, München 1959
Korff Ernst:	Suggestion und Autosuggestion in ihrer Bedeutung für das praktische Leben, Heidelberg 1962
Korff Ernst:	Hypnose, ihr Wesen, ihre Technik, Bad Homburg 1967
Korff Ernst:	Die Tür zum Mitmenschen, Heidelberg 1963
Kotkin Leonid:	Iss, denke nach und werde schlank, Genf 1968
Langen, D.:	Sprechstunde Schlafstörungen – wieder schlafen lernen, München 1977

Langen, D.: Kompendium der medizinischen Hypnose, München 1972

Leslie, M. Le Cron: Selbsthypnose, Genf 1971

Lewis, H. + M.: Heilerfolge der psychosomatischen Medizin, München 1975

Leuner, H.: Kathatymes Bilderleben, Stuttgart 1970

Löbsack Theo: Versuch und Irrtum – der Mensch als Fehlschlag der Natur, Gütersloh 1974

Löbsack Theo: Die unheimlichen Möglichkeiten oder die manipulierte Seele, Düsseldorf 1967

Murphy, J.: Die Macht des Unterbewußtseins, Genf 1970

Rattner Josef: Psychologie und Pathologie des Liebeslebens, München 1965

Reuben, D.: Diät, die das Leben rettet, vor Krebs, Infarkt, und anderen Zivilisationskrankheiten, München 1976

Rýzl Milan: Hellsehen in Hypnose, Genf 1971

Rýzl Milan: Jesus, größtes Medium aller Zeiten, Genf 1974

Sartre Jean Paul: Die Transzendenz des Ego, Hamburg 1964

Scharl Hubert H.: Moderne Hypnosetechniken für Mediziner, München 1974

Scharl Hubert H.: Die Organsprache, München 1976

Schmitz Karl: Heilung durch Hypnose, München 1957

Speicher Günter: Die großen Tabus, Düsseldorf 1969

Schultz, J.H.: Das autogene Training, Stuttgart 1950

Schutz, W.C.: Freude, Abschied von der Angst durch Psychotraining, Hamburg 1971

Tepperwein Kurt: Geistheilung durch sich selbst, Genf 1976

Thomas Klaus: Praxis der Selbsthypnose und des autogenen Trainings, Stuttgart 1976

Thomas Klaus: Handbuch der Selbstmordverhütung, Stuttgart 1964

Wallnöfer, H.: Seele ohne Angst, Wien 1969

Xylander Ernst von: Vom Umgang mit schwierigen Menschen, München 1958

Sachregister

Puritanismus: Religiöse und politische Richtung Englands im 16. Jahrhundert, die gegen Ritus und Dogma der Anglikanischen Staatskirche unter dem Einfluß der Genfer calvinistischen Reformation auftrat, 196, 280

Ratio: Vernunft, Verstand, 50, 123, 219

Reflex: In der Physiologie auf spezifische Reize hin gesetzmäßig, unwillkürlich und unbewußt ablaufende Reaktionen des lebenden Organismus, 19, 32, 75, 90, 136

Regression: Rückfall in frühere Entwicklungsstufen, 39, 221, 222

Schizophrenie: Spaltungsirresein, schwere Geisteskrankheit, 144

Scholastik: Die Scholastische Theologie sucht die Offenbarungs-Wahrheit mit Hilfe von der natürlichen Vernunftserkenntnis und in Anwendung philosophischer Spekulation dem menschlichen Verständnis nahezubringen, 37

Sputum: Auswurf, 33

Stimulus: Reiz, Impuls (Anregung), 149, 283

Suggestion: Beeinflußung der Gefühls- und Geisteshaltung anderer, 10, 13 f., 14, 18 - 26, 32- 37, 47 - 56, 61 f., 72, 81 - 86, 97, 112 f., 118, 133, 138 f., 151, 181, 185, 210, 213, 218, 226, 233 - 236, 256, 288, 297, 303 f.

Sympathikus: Das Vegetative Nervensystem, 71, 72

Syndrom: Kennzeichnende Gruppe von Krankheitszeichen, 135, 267

Synthese: Verbindung einzelner Teile zu einem Ganzen, 247

Tranquilizer: Beruhigungspillen, 111, 143, 147

Trance: Zustand der Entrückung, schlafähnlicher oder ekstatischer Zustand, hervorgerufen durch Hypnose, 13, 20, 22, 32, 37, 78, 103, 225, 226, 228

Triade: Dreiheit, 128

Uterus: Gebärmutter, 44

Weckamine: Anregende Drogen, 147.